Consultation Skills

コンサルテーション・スキル Ver.2

「選択肢」から「必然」のチーム医療へ

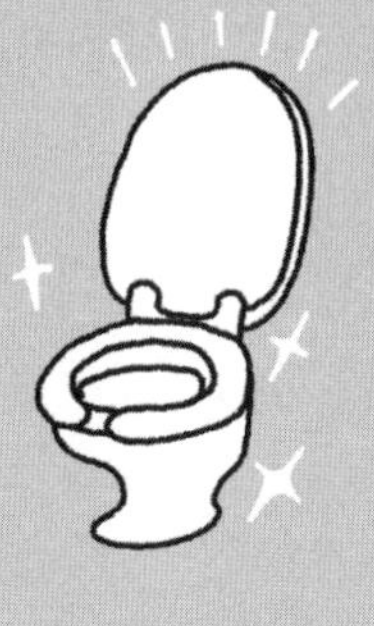

岩田　健太郎〔著〕
かげ ――――〔イラスト〕

南江堂

はじめに

コンサルテーション・スキル。それは、古くて新しいコンセプト。従来から、「対診」というシステムは存在していました。患者さんは他科医師に紹介したり紹介されたりする。医者は他の医者に相談したり相談されたりする。しかし、そんなところに「スキル」が必要なんでしょうか。

コンサルテーション・スキルは、隠れた需要（hidden needs）です。

たとえば、医師が内視鏡を行うスキルは、顕《あきら》かな需要（apparent needs）です。誰の目にも明白な、医療において必要なスキルです。一方、コンサルテーション・スキルは顕かではない、隠れたスキルです。一見すると必要かどうかは明白ではないけれども、活用すると実は大いに役に立つ。そういったスキルです。前者のスキルを固定電話に、後者をiPhoneのような音楽を聴くツールや携帯電話にたとえてもよいかもしれません。それがなくても誰も困っていなかった。けれども、実際あるととても便利。その便利さに慣れてしまうと、もうなければやっていられない。携帯電話がない時代には誰も携帯電話がないことに不平を言ったりしなかったのですが、いま急に携帯が使えなくなったりしたら、大変な騒ぎになるでしょう。

コンサルテーション・スキルも同様です。活用すれば、きっとあなたの診療レベルは上がり、診療の幅は広がり、あなたを見る他の医師の視線が変わってくるでしょう。そして、これに慣れてしまうと、コンサルテーション・スキルなしの診療なんて考えられなくなっていきます。

　さらなるレベルアップのために、コンサルテーション・スキルは「使える」技術です。そして、未来においてはそれは医師にとっての「必須のスキル」となるでしょう。20年前はパソコンが使えることは医師にとって必須のスキルではありませんでした。いまやパソコンなしで医師が仕事をするのはとても困難です。超音波も現在は医師すべてが習得している技術ではありませんが、将来は聴診器並みに当たり前のスキルになるかもしれません（たぶん、なるでしょう）。医師に必要なスキルは時間とともに変わっていくのです。

　コンサルテーション・スキルは、おおざっぱに言うとコミュニケーションのスキルです。人間関係をさらに豊かにするスキルです。それでいて、単なる「人当たりのよさ」だけを目的にしたスキルではありません。短期的、長期的に他科の医師との人間関係を保ちつつも、あなたが発するメッセージを実行し、相手を説得し、あなたに得心するようにし向けるスキルです。単に「ナイスな人」として振る舞う技術ではなく、あなたの目指すゴールに確実に向かうよう根回しする、戦略的なスキルです。医療環境をよりエキサイティングなものにし、お互いのレベルアップに役立ち、病院が退屈なルーチンワークの場ではなく、毎日ときめくような新しい知的環境になることを目論《もくろ》んだ、勇気を与えるスキルです。困っている医師や困難に立ち向かっている医師に救いをもたらす、安寧を提供するスキルです。

さあ、ひと味違う専門医を目指して、あなたも明日から役に立つコンサルテーション・スキルをマスターしてみませんか。

2020年7月

岩田健太郎

目次

目次

対 談

チーム医療とコンサルテーション・スキル、そしてその未来

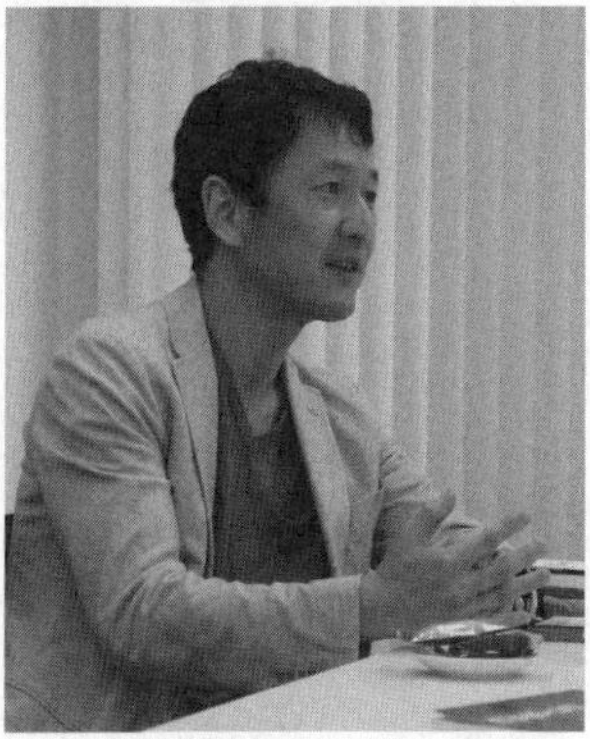

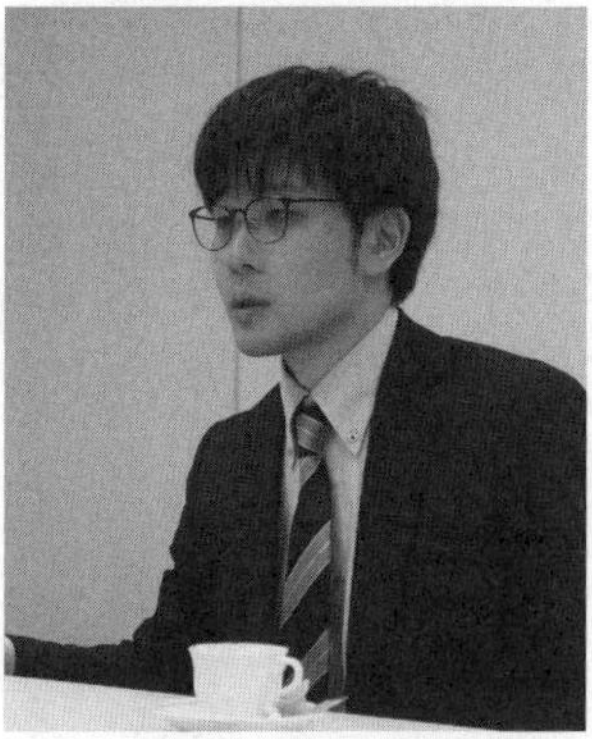

岩田 健太郎

札幌厚生病院病理診断科
市原 真

田中竜馬先生が結んだ不思議な縁

岩田　今日の対談ですが、まず『コンサルテーション・スキル』を改訂しようという話を僕が持ち出しました。これは「内科」という雑誌にずっと連載していたコンテンツで、今読み直すと結構分量が多いのですが、当時としては分量が足りないねという話になって、今、国立国際医療研究センターにいらっしゃる、当時静岡にいらした大曲（貴夫）先生との対談（注：下記のQRコードから閲覧できます）を加えて本にしたのが約10年前です。今回、新版をつくろう、もう一回対談しますかというときに、企画会議でアイディアを出させていただいたのが市原先生でした。

市原　なぜ僕なのかと最初は思ってしまいました。

岩田　ひらめきです（笑）。そのときは、特にこれだという理論はないのですが、それが一番面白いのではないかと。多分、同業種の話よりは異業種のほうが面白くなるのではないかと思いました。それに田中竜馬先生（米国 Intermountain LDS Hospital 呼吸器内科・集中治療科）が絶賛している先生なので。

市原　実は田中先生ともお会いしたことはないんですけどね。

岩田　めちゃくちゃべた褒めしていますよね。

市原　ＳＮＳを通じてお付き合いできて光栄です。

岩田　あいつとはすごくつき合いが長くて、沖縄県立中部病院で同じ研修医でした。その後、アメリカの研修病院も一緒で、亀田総合病院でも、彼が集中治療のレジデントで、僕が感染症でした。3か所も同じで、ほとんど憑りつかれているのではないかと思うほど職場が一緒のことが多くて、腐れ縁なのです（笑）。あの男は、ああ見えて人を見る目はあるので、あの人が絶賛しているならそうなのだろうなということで、印象に残っていました。

本を書くようになったきっかけ

市原　今いただいたお話を受けるようですが、田中先生が僕に反応してくださったのは、もしかすると岩田先生の本がきっかけかもしれません。岩田先生が神戸大学の講義を本にされた『神戸大学感染症内科版TBL』（金原出版、2013）と、『HEATAPP!（ヒートアップ！）』（金原出版、2018）の感想をTwitterでつぶやいた同じ頃に、田中先生の『Dr・竜馬の病態で考える人工呼吸管理』（羊土社、2014）を「面白かった」とツイートしたところ、それを見つけた田中先生がコンタクトを取ってくださったのです。「岩田先生はよく知っている」みたいなことを語ってくださって。僕からすると教科書の中の人である2人なので、こんなところでつながりができるとは、と驚きますし、うれしい限りです。

岩田　でも、先生ももう何冊も本を出していらっしゃるでしょう。

市原　単著も書いてはいますが、実際には、消化器内科医などから頼まれて、病理の部分を担当してくれという仕事の方が多いです。臨床医が所見をとって、「この病変はこのような組織型で、これくらいの深達度だろう」とアセスメントをした後に、病理医が〝答え〟を提示せよというニュアンスです。本来は、病理は〝答え〟ではなくて、あくまで形態学的な一側面を示すだけであり、真の答えは臨床と病理それぞれの視点が交わった先にあると思っていますが、臨床医たちは「病理がゴールドスタンダードだ」と言って譲らない。なので病理医側の解釈をお答えすると、その本が売れて、おかげで僕まで少し有名になるという感じです。ありがたいことですし、僕はもともと単著で本を出せるような人間ではないのです（笑）。

岩田　そんなことないと思いますけど。単著で十分本ができているなと思いました。

市原　ありがとうございます。

書籍『コンサルテーション・スキル』について

岩田　一般業界では、先生は「Twitter で一番有名だと思います。ただ、「Twitter の話をしだすと切りがなくなってくるので、今日は本の企画なので本の話をしましょう。病理の先生は自分が主治医にならないので、基本的にコンサルタントです。今回、『コンサルテーション・スキル Ver.2』のゲラをお送りさせていただいて、読んでいただきました。これは一般診療のコンサルタントなので若干違うと思いますが、読んでみて率直な忌憚《きたん》のないコメントをいただけたらなと思います。

市原　初版は完読ずみでしたが、今回対談のお話をいただいたので、すぐにもう一度読み返していました。そうしたら新版のゲラを送っていただいたので、初版を読んだばかりですぐに新版を読む、みたいな濃厚な読書体験をさせていただきました（笑）．

「最後の目標は患者の幸せ」というスタンスが熱い

市原　初版時の感想としまして、まず、コンサルテーションの目的が「主治医の満足感の先にある患者の幸福のためである」と明確に記されている本を、これまであまり読んだことがなく新鮮でした。世の中に、専門医として求められる医学的なスキルに特化した本はすごく多いです。「われわれが給料をもらうためには、こういうところで尖れ」というような本です。そんな中、「主治医とコンサルテーションの関係がどうなろうと、最後の目標は患者の幸せですよね」という台詞《セリフ》が出てくる本は、熱くてすごく好きです。それが第一印象です。

今回細かく読み直して改めて気づかされたのは「I（私）メッセージ」の重要性です。最初に読んだときはあまり気づかなかったのですが、ちょっと年を重ねてから読むと、まったくおっしゃるとおりだし、これはなかなか難しいなと思って自らを省みました。確かに僕がこれまで思い浮かべていたコンサルタントの方々は、Iメッセージをあまり使っていなくて、「ハーバードでは」みたいな「ではトーク」をずっとやっている。「どこの権威が言っているから」みたいな話ばかりする。そんな人があちこちにいるということに改めて気づいて、かつて読んだときとは別種の感動がありました。

あと、先生のご指摘の通り、良質なスーパーローテーションはすごくいいと思う一方で、SNSを念頭に置いた話をしますと、今は「良質ではないスーパーローテーションの時代」だと思っています。氾濫《はんらん》した情報を一瞬で検索できるので、検索結果の上位の順番からさらって表面だけなぞっておしまいにしてしまう。これは日常の生活に潜んでいる罠ですが、医療者も気をつけないといけない。研鑽《けんさん》を積む医師たちが、日常の情報検索をあたかも質の低いスーパーローテーションのようにサーッとすませている。そんな今だからこそ、いざというときに頼れるコンサルタントの存在感が相対的に増し、『コンサルテーション・スキル』の文脈が納得しやすいということもあります。

ほかにも、雑駁《ざっぱく》な感想が実は30個ぐらいあります(笑)。

改訂で消えた「負け試合を大事にすること」の意味

市原　対談に向かう飛行機に乗っている間、今回の新版では最後の「負け試合を大事にすること」

のくだりが消されていることに気づきました。あそこは残されないのですか？

岩田 どう思いましたか。

市原 もともと、勝ち負けの話が載っているのは岩田先生っぽくないなと思っていたのです。それがなくなったので、むしろ統一感は出たな、という目で見てしまいました。

岩田 僕は勝ち負けというのは実はすごく大事だと思っています。ただ、「勝ち負け」という言葉を使うとみんな嫌がるのです。それは多分、僕の中にある「勝ち負け」というものの思いと、みんなの「勝ち負け」が、全然噛み合っていないのです。だから伝わらないなという思いがありました。

一般的な「勝ち負け」は他人に勝つということです。他人を打ち負かすとか、そういう文脈でみんな「勝ち負け」を考えています。僕の想像だと、医療従事者、特に医者は、受験において「勝ち負け」という文脈でずっとやってきた。受験というのは他人との比較で、それがもう骨の髄までビルトインされているので、それ以外の文脈で一切考えられない。だから、「勝ち負け」と言うとカチンときてしまうのです。すぐ「勝ち負けで考えていいのか」みたいな言い方をされてしまうことがよくあって、伝わらないなと思ったのです。

でも、僕にとっての「勝ち負け」は、自分の中で課したミッションがちゃんとできているかどうかなのです。「それが己の課題」みたいなところで目標達成ができていない場合は自分の敗北だと思っています。

日本の医療現場でしばしば起きているのは、たとえば患者のケアとかでこういうふうにしようと思ったときに、それがうまくいかなくても、「でも、みんないろいろ頑張ったよね」みたいな話で、さらっと流してしまって反省しないということ。「患者さんは亡くなってしまったけれども、人生は別に生きるか死ぬかだけじゃないし、医療は勝ち負けじゃないし」とか言ってお茶を濁してしまう。

それは最初から亡くなるという文脈の中でサポートをやりましたとか、緩和ケアをしましたとかならわかるけれども、本来だったら完治させようと思っていたのをさらっと忘れてしまって、結局「いろいろ頑張ったよね」みたいな話にするというのは、すごくアンプロフェッショナルだと僕は思っています。それを〝いい話〟とかにしてしまって、すごく納得がいかなかったのです。

市原　そうか、文脈の問題ですね。「文脈」とか「コンテクスト」という言葉は、この本にも5〜6回出てきますよね。最初に読んだときは気づきませんでしたが、このたびゲラを見て、先生がいかに「コンテンツをコンテクストに乗せるか」ということに日ごろ腐心されているのかということに目が啓《ひら》く思いがしました。同じ言葉でも、コンテクストが違う人に投げると違う意味になります。そして、「目に見えやすい比較とか結果とかを医療に求めてはダメだよね」みたいなコンテクストがいかに大事かというメッセージが、本書の中にはすごくたくさんあるように思います。

まだ考え始めたばかりのことを言いますが、何かを伝えようと思ったときに、いかに相手に「文脈」を作れるか、こちらの文脈と相手の文脈を沿わせられるかみたいなことを、今まであまり考えていなかったなと反省しています。コンサルテーションの現場で相手が求めている答えを出すときに、科学やエビデンスみたいなコンテンツをどう噛み砕くかばかり考えてきましたが、相手の文脈まで考慮してどう届けるべきかと考えなければダメなんだなと気づかされました。これは複数回読んだからですね。多分、1回では気づけなかったと思います。

未来を見据えて今を考える　この10年で変わったもの

市原　今回、本文の中にイニエスタが入っているのを見ると、「初版から10年たったんだな」と感じます。

岩田　イニエスタが日本に来るというのは、10年前だと「何言ってんの」という感じでした。タイムマシンか何かで10年前に帰って言ったら「バカじゃないの」と言われそうです。

市原　あと、結構面白かったのは、SMAPが何回か出てきました。

岩田　そうです。SMAPはなくなってしまいました。

市原　この10年でまさかというのが2つも。

岩田　ＳＭＡＰがなくなるというのは、ちょっと予想外でしたよね。普遍的なものというのはわりとなくて。逆に言うと、多分また10年たつと、今の僕らが想像していないことが起きるに違いないのです。未来を見据えるというのはいつも大事だと思っています。もちろん予想は当たりませんが、少なくとも今の世界観とは違う世界観というのは、10年後には出てくるはずだというのは間違いないと思います。

もう大震災抜きには語れない

岩田　だって、10年前といったら東日本大震災は起きていないころですよ。あの震災以前の僕らのメンタリティーと以後では、太平洋戦争の前と後みたいな感じで、すごくインパクトがあって。僕らが何かを語るときに、あの震災を抜きにして語るのは極めて困難です。

今回、千葉で雨が降って電信柱が倒れた（２０１９年の令和元年台風第15号による被害）とか、ああいうものを語るときも、２０１１年の震災がどこかにこびりつくのです。それをまったく抜きにして物を語るというのは、たとえば電信柱がすごく倒れて停電が起きるわけだから、震災がなければ「日本はもっと原発をつくらなければダメだよね」みたいな話が出ていなかったとは言えないかもしれない。そういうのはあると思います。

ということは、２０２９年になったら、われわれが今考えていることとはまったく違うような文脈も必ずたくさん生まれている。そういう未来の世界でどうなっているかというところから、今を考える。10年とは言わないまでも、3年でも5年でもいいですけれども。今がどうなっているかもさることながら、これからどうなるかというところに一歩踏み込んでおきたいのです。

片足は今に、片足は未来に

岩田　僕は大学病院で仕事をしているときに、「大学病院というのは今こういうところだからこうなるんだよ」というのとは別に、「でも、未来の大学病院は多分こうなっているはずだから」ということで、たとえばコンサルタントとしてはちょっと踏み込む。あまり踏み込み過ぎると「何言っているの、こいつ」みたいになるので、片足は現世界、片足は未来に持っていきたいなと思っています。

たとえば先生が、感染があるといけないから今からPET-CTを撮りたいというときに、感染があるかないかを知りたいからPET-CTを撮りたいというだけではなく、仮に感染があるとわかったら何なのかみたいなところまで、実はもっと議論すべきだけれども、そこまではまだ議論の準備ができていないのです。議論の準備ができていないときに、それをいきなり言うと向こうは消化不良を起こして、「この人は何かわけのわからないことを言っているな」みたいになってしまうので、ちょっとだけ踏み込んで、PET-CTを撮る／撮らないの議論もさることながら、その後どうするかというところまで話を持っていくということはやっています。
　僕は神戸大学も12年目ですが、これを10年以上やっているとだんだん浸透してきて、少なくとも10年前はまったく通用しなかったのが、今はわりと通じるようになっている。特に僕は学生を教えているので、学生が研修医になって、後期研修医になって、中堅どころで今病棟を回している。彼らにはわりと伝わる。学生の授業のときとかに、そういう理念みたいなところを僕は結構熱く語ります。学生に理念を語るのは楽なので。

市原　先生、神戸は12年ですか。

岩田　２００８年からなので、今12年目です。

市原　僕が今の病院にいるのとほぼ一緒です。逆に言うと、この本は、病院に入られて2年ぐらいでもう書かれているのですね。

岩田　実は連載はもっと前からやっていました。連載は２００５年ぐらいからでしたか、亀田にいたときから書きためていたものを本にしました。

市原　それはすごいですね。

10年前から継続した結果が今につながる

市原　先生が他になさっている様々な活動も拝見しています。たとえば、シュロスバーグの翻訳

『シュロスバーグの臨床感染症学』（メディカルサイエンスインターナショナル、2018）」や雑誌『エキスパートナース』（照林社）の連載では、ポパーの話が出てくる一方で、ときおりサッカーをたとえの題材に使っていらっしゃる。このあたりは先生が長く持っておられるコンテクストだと思います。一方で、Twitterのやり方はこの数年で変わられているようにお見受けしていますし、周囲の人々との関わり方も多少は変化していらっしゃるように見えます。その上で、『コンサルテーション・スキル』に関しては、初版と新版とで、コンテンツは多少変わっていますが文脈が一貫している点に驚きます。僕は10年前に今の自分と似たようなことは書けませんし。逆に言うと、先生が10年前から、「10年後、自分はこうかな」と考えていたことと、そんなにずれていないというのがすごいです。

岩田　僕は何も考えていないですよ。

市原　大学で働き始めて数年のときに書いたものを、今いじって「改訂ですむ」というのが、僕からするとちょっと衝撃なのです。

岩田　かなりいじりましたけれども（笑）。10年前は、やはりちょっと文章が下手ですよね。

市原　コンテンツとか、文章表現に関しては、1個1個比べているわけではないのでわかりませんが、理念的なものはほぼ一貫している。今日ここで先生がおっしゃった、10年ぐらい先を見据えてという話を10年前から本当にやっているから、今すなわち10年後とつながっているのだろうなど、お話をうかがいながら思いました。

病理は「ナチュラル・ボーン・コンサルタント」

市原 たとえば僕が10年前にコンサルタントになれていたかというと、なれていないですね。病理医というのは基本「ナチュラル・ボーン・コンサルタント」でないとやっていけない仕事ですが、本当の意味でのコンサルタントではなかったと思います。独自のプロフェッショナリズムを使って、「うちは病理、おまえのところは臨床」と言っていただけ。そこに少しずつ、先生のおっしゃるコンサルタントとしてのコンサルテーション・スキルみたいなものを何とかかんとか積み上げて、「こうなったらいいな」までやってきましたが、働き始めたときとは違います。

岩田 病理の先生はシステムの中にコンサルタントとして組み込まれているので、それこそドクターたちが、その期待が正当なものなのかファンタジーなものかは別として、「この人たちはコンサルタントよね」という意識を持つことで確立している。努力している病理の先生もいらっしゃると思うし、まったくしていない先生もいらっしゃると思いますが、システムとしては完全に確立している。ところが僕らみたいな感染症屋さんは、人によってはいてもいなくてもいい存在なので……。

市原 もうそういうことを言う人は大分減ったんじゃないですか。

岩田　大分減りました。ただ、今、何千とある病院の中では、感染症のドクターを活用しているドクターがいる一方で、まったくそういうのは要らないと思っているドクターもやはりたくさんいます。

ただ、僕が日本に帰ってきたばかりのときは、感染症のドクターというのは存在そのものが危ぶまれていました。僕らの先輩に青木 眞先生がいますが、青木先生が一番苦労されました。青木先生は、最初に日本に帰ってきたときはまったく仕事がなくて、ほかのドクターとのコミュニケーションも噛み合わなくて、すごく苦労されたといいます。僕が日本に帰国するときも「すごく大変だから」とさんざん警句をお伝えいただいて、実際に大変でした。そのときに比べれば、今は存在価値が確立しているし、（診療報酬の）加算も取れるようになったので、むしろ各地の病院長からぜひ専門家を送ってほしいと言われるようになりました。

勝ち負けを語らないのは「勉強不足」

岩田　今、医療訴訟の意見書をすごく書かされるのですが、感染症のしくじりが原因となっている例が多いのです。感染症の対策でしくじって、患者さんが亡くなるか、予後が悪くなって、訴訟を起こされる。そこで「意見書を書いてください」と言われて、カルテをひっくり返すと感染症に対してでたらめなプラクティスをしている。「これでは負けてもしようがないですよね」という話になって、意見書を書くということをやっています。

講演とかに呼ばれたときも、ときどきそういう話をします。結構みんな「感染症なんて検査をして抗生剤を出せば何とかなるんでしょう」、うまくいかなくても、「それはアンラッキーだから、しようがなかったんだよ」みたいな感じなのです。10年ぐらい前の病院のカルテは、大体「感染症で抗生剤を出すも患者急変、残念でした」みたいなことが書いてありましたが、いまだにそのぐらいの認識なのです。だから、ストラテジック（戦略的）にきちっと治すということは考えていなくて、場当たり的にやっていて、運がわるかったから患者が亡くなったみたいな感じです。でも、今はそれでは通用しないというのが、少しずつですが、出てきています。

勝ち負けの定義をやり直した上でちゃんと勝ちを狙う

岩田　さっきの「勝ち負け」の話も実はそれに通じるものがあります。「それを勝ち負けで語るな」みたいな話になるのは、要は「勝ち負け」で語りたくないということでもあるのです。勝つためのストラテジーがちゃんと見えていれば、負けたときは非常に残念だし、自分の考えたプランどおりいかなかったということで、反省もしなければいけない。どこで躓つまずいたのかということもきちっと分析しなければいけないし、同じような患者さんが目の前にやってきたときに、次はしくじらないようにやりたいと思うわけです。

でも、反省がないと、結局そのときにサイコロを振って、よかった、わるかったというのを繰り返して、同じパターンの失敗を繰り返す。それでよいと思っている人が「人間の命は勝ち負けじゃない」とか言って流すわけです。あれは端的に言うと勉強不足なのです。

市原　個人的には、最後の「勝ち負けじゃないのかも」のフレーズが消えた今版のほうが、僕は多分好きなのだろうなと思いました。なぜかというと、先生の今のお言葉のほうが、僕にはしっくりくるからです。「勝ち負け」の定義からやり直した上で、ちゃんと勝ちを狙いにいかなきゃという〝岩田イズム〟みたいなものがあって、今までの著書の中にも出てきたというか。「おまえらが考える勝ち負けとは違うかもしれないけれども、医療者は負けてはいけないところがあるし、ちゃんと患者を診ながら勝ちを目指していかなければならぬ」というのがあったので、最後に「勝ち負けで語ってしまっている時点でだめなのかも」と書いてあった初版は、そこだけすごくひっかかっていました。

コンサルタントは相手に伝わらないと意味がない

岩田　この本で最初に出したように、結局エキスパートは、言語化できないところを自分の中に持っていて、それをあえて言語化することでコンサルタントとして機能するというところがあります。ちゃんと伝わる言葉に落とし込めなければいけなくて、相手に伝わらないと話にならない。

「俺の世界の中ではこれはこうなんだ」と言ってもダメなので、そこのすり合わせというのがこの本の最大のテーマでもあります。

市原　「そのテーマに向かうためのこの言葉の選び方、好きだなという……。たとえばわかる～」というのがすごくあちこちにあったなというのを思い出しました。この書き方、「原因を追求したいというよりも、それをきっかけに行動変容を促したい」みたいな表現がちょいちょい出てくること。ほかにも、コンサルタントの目的を、医者を採点することではなく患者のアウトカムをよくする行為に置いていることとか、主治医との関係を良化させることを重視しながらも、ときに「勇気を問題にするときは、議論は正面突破しなければダメだ」「勇気を伝染させることがリーダーシップだ」などの強い宣言がスパッと入ってくることとか。連載ではなく1冊で読むからいいんだなというのがすごくありました。そういう一番大事にしなければいけないものを見据えた上で、周りから行ってみたり、正面から行ってみたりと手を尽くす感じがよかったです。

目の前の患者さんに妥協しないためにスキルが必要

岩田　難しいのです。1例1例、1人1人の患者さんもすごく大事なのですが、一方で1人の患者さんでごり押しして「もうおまえらは呼ばない」とか言われてしまうと、結果としては未来の何十人という患者さんのケアそのものが崩壊してしまうので、それもみないといけないのです。

だから、それぞれの1例でしくじってはいけないんだけれども、「ここでこの人との交渉そのものをしくじったら、結局は未来の患者さんを全部しくじってしまう」ということにもなるので、そこはいい塩梅が必要なのです。なので、「ここは70点ぐらいでしょうがない」というところももちろんあるし、それは一種の妥協でもあります。

ただ、目の前の患者さんそのものを妥協していいのかというと、もちろんそんなことはないわけです。そこは非常に悩むところだし、だからスキルが必要だと思うのです。スキルというのは当然進化するものなので、これが完成形ではもちろんないと思うし、あと5年ぐらいたったらまた新しいスキルが出てくると思います。相手もだんだん変わってくるので、変わった相手に合わせた形の新しいスキルを模索しないといけない。恐らく、患者さんの意識もだんだん変わってきます。

明らかに昔と今とは違います。僕が研修医のときと今の患者さんは違っていて、今朝も外来で患者さんを診てから来ましたが、今は患者さんはインターネットでいろいろ調べて予習してから来る。そういうことは昔の患者さんは一切しなくて、自分が飲んでいる薬すら理解していないような患者さんがほとんどでした。だから、患者さんが変わってきていると、主治医側も変わらなければいけない。そうすると、コンサルタントとの関係性も当然少しずつ変わってくる。

年齢や経験がコンサルテーションに影響を及ぼす

岩田 あと、ぶっちゃけたところを言うと、10年前と今とでは僕の認知度が全く変わっているので、そのぶん話を通しやすくはなりますよね。僕は32歳で亀田総合病院に異動になりましたが、32歳で亀田の部長になったときに、周りの目は「アメリカから帰ってきて、こいつどこまでできるの?」みたいな感じだったわけです。帰ってきたけれども、「30歳そこそこの医者なんて役に立つわけないじゃん」と。聖路加国際病院の岸本(暢将)先生もそうでした。ほぼ同じ年に帰ってきたのですが、最初は「お手並み拝見」みたいな感じで上から目線で見られていました。少しあとから亀田に来た田中竜馬先生もそうでした。

僕らコンサルタントは、最初は実力を認めてもらうところからやらなければいけない。背伸びしなければいけないわけです。「俺はこれだけちゃんとできるんだよ」というところを一所懸命汗を出しながら言うわけです。だから最初は「これはこうしなければいけないんです」ということを必死になってアピールするという感じのコンサルタントでした。

今は「こういうときはこうしなきゃダメですよ」なんて僕が力を込めて言うと、相手がびびってしまう。「岩田先生、そんなに強く言われるとちょっと……」みたいになってしまうので、むしろもっとマイルドにいかなければやばいということが最近わかってきました。最近は「岩田先生が直接言うと相手が萎縮するので」とか言われて看護師さんに電話してもらったり。それはもう、世界が変わったということだと思います。僕が年をとっただけだということもありますけれども。

市原　これは医療業界だけではないかもしれませんが、その人の年齢とか、歩んできた歴史のような副次的なものが仕事の出来に影響するというのは、コンサルテーション独特の部分としてある気がします。

岩田　本当はあまりよくないのですが。

市原　病理にはそういうのが結構ありますね。変なたとえをしますと、僕はきょうはスーツですが、「スーツこそが普段着」という感覚です。毎日スーツです。12年前にうちの病院に赴任したとき、まだ29歳でしたが、29歳の病理医の話をカンファレンスでまともに聞いてくれる臨床医がいるんだろうか、と思って、毎日スーツで行くことにしたのです。それが多分、そのときの僕の「精いっぱいのスキル」だったのです。画像系の研究会とかで臨床の会にお邪魔するときにも、当然スーツです。「後期研修医ぐらいの若造が何かしゃべっている」と思われると話が通じないと思って。

だから白髪が生えたときには喜びました。ちょっとでも上に見られなければと思っていたのですね。ようやく最近、ジャケットスタイルを導入し始めたところです。

岩田　僕は逆に、昔からかっちりした服装が苦手で、学会も、自分が講演するならスーツを着ますが、聴きに行くときは、アメリカなんかは大体そうですが、普通にTシャツにジーンズとかです。この間もオランダの学会へ行ってきて、スニーカーにジーンズとかで行ったら、スーツ着ているのは日本人と韓国人だけですね。すぐわかります。今はアジアの国でもほとんどラフになっている。タイとかシンガポールとか、あの辺の国もみんなラフな服装です。いまだにスーツなのは韓国人と日本人だけ。中国ですらもう大分ラフになってきているので、もうちょっとラフにしたらいいのになとずっと思っています。

神戸大学に入った若いとき、僕は結構怒られていましたよ。Tシャツにジーンズとかで通勤すると、医学研究科長が「教授の仕事をする日はちゃんとネクタイとかをしていなければダメだ」と。スクラブを着て研究科長室に入ったときも、「そんな作業服で会いに来るやつがあるか。スーツに着替えてこい」と言われて、着替えのスーツなんて持っていないけどなと。

プロとして役割を果たすために　コンサルタントは「サーバント」でいい

市原　そういう社会の空気みたいなものに対して、ときには切り込んで打開し、またときには無理に戦わずに人間関係を調整する、みたいなバランスは、おそらくコンサルタントであれば皆さん多かれ少なかれ経験なさっているのではないかと思います。

僕の場合は、服装でへりくだっておいて、学術で殴って、みたいなやり方が最初は結構多かったです（笑）。あと、構造上、病理が言うと臨床は反論できないという関係があります。

岩田　確かに、放射線科医と皮膚科医と病理医には勝てないですからね（笑）。

市原　「結局勝てない」と相手に思わせてしまうと、その後のアウトカムに悪影響を及ぼすかもしれないというのが、多分先生がおっしゃっていることですよね……。その場その場では病理医の立場が上がったり、やりやすくなったりするけれども、結局臨床医がここぞというときに病理の話を細かく読まなくなったりすると、将来の患者にとってはマイナスになる。

僕はまだまだ若輩ですが、今回、ゲラを何度か読んでいるうちに、「まだやりようがあるな」とすごく考えました。むしろ隙を見せて、相手に上から乗っかられて、「サーバント・リーダー」ですか、先生が書かれていましたが、その手も使っていいんだなと言うことをあらためて自戒しました。最近は、「あいつは本を書いてチャラチャラしているけれども、どれだけなんだ」みたいな目線も感じるようになりましたし、「臨床医とつき合いはいいけれども、病理の実力はどうなんだ」みたいな懸念も持たれるかもしれない。そういう中で、僕が提出する病理の知識を臨床医が活かせるようにするにはどうしたらいいか……1人でこれをずっと考えていたら、だんだんずれていったかもしれません。

岩田　そういうのは、病理の業界では議論になったりしないのですか。

市原　病理業界は、僕の世代がすごく手薄です。今、僕より10個ぐらい下がようやく増えてきましたが、ぼくの±5年くらいは人が足りていません。中堅どころの病理医が今の時代にどう立ち回るべきかを議論するまでには至っていないですね。一方で今の60歳手前ぐらいの教授陣は、話し方、伝え方がすごく新しいなと感じます。デスクワーカーとしてちゃんと情報収集し、アップデートされている方が多く、尊敬しています。

と言いながらも、大腸癌研究会とか、臨床系のでかい学会に出席して、病理委員会の扉をガチャッと開けると、やっぱりそこだけ全員スーツです。学会自体はとっくにジャケット化しているのに、病理の部門だけ全員スーツみたいなところがあり、色合いとして「やはりここは遅れているのかな」というのは感じます。どこで虚勢を張るかという話ですが。

岩田 コンサルタントは基本的にサーバントでいいと思います。あまり虚勢を張る必要はない。力量は信じてもらわないといけないんだけれども、使いっ走りでいいとは思っているのです。特に外科系の先生とかにしょっちゅう呼ばれますが、要は、**王道は外科医で、僕らはサブ**なのです。手術が一番メインで、抗生剤は余芸みたいなもので、実際にそれでいいと思っています。使い倒していただければいい。ただ、「あいつらは役に立つ使いっ走りだ」と思われたい。使えないやつだなとは思われたくないんです。

役には立つし、どちらかというと活用してもらえればいい。「ちょっとジュース買ってこいよ」みたいな感じで、ただ、「あいつはまたわけのわからないものを買ってきて」ではなくて、「ちゃ

ん と俺の欲しいものを買ってきたな、使えるやつだな」と思っていただければそれでいい。

感染症屋は「使えるトイレ」であるべし

岩田　いつも言っていることですが、家で言うと、客間は心臓外科医、脳外科医。家のスター。一番きれいで、一番お客様にお見せするところです。2番目のプライマリケア医とか家庭医は、たとえば食堂とか台所とか、あるいは寝室でもいい。**感染症屋はトイレ**、汚いものを扱うところ。僕らはふだんからおしっことかうんちとかを染めて顕微鏡で見て、治療方針を決めたりする。ただし、きれいできちんと機能して壊れないトイレで、常に開いているトイレ。

市原　そこが壊れると住めなくなるわけですね。

岩田　トイレが汚かったり壊れていたりすると一番困るので、使えるトイレであることを目指したいです。

市原　いい表現だな、それ覚えとこう。岩田先生がこうやっておっしゃっていました、とこれから使っていきたいと思います（笑）。がん診療で医療者がどう立ち回るかについて、僕は戦争のたとえを使ったことがあります。がんとの戦いは1対1の一騎打ちではなく、群像劇だよ、と。「将軍の武勇伝が有名になりやすいけれど、軍師がいないとダメだよ」みたいな。でも、軍師というと「自分を格好よく言い過ぎではないか」と言われたりします。「軍師を気取りやがって」みたいな感じ。

岩田　諸葛孔明的な感じ。

市原　軍師・諸葛孔明の登場直後は、猛将である関羽、張飛らに受け入れられないというシーンがありますね。でも陣構えを指揮し、敵の進路を的確に予測するたびに、将軍たちの信頼を得ていく。それで将軍がより戦えるようになる。つまり病理医というのはあの構図だよ、などというと、「諸葛孔明ってのはちょっと格好つけ過ぎじゃないか」などと笑われたりもします。

がん治療のストラテジー

岩田　でも、軍師は言い得て妙です。戦争のたとえは、僕はすごく適切だと思っています。たとえばストラテジーという言葉があります。意味は「戦略」ですが、がんだと戦争のたとえはすごく大事で、兵隊とか戦士とか将軍とかが注目されがちですが、やはり食べ物とか、トイレとか、テントとかが大事ですよと。

市原　兵站《へいたん》の部分ですね。

岩田　そういったところを考えないで、日本の軍隊はしばしば失敗してきたわけです。物資とか、レクリエーション（息抜き）とかもそうだと思います。『ONE PIECE』（尾田栄一郎、集英社）という漫画がありますあれで海賊団を作るときに、ルフィという一番の親玉が「やっぱり楽団が要るよね」みたいな。あれはさすがだなと思っています。海賊をやるなら音楽隊がいないとダメだよねという発想です。もちろんコックもいる。あれはすごく深いのです。戦争に勝つためにはそういうのが大事。バイオリンを弾いたり、お料理を作ったり。

がん治療というのは今はチーム医療として、コンセプトとしてはかなりうまく固まっていると思います。一方、感染症のチーム医療というのはまだまだで、みんな自分たちが何をやればいいのか、実はよくわかっていないところもあります。というのは、がん治療の場合は、緩和はリーダーがドクターだし、オンコロジストはドクターだし、サージャンもドクターだし、病理医もドクターだし、放射線科医とかもそうですが、感染症は今、完全に多職種連携なのです。ドクター、看護師、薬剤師、検査技師の4職種のやることがあって、これにソーシャルワーカーとかが入ってきますが、いまだにみんな自分たちが何をやればいいか、実はよくわかっていない。実は僕もまだ完全にはよくわかっていなくて、厚生労働省もよくわかっていない。

幼稚園児のサッカーではいけない

岩田　僕は現状を「幼稚園児のサッカー」と言っています。ボールが飛んでくるとみんなでワーッと走っていく。

市原　1つの場所に集まってくる。

岩田　無意味でしょうと言っています。もうちょっとチームとして機能しないとダメだよねと。そこで勝つというコンセプトが重要です。勝つというのは、要するに目的を定めて目的に到達することです。ところが、目的とは何かというところから始めないと。目的すらしっかりしていないところが多いのです。たとえば、抗生剤を減らすとか、それは全然目的ではないでしょう。それはあくまで手段で、大事なのはその結果として患者さんが感染症にかからないとか、感染症になっても治るとか、そうすると耐性菌が減るとか、そういうところで、そのために抗生剤を適正使用しようということです。

その辺がみんなぶれまくっていて、チームとして成り立っていないのです。コンサルタントもいまだにどうやってコンサルタントとして機能しているのかというのはまだわかっていない。わかっていないからこういうテキストを作ろうという話になっているわけです。多分、がんのほうがずっと進んでいるので、チーム医療としてはお手本だと思います。

市原　確かに、西洋医学で根治が目指せるがんであればある程度統一見解があるのですが、それ以外のがん診療、たとえば合併症を抱えていたりエンドステージ間際であったりすると、まだまだチーム医療として発展途上である気もします。

岩田　僕らもよくそこに入っていきます。閉塞性の胆管がんとかで、胆管炎を起こすと、「抗生剤を使ってください」とか言いますが、僕らがいつも問うのは「使ってどうなるの。熱は下がるけれども、その先は何なの」。それは各プレーヤーによって思いが全然違う。家族も揺れているのです。「できることは何でもやってください」とか言われても、できることというのは一体何なのかと思うわけです。

医療の勝利とは何なのか？ みんなで俯瞰する目を共有し、主体的に動くチームは強い

市原 ここまで、がん治療の群像劇とか、『ONE PIECE』や「幼稚園児のサッカー」のたとえもいただいた上で、現代のチーム医療にはプロとして必要な役割を果たすべき配置や流れがあると思います。岩田先生が本書の中で、コンサルタントはときにサーバント・リーダーとして、使いっ走りのように動くけれども実は毎回すごくおいしいものを買ってくると書かれている一方で、常にチーム全体を俯瞰する目線を強調されている点が、この本のクオリティーの高さを感じます。

岩田 それはもう、全体の俯瞰は常に大事です。

市原 現場では、それを誰がするかみたいな話になりますよね。

岩田 この人だけが俯瞰していればいいというのではなくて、本当はみんながやるべきだと思います。サッカーのたとえで言うと、1人だけ、イニエスタみたいな全体を俯瞰するリーダーがいて、あとの人はイニエスタの使いっ走りで命令されたとおりに動くだけというのは、多分大したチームではない。

市原　すごくわかります。そうか、1人ではなく、みんながやらなければいけないんですね。

岩田　みんなで俯瞰する目を共有して、その上で1人1人が主体的に動く。めいめい勝手に動くのではなくて、その刹那刹那で「私はこう動くのが、多分チームにとってのベストな動きなのだ」ということをみんなができるチームは強いチームだと思います。1人だけがああしろ、こうしろと命令しているだけのチームは弱いし、みんながばらばらにやっているのはもっと弱い。ましてやみんなの目標が定まっていない、勝つというゴールすら共有できていないチームは……。医療においては往々にしてありますが。

「勝つ」ことにこだわる

岩田　だから、勝つというのは大事なのです。「勝つ」とは何かというところから定義して、ちゃんとそこに向かっていけるか。サッカーで言う「勝つ」というのは、ゴールをとって、相手にはとられないというシンプルなものですが、医療はスポーツほどシンプルではないので、**勝つとは何かというところから始めないといけない**。でも、目標は定めないといけないし、目標に到達できているかどうか確かめないといけないし、できていなかったらなぜできていないのかを確認して、改善して次は勝たないといけない。だから、勝つということには僕はものすごくこだわっています。

余談ですが、僕はイニエスタと写真を撮ったことがあるのです。常に自慢しています。僕はスペイン語をちょっとしゃべるので、おしゃべりしたことがあります。

市原　先生は語学にも堪能でいらっしゃいますね。

岩田　あの人はすごく穏やかな人ですが、めちゃくちゃ負けず嫌いで、勝つことにすごくこだわっています。それは目標設定がしっかりしているからだと思います。日本のプレイヤーが往々にして、負けても、「負けて悔しかったけれども、みんなよく頑張ったよね」みたいな話ですますと、一流のプロはムッとくる。

市原　それは先生がずっとおっしゃっている医療のメンタルと似ている部分がありますね。

岩田　医療のメンタルとも似ています。医療も、感染対策などはまさにそうで、なあなあにしてすませてしまいがちなものです。しかし、それはなあなあですませてはいけない。なぜかというと、目標設定がしっかりしていないから。

市原　イニエスタのくだりが新版で入ったというのは、先生の本が改訂されたことのシンボルみたいなで、いいなと思います。

岩田　サッカー選手で言うと、イニエスタというのは僕の理想像で、医療者としても理想です。何でもできるというのもそうだし、俯瞰しているというのもそうです。彼は「自分の味方の10人がどこで何をしているか、常に全部わかっている」と言うのです。もっとすごいのは、「相手の

11人がどこで何をしているかも、自分は全部理解している」と言うのです。

市原 それはすごいな。

岩田 それは多分本当だろうなと思うのは、相手がこう動いてくると、自分は逆に動く。あの人はそんなに足も速くないし、高くジャンプできるわけでもないんだけれども、相手がこう来ると逆に行く。「相手が向かったところと逆に動けば抜けるよ」みたいなことを言うわけです。

市原 一瞬できたギャップにパスを通したりします。なぜそんなことができるんだろうと思います。

岩田 全部見えているらしいです。それを何かのインタビューでさらっと言っていて、ウソだとちょっと思ったけれども、多分そうなのだろうなと。

健康も1つの手段に過ぎない

市原 先生の俯瞰力は、医療だけにとどまらず、ときに患者とか患者の家族にも及ぶと思うのです。たとえば「医療の勝利」みたいなテーマで、患者や患者家族向けには執筆されないのですか。

岩田 僕は一般向けの健康本とかもよく書いていますが、医療の勝利もまだセグメンタル（断片的）で、もっと広く医療を総体化したいのです。というのは、医療従事者は医療のことしか考えていないことが多くて、病気が治って健康になればいいじゃないかみたいなところがあります。

でも本当はそれだけではダメです。僕らもそうですが、別に健康になるために生きているわけではなくて、健康もあくまで手段の1つに過ぎない。健康だからこれができる、あれができるという話で、「健康だ。ここでゴールだ」という人はあまりいないのです。その先があるはずなのです。その先を無視して、ただ健康になることだけを目指すというのは、やはり目標を逸脱している。患者さんが目指しているのは病気を治すことかもしれないけれども、本当はその先に何かあるはずなのです。あるいは、病気にならないことでもいいですけれども。本当はそこまでみておきたいなと思っています。

市原 たとえばワクチンは、まさに公衆レベルでのゴールを目指さなければいけないですし、逆に緩和ケアだと、個人の価値観というところまでナラティブに書かなきゃいけない、みたいな話ですね。つまりはロングショットとクローズアップの両面とも大事なのですが、両方の話をされている方はあまりいらっしゃらない。やはりそれぞれの現場でみんな手いっぱいなのでしょう。

岩田 あまり俯瞰し過ぎると、今度は過度な相対主義になって、「何でもいいか」みたいになってしまうところもあって、ちょっとリスキーなところもあります。

これからのコンサルテーション　技術が先鋭化する時代のコミュニケーション

岩田 僕はがんの患者さんをよく診ますが、実はがんの病理で議論することはないのです。「これはがんですか、がんじゃないですか」と僕自身が聞くことはまずない。病理の先生とディスカッションするのは、実は感染症が多いのです。こんなことを言うといけないですが、感染症病理というのはあまり得意な先生がいらっしゃらないのです。

市原 ほぼいないんじゃないですか。僕も感染症はダメだなあ。

岩田 なので、実は病理の先生もよくわからない。でも、僕も病理はできないので、大体コミュニケーションです。一例で言うと、ある日、某病院の先生に「ここにカビがたくさん見える」と言われて、僕はおかしいなと思ったのです。患者さんがカビの感染症になっているような感じは全然なくて、噛み合わない。結局電話して「一緒に見ていただけますか」と言って、一緒に見に行くのです。で、一緒に見てもよくわからない。しようがないので、微生物の検査技師さんを呼んできて、三者で議論して、そのときは「多分これはアーチファクトでいいんじゃないですか。カビではないと思いますよ」という話になりました。僕は臨床しかできないので、微生物は微生物、病理は病理です。でも、ここでお互いにコミュニケーションをとって、結構いろいろな議論ができて、あれは面白かったなと思っています。しょっちゅうではありませんが。

あと、微生物が仮に存在していたとしても、それが病気の原因であるかどうかを病理的に看破するのは、実は案外容易ではなくて、感染症では存在診断＝病理診断＝病気診断にはならないのです。そこががんとの違いです。がんは、がんがあったらがんじゃないですか。でも、微生物がいても感染症とは限らないのです。なので、そこまで病理の先生とコミュニケーションをとると、向こうも結構勉強になっていることがあって、わりと楽しみです。

市原　病理で言うと、生化学から解剖病理学まですべて読めるオールラウンダータイプというか、米国のクリニカルパソロジーとアナトミカルパソロジーを両方やっていたような方は、CPCで循環不全だろうが呼吸器だろうが全部やっていました。けれどもそういう偉大な先達も、今ほど遺伝子の知識はなかったわけで、やはり「ヤマイの理《ことわり》すべてをわかる病理医」というのはいないと思います。自分は何でも知っているぞと思い込んでいる病理医が一番危ない。「クリニカルパソロジーのルーツを持っているから、自分は感染症についてよくわかっている」と言ってそこで止まっている人が、結構ヤバいです。

ヒストロジーもアナトミーも最近は臨床医などの他職種に勝てなくなってきています。剖検の回数も少ないですし。まして局所局所のヒストロジーやゲノムの話、プロテオームの話であれば研究者の方が詳しい。先生がおっしゃるように、現場の技師の中にはたとえば感染症のすごい人とかが、尿沈渣だけでどこまでも考察できる人とかがあちこちにいるわけです。ところがそういう人がいるのに検査室を統括する人が足りてなくて活用しきれていない病院がすごく多い。病理医はドクターとして検査室に絡んでいるので、「クリニカルパソロジーは技師に任せた」くらいの気分でどんどん検査室チームを育てるような病理医が今後出ると、ちょっとまた現場が変わるかな、とは思います。

双方向性が加速する

岩田　技術は先鋭化していく。超音波を読むのがめちゃくちゃ上手な人とか、CTでも読影でもそうですけれども、とにかくそれぞれのスキルがどんどん特化して鋭利になっていくので、こういうときこそコミュニケーションがどんどん大事になっていきます。これまではどちらかというとヘゲモニー争いで、がんは誰が治療するのかとか、取り合いでしたが、多分今は取り合いではないし、譲り合いですらなくて、いかに先鋭化していくスキルをみんなで共有できるかということだと思います。だから、現在のコンサルテーションは主治医がいて、コンサルタントがいて……という構図ですが、将来はもうちょっと双方向的な感じになっていくのかなとは思っています。

市原　双方向が大事だという指摘は昔からあったとは思いますが、今までは双方向で伝達をするようなシステムがなく、スピードが遅かった。社会が「インターネット的」になり、スピードが担保できるようになって、ようやくこれから本格的に双方向になっていく気がします。先生は「ヘゲモニー」とおっしゃいましたが、サーバント・リーダーだけでもダメだし、俯瞰しているだけでもダメだし、結局はコンサルタントとしての知性が問われるようになっていくのでしょうね。

Facebookが医局の壁を破壊する？

岩田　多分、ベルリンの壁みたいに、タコつぼが壊れるのです。医局のタコつぼがありますが、「うちの科で完結している」というのが、ぶち壊れるのです。そのぶち壊すツールの一番手っ取り早いのは、TwitterではなくFacebookだと僕は思います。Facebookは、全然知らない人が入ってくるのです。7人目に行くと世界のどこでもつながるらしいのですが、そうするといろいろな立場の人がいろいろなことを言っているわけです。そうすると、自分が全然知らなかったことが見えてくる。たとえば呼吸器内科の先生がこんなことを言っているとか……。

最近面白いのは、Facebook上の僕の友達には結構歯医者さんが多いのです。友達は少ないのですが、Facebookの友達は何千人もいて、いろんな人がいろいろなことを言うわけです。見るともなく見ていると、歯医者さんとか獣医さんとかが、「今、私の世界ではこんなことが問題になっている」とか、「こんなひどいことをする歯科医がいて」とか話している。僕は門外漢なので、何がどう問題なのかは全然見えないのですが、そういう他者性みたいなものがヒューッと入ってくるのがFacebookなのです。逆にTwitterではそれが全然見えない。

市原　おっしゃるとおりで、Twitterはオープンに見えますが、実際にはタコつぼ効果が増すと言われています。

岩田　Facebookでも、グループを作ったりするとそうらしいのですが。

市原　エコーチェンバー現象ですね。クラスタの中だけでどんどん声が強くなっていくというのがあります。

岩田　「医クラ（医療クラスタ）」というやつですか。

市原　そうですね。そんな中で、たとえば先生がTwitterの中でサッカーの話をされたり、『もやしもん』（講談社）の石川雅之先生の話を出されたりして、（世界のどこでもつながるという）7人目のうちの最初の3人ぐらいを一気にクリアされているのを見ると、おおっと思います。あれはTwitterとしてはむしろ亜流ですね。一般的にはクラスタの中にこもりがちな運用をされている方の方が多いです。もともとオタク向けツールです。

岩田　壁を作る人は大嫌いなのです。昔から医局が大嫌いで、「先生の医局はこれからどうされるおつもりですか」とよく聞かれるのですが、「うちは医局はあってないようなものですから、出入り自由ですから」と。

市原　「薄く岩田先生にも習いました」みたいな神戸出身の優秀なドクターとあちこちにいてお会いするので、先生がやられていることはすでにそうやって結実はしていると思います。

ソーシャルメディアをどう活用するのか

岩田　医局の壁は、多分これから勝手に壊れていきますが、Twitterのクラスタ化はどんどん先鋭化していくので、あれは直らないでしょうね。ワクチンとかもそうですが、どんどん凝り固まっていって、非常に不健全です。多分もうイリバーシブル（不可逆的）になってしまうのでしょうね。そして本人たちだけはそれに気づかない。

市原 僕は古き悪しきTwitter界隈を抱えて心中するので、若い皆さんは新しい世界に楽しく暮らしてください、と最近よく言います（笑）。

岩田 ちゃんとおつき合いしているのは偉いですね。

市原 エライかどうかはともかく、Twitterは、「なるべく自分が孤立するように動く」と逆に世界が広がります。でも、これはちょっとリスクも大き過ぎるので、先生がおっしゃったようにFacebookを活用するとか、あとはスーパーローテーションの中で刹那的に指導医としてきちんと役割を果たすような、先生の構築されている人間関係などが凝り固まらないためにはいいのだろうなと感じます。真似したいものです。

岩田 『コンサルテーション・スキル』にはソーシャルメディアの話がまったく出ていないのですが、今後はソーシャルメディアをどう活用するかは避けては通れない議論になるでしょう。今、学会とかの発表をソーシャルメディアで発信するという新しい流れが出ています。昔はスライドの写真撮影は禁止と言っていたのが、むしろ今はどんどん写真撮影してください、Twitterで流してくださいと、価値の逆転現象が起きています。多分、5年たつとまた新しい価値が出てきて、今度はプレゼンターが自分のプレゼンをどんどんネットに上げるみたいなことをするようになるかもしれない。わからないですが。この本はまた5年ぐらいたったらつくり直しましょう（笑）。今日はありがとうございました。

（２０１９年９月対談）

1 コンサルテーション・スキルとは何か？

つまりぼくは自分が知らないことについては、それを知っているとも思ってもいないという点で、知恵があるように思えたのです。

［プラトン（著）、三嶋輝夫ほか（訳）、「ソクラテスの弁明」、講談社学術文庫、１９９８より］

医療者は患者や家族、ときに社会に対して、専門的な知識や技術を提供し、「役に立とう」とします。

しかし、どこの領域でもそうですが、近年はその知識・技術の進歩のスピードが著しい。世界観の拡大が甚だしい。よって、医療の専門家であったとしても、「医療の世界のすべて」を睥睨《へいげい》することは困難、いや、不可能な時代になっています。

戦後まもない１９５０年（昭和25年）時点では、医学知識が倍になるには、50年かかっていたそうです（doubling time）。昭和25年の医学知識が倍になったのは平成12年（2000年）のことだったのです。ところが、1980年にはこの doubling time は7年になり、2010年には3.5年になりました。

その医学知識。2020年には、なんとたったの73日で倍になると見積もられています。

Densen P. Challenges and opportunities facing medical education. Trans Am Clin Climatol Assoc. 2011；122：48–58.

ということは、です。ぼくらがいくら博覧強記の医学知識の持ち主で、かつ朝から晩まで論文を読みまくって寝食を忘れて勉強したとしても（しませんが 笑）、ぼくらが新たに得る医学知識の量よりも圧倒的に多い新しい医学知識が創出されているのです。そして、その差はどんどん広がる一方なのです。

「俺は何も知らない」という自覚を持つ

昔は、医者は「なんでも知っている」のが偉い時代でした。ぼくが医学生になった1990年に教えられたのは「なぜ、医学部は6年制なのか」でした。当時は薬学部も含め、大学の学部はほとんどが4年制だったのです。その教員はこう教えました。「いいか、医学の世界には圧倒的な知識量がある。他の領域にはない知識量だ。解剖学や生理学といった基礎医学、内科や外科といった臨床医学。とにかく大量の勉強、知識が必要で、4年間ではとても足りない。だから、6年間だ。医学部にはゼミがない。卒論もない。授業と実習だけで手一杯なのだ。教科書を平積みにして積み上げていったら、自分の身長と同じ高さになるくらいの教科書を読みまくる。そうやって初めて君たちは医者になれるんだよ」

そうか、俺は背が低くてよかったな、と当時は思いましたが（笑）、まあ、これは「昭和の世界観」です。

現在はそうではありません。個々人の知識の多寡などは五十歩百歩の違いに過ぎません。医学全体の知識量は個人の知識量よりも遥かに大きいのです。要するにぼくらは医学の世界について「ほとんど、知らない」のです。

だから、大事なのは「俺様はこんなに知っている」という幻想ではなく、「俺は何も知らない」という自覚を持つことです。これがソクラテスの言う「無知の知」です。

「知らない」という自覚さえあれば、調べるのは簡単です。インターネットの時代になって調べることは非常に楽になり、スマホの時代になってさらに楽になりました。でも、「知らない」

できあがります。

という自覚がなければ、調べない。だから、いつまでも「知らない」。こうやって井の中の蛙が

ぼくは自分の iPhone にたくさんの辞書を入れていて、知らない言葉とかはすぐに調べるのです。Wikipedia も便利ですよね。確かに、Wiki が間違っていることもよくあるので、使い方には注意が必要ですが、ちょっとしたことを調べるときにこれくらい便利なものはない。広辞苑には載っていないことが多いのです。映画を観たあと、「あの役者、なんていったっけ」みたいなときには広辞苑よりも Wikipedia のほうがぜったいに役に立つ（笑）。

医学の領域でも UpToDate のような二次資料や PubMed を通じた医学論文の検索、Kindle を活用した教科書の閲覧とネットとスマホ（あるいはタブレット）のおかげで「調べる」のはとても楽になりました。

ぼくが研修医になったころ（１９９７年）の図書館に行って教科書を開いて、あるいはＣＤ-ＲＯＭに入った Medline でジージコジージコ論文を検索して、さらに図書館で綴じられた医学雑誌を繰って、という面倒臭さとは隔世の違いがあります。

「調べる」だけでなく「聞く」ことの大切さ

しかし、調べてもにわかには分からないことも多い。探しても見つからない情報はたくさんある。それに、独学は貴重な方法ですが、リスクもはらんでいます。ネット上ではガセネタも多く、素人だとこういうガセを掴まされることもしばしばです。Wikipediaは便利ですけど、間違いも多い。

そこで、「調べる」に加えて、「聞く」という方法が貴重になってきます。

うちの奥さん（内科医）はピアノを弾きますが、いっしょに音楽を聞いているとき、ぼくが「あのピアノ上手だねえ」とか言うと、「あれは超絶のテクニック」とか「あれはまあ、プロだったら普通」とか返してきます。ぼくのような素人はそれがピアノの音だ、上手い、くらいは分かりますが、それが「超絶」なのか「普通」なのかは判定できません。そういう判定ができるのは、その世界の中のことを知っている人でないと無理なのです。

同様な話は他にもあって、ぼくはサッカーが好きで奥さんとよくヴィッセル神戸の試合を観ますが、アンドレス・イニエスタのちょっとしたパスやトラップがどのくらい「超絶」なのかは、奥さんに説明しないと理解してもらえない。こういうのはネットで調べてもなかなか分からない。ネットでは「情報」は得られるけれど、肌触りとかを共有しづらいのです。

イニエスタがスペインのバルセロナやスペイン代表で活躍した、とかなんとかのタイトルをいくつ取ったかとかは、ネットで調べればすぐに分かる。けれど、「あのパスがこんなにすごい」というのは、その世界観を共有できる人といっしょにいないと、追体験できない。

医療・医学の世界でも同様です。以前、90代女性の感染性心内膜炎の患者がいました。「エビデンス」とか「ガイドライン」的には手術の適応がある患者です。でも、90代のおばあちゃんに心臓のオペとか、どうかなあ、と思うわけです。ぼくには「情報」はあるけど「どうかなあ」の手触り感がない。そこで信頼する心臓血管外科の教授に相談します。すると、「ああ、これならオペできますよ」とおっしゃるので、安心してぼくは手術をお願いしました。

この「これならオペできますよ」は彼にしか言えない。彼に言ってもらえば、ぼくも安心して手術を患者にオススメできる。

コンサルテーション＝専門家がさらなる専門家に相談する

専門家が、さらなる専門家に相談する。これがコンサルテーション（consultation）です。コンサルトを頼まれる医師はコンサルタント（consultant）です。頼むほうはコンサルター（consultee）というかと思えば、そうではなく、コンサルター（consulter）といいます。なんとなく、メンター、メンティー的なノリでぼくも昔、間違えて覚えていました（初版では思いっきし間違えたままで書いています汗）。

コンサルタント（コンサルトを頼まれる医師）には非常に高い専門性が必要になります。医師という専門職が、さらに高度なアドバイスやスキルを期待されて自らの威力を発揮するわけです。したがって、その専門性は非常に高いことが予想されます。何しろ、専門家が専門家に依頼するのですから。生半可な解答は許されないでしょう。

さて、ぼくは様々な専門領域のその専門性「そのもの」を論じる能力はありません。ぼく自身にできるのは、自分の専門領域という守備範囲の話だけです。精神科や眼科といった専門外の領域について、医療者を指南する資格も能力も持ちません。

本書で論じたいのは、そういう意味でのコンサルタントの能力ではありません。すべてのコンサルタントに通用するスキル、コンサルテーションを受けるという行為そのものに関するスキルなのです。いわば、メタなスキルといってもよいでしょう。

これが「コンサルテーション・スキル」です。

専門知識や技術を最大限に活かすためのスキル

本書でぼくは「コンサルテーション・スキルに関するコンサルタント」として、他の医療者とどのように関わっていくかというスキルについて検討していきます。

しかし、これは表面的なコミュニケーション・スキルや、処世術のようなものではありません。たしかに、コミュニケーション・スキルは「コンサルテーション・スキル」のひとつの骨幹を成しています。もちろん、処世術も大事です。

しかし、コミュニケーションに長けて、処世術をわきまえているだけではコンサルテーション・スキルがあるとはいえません。

コンサルテーション・スキルは、コンサルタントが、自分の専門領域の知識や技術を、患者に発揮できるときに初めて意味を成すのです。つまり、大事なのは、相対する主治医ではなく、患者だということです。

どういうことでしょうか。

たとえば、コンサルタントが「この患者にはこういう治療をしたほうがいいと思いますよ」と主治医に述べたとします。

でも、その主治医に「うーん、でもぼくの経験だと、それはおかしいなあ。やっぱり、先生のご意見はご意見として拝聴しますけど､別の治療でいきます」と言われてしまうかもしれません。そのとき、コンサルタントは礼儀正しく、主治医の見解やプライドを尊重して、人間関係を保持しつつ振る舞っています。

しかし、コンサルタントとしてはうまくいっていません。なぜなら、主治医の満足感は得られても、その向こうにいる患者の役に立っていないからです。よく勘違いされていることですが、コンサルタントの眼差しは主治医にあるべきではありません。その向こうにいる患者にあるべきなのです。患者の役に立たなければ、コンサルタントは機能していないのです。

よく、ＫＡＰのＧＡＰといいます。これはＫ（knowledge、知識）、Ａ（attitude、態度）、Ｐ（practice、実践）のギャップのことです。

患者を診る前に手指消毒。医療者なら誰でも知っている「知識」です。でも、実際に手指消毒しなきゃ、と思っている人（態度）は医療者でも少数派に属するかもしれません。実際にやっている人（実践）となるとさらに少数派になるでしょう。これがＫＡＰのＧＡＰです。必死のパッチじゃないですよ。

コンサルタントが主治医に物を申してもそれは「知識の提供」に過ぎません。主治医がそうしようと思い、実際にそうしてくれなければ、ここにＫＡＰのＧＡＰが存在してしまうのです。

コンサルテーションで大事なのは、まずはあなたの専門性です。専門知識や技術がなければ、コンサルタントにはなれません。一流の消化器内科医、一流の耳鼻咽喉科医、一流の精神科医であることが前提で、「主治医」よりもその領域では圧倒的な「力の差」があるのが前提です。

でも、力の差があるだけでは、不十分。ＫＡＰのＧＡＰを埋めて、主治医を動かし、実際の患者の役に立たなければなりません。

だからこそ、「コンサルテーション・スキル」なのです。

あなたの専門性を最大限に活かし、最良のアウトカムを患者に提供できること。これこそがコンサルテーション・スキルの目指すところです。

ですから、これから本書で展開するコンサルテーション・スキルを、「専門知識や技術が低い医師が世の中をうまく渡っていき、上手なコミュニケーションで相手を煙に巻くための技術」だとは認識しないでください。むしろ、あなたの持つ素晴らしい専門知識や技術が最大限に活かされるための調味料だと思ってください。やはり一番大事なのは調味料ではなく食材であり、食材はあくまでもあなたの専門知識や技術です。これなくして、よきコンサルテーションはありえません。

なのです。

専門知識とは

では、その専門知識について少し説明しましょう。「知識」には階層があります。たとえば、こんなふうに階層付けすることも可能だと思います。

知らない状態
⬅
読んだり聞いたりして得た知識レベル：なんとか覚えているレベル。場合によっては知ったかぶりの状態
⬅
アマチュアレベル：繰り返しの訓練や思考で理解しているレベル。車の運転に例えるなら、アクセルやブレーキの位置をいちいち意識しながら、やっとのことで運転できるレベル

◆ 専門家レベル：何も考えなくても自由に運転できるレベル。プロのレベル

さて、読者の皆さんの多くが、自分の専門分野においての知識は「専門家レベル」だと思うのです。とくに意識しなくても自由に消化管内視鏡を使いこなし、心電図を一瞬で読みとき、素人には判然としない皮疹を即座に診断する。これが、皆さんの持っているリソース＝専門性です。このレベルを極めると、臨床の達人と呼べるかもしれません。単に専門家として自分の診療行為に従事する場合、後期研修医などを訓練する場合は、このレベルの知識でも十分レベルの高い仕事ができると思います。

ただし、このレベルの知識では「コンサルタント」としては不十分です。さらに上の知識の階層に登る必要があります。それは、

◆ 再度、言語化・意識化しなおすレベル

です。変な話ですが、上に登るために、一回下の階層にわざと下りてやるのです。なんでこんな

面倒くさいことをするのでしょう。

「そこは、ガツンといけよ、ガツンと」

「びしっとやれ、びしっと」

なんて言う野球の監督やコーチがいます。巨人の監督だった長嶋茂雄さんはこのタイプだったのではないでしょうか。

彼はプレイヤーとしても一流であり、また、何をもって一流であるか（質が高いか）もよく理解しています。

こういうタイプの人は、コーチや監督として選手を指導するのにも長けているのかもしれません。超一流の専門性と、カリスマ性・リーダーシップさえあれば、弟子たる選手に繰り返し繰り返し指導することで、何が「ガツン」なのか、どれが「びしっと」なのか、少しずつ体得させることも可能だからです。

弟子（選手）は一所懸命あなたの言わんとする「ガツン」を理解・体得しようと日々精進することでしょう。弟子を相手にしている限り、「ガツン」をわかりやすく翻訳する必要は、必ずしもないのです。師弟関係とは、本来そういうものなのです。言語化を必要としない教育活動です。

しかし、もし「野球コンサルタント」なる職業があるとすれば、長嶋さんのような仕事はよろしくありません。

コンサルター（コンサルタントを呼んだ人）は、あなたの「弟子」ではありません。あなたの「ガツン」を理解しようとする強靱な意志も、理解するための長い年月も、あるいはその才能も持っていない。もちろん、たまには持っていることもあるかもしれませんが、それはあくまでも「たまたま運がよかった」場合に限ります。

プロは「運よく」うまくいくことを期待しません。「たまたま」には、依存しません。プロは必然性を高め、「運がわるくても」それなりの結果を出せる人たちです。プロのコンサルタントが、相手に「ガツン」を理解してくれ、と神頼みにするのは賢明ではないのです。

そこで、再度言語化します。翻訳します。無意識のうちに行っていた思考、行動を再度ひとつ階層を下りてやって、意識のうえに置きなおします。アクセルやブレーキなんて意識しなくても運転できる「名手」が、再びアクセルやブレーキを指差しながら運転のやりかたを指し示すように。

ケース　**透析患者が入院していて、発熱。熱はもう2週間も続いている。その熱のワークアップを依頼された。**

（心内膜炎っぽいな。血培だ）

これは、ぼく（筆者）の思考です。専門家ならヒューリスティックに（思考のショートカットをして）まずそう考えるでしょう。しかし、これをそのまま口にするのでは、専門家としてはOKでも、コンサルタントとしてはいまいちです。

2週間の発熱で、とくに診察上明らかなフォーカスは見つかりません。
⬅ 入院中の患者がいきなり膠原病になったり、悪性疾患になるのはストーリーとしてはやや不自然ですから、可能性は低いでしょう。
⬅ 一般的に、院内発症の発熱の原因は、感染症、薬、その他の合併症の3つが圧倒的に多いんです。

◆薬のリストでは明らかに薬剤熱を起こしそうなものはいまのところなさそうです。

◆診察上、DVT（深部静脈血栓症）など、感染症以外の合併症を強く示唆する所見は得ませんでした。

◆感染症の鑑別疾患は多々ありますが、透析患者で透析直後に悪寒を伴う発熱があった場合は、アクセスからの菌血症がもっとも強く疑われます。

◆それが2週間も持続している場合は、これは体内深部に感染巣が作られている。たとえば、心内膜炎のような疾患を示唆します。したがって、心内膜炎のワークアップは必要でしょう。

◆血液培養を本日2セット、明日さらに1セットとることはできますか。また、心エコーをオススメします。

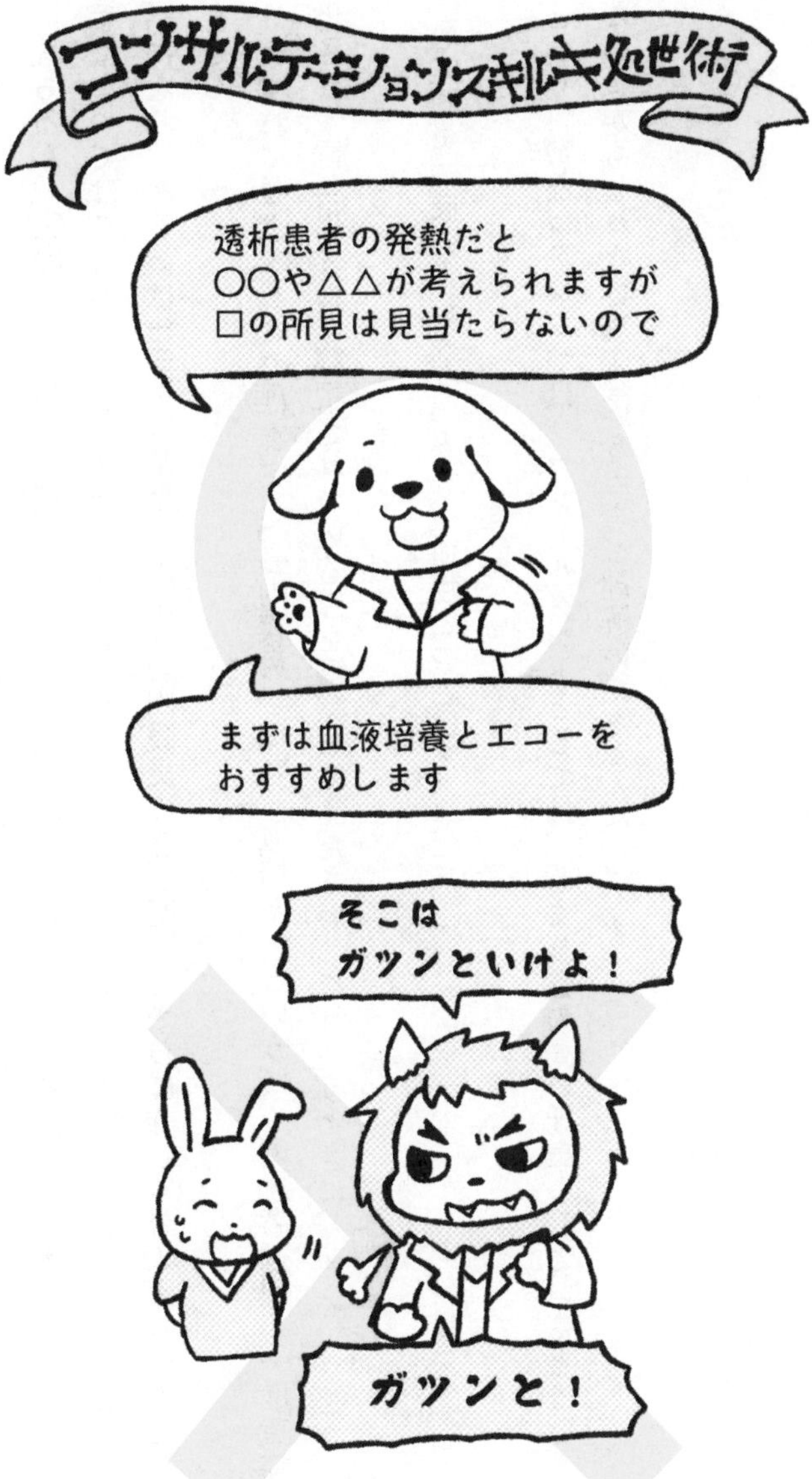
コンサルテーションスキル処世術
透析患者の発熱だと
○○や△△が考えられますが
□の所見は見当たらないので
まずは血液培養とエコーを
おすすめします
そこは
ガツンといけよ！
ガツンと！

ここまで、くどくどと説明するのです。これが言語化です。

もちろん、実際には、対話の相手によって会話の展開や使用する語彙は変化します。また、相手によってはこのあと「なぜ血液培養が2セットなのか、フォローの培養は必要なのか」という話になり、あるいはDukeの基準＝感染性心内膜炎の診断基準をさらに詳しく説明するかもしれません。

いずれにせよ、ここではまず、「心内膜炎っぽい。血培だ」というぼくの思考過程が一度意識化され、言語化され、翻訳されている点を観察してください。こういうときに、

「心内膜炎っぽいんじゃないかな。血培とっといてください」

という雑駁《ざっぱく》なコメントでは、コンサルタントとしては、あまり質の高い仕事をしているとはいえない（かもしれない）、という点をご理解いただきたいのです。

相手のニーズ、ワンツ、ホープスに寄り添う

さて、ここまで言っておきながら、身も蓋もなく今まで言ってきたことを前言撤回します。ここまでの説明で、「要するに、専門家でない相手によくわかるように丁寧に説明すればよいのだな？」とお考えになった方もおいででしょう。

はい、たしかに「丁寧に説明」することもコンサルタントとしては重要な、必要な要素ではあります。しかし、これだけでは必要十分とはいえません。

逆説的ですが、場合によっては、

「心内膜炎の可能性はあります。血液培養をとってください」

というシンプルなコメントでも、アリだったりするのです。は～？何を言ってるのかちょっと分からない。そういう嘆声も聞こえてきそうです。

たとえば、コンサルターが「自分は手技や外来で忙しい。熱の原因はあんたに任せるから、よろしくやっておいてくれ」という希望を持っていたとしましょう。こういうとき、相手は時間を費やすクドクドした説明に興味はありませんし、そのような説明はむしろ迷惑な話でしょう。

これが研修医に対する指導医であれば、「まあ、そう言わずに話を聞け」と言って指導することもあるかもしれません。しかし、繰り返しますが、相手はコンサルターであり、あなたの弟子ではありません。

さあ、ここまでのところをまとめてみましょう。コンサルテーションにおいて、「やってはいけない」技術は、ほとんどない。やってはいけないタイミングがあるだけなのです。丁寧な説明もまた正解なら、ざっくりな言説もやはり正解です。相手の「ニーズ、ワンツ、ホープス（needs, wants, hopes）」を理解し、そこに寄り添っている限り。

「優秀な臨床医であること」と「優れたコンサルタントであること」は同義ではありません。おわかりいただけたでしょうか。

よいコンサルタント＝よい指導医か？

最初に申しましたとおり、専門性はコンサルタントの骨幹であり、前提です。医療の場合、「よい臨床医」であることは、「よい臨床コンサルタント」であるための前提条件です。薮医《やぶ》が名コンサルタントであることは、ありえません。これは、絶対にありえない。

さて、アメリカではコンサルテーションは立派なビジネスになります。保険会社にもよりますが、初診のコンサルテーションで100ドル以上、その後のフォローでもお金をもらえます。手技がからむとさらにお金になります。

コンサルタントは、自分に依頼が来れば来るほど儲かるわけですから、「もっと呼ばれる医者になりたい」ということで、経営努力をします。リソースである自分の臨床力を伸ばすインセンティブになることはもちろん、巧みなマーケティングとサービスでよりよいコンサルタントであろうと努力もします。「彼に依頼をするといつも笑顔で受けてくれる」「丁寧なカルテを書いてくれる」といったコンサルタントは評判もよく、さらなる依頼を呼びます。

こういった市場経済原理が成り立つと、サービス業としてのコンサルタントのレベルは自然にアップしていきます。実際、人気のコンサルタントと不人気のコンサルタントはあり、前者は才能や努力で「優れたコンサルタント」になったのです。

残念ながら、日本ではこのような図式は成り立ちません。

病院内のコンサルテーション業務はまさにご奉公であり、1円の得にもなりません。感染症の場合、近年は抗菌薬適正使用などの病院「加算」はつくようになったので、感染症屋そのものの存在価値は病院に認められるようにはなってきました。しかし、当の感染症屋自身のインセンティブを支えているのは「カネ」ではありません。なにしろ、いくら仕事を引き受けても、いくら丁寧に患者を診ても、「もらうギャラはおんなじ」なのですから。

よって、日本におけるコンサルタント業務は純粋かつボランタリー（自発的）なサービスです。これは感染症のみならず、すべての領域についてそうです。

金銭的なインセンティブの働かないサービス業のレベルが低いのは、どの業種をみても明らかなことです。

ぼくは、日本における医療コンサルタントのスキルが低いと思っています。自分の外来や病棟では一所懸命仕事をするくせに、対診を頼まれるとやっつけ仕事な医者は少なくありません。患者を診察もせずに、血液検査と画像だけ見て「〇〇やっとけば」なんて適当なことを言う医者のなんと多いことか。

これは、金銭的報酬がつかない、という日本のシステムの問題なのでしょう。そういえば、病院の勤務医は真面目に患者を診ても診なくても給料は変わりませんから、患者に対して態度が悪かったりすることが少なくない。ところが、彼・彼女が開業したりすると、「客」を集めるために必死になりますから、（とくに患者が定着するまでは）非常に態度が丁寧になったりします。

そういうわけで、日本でもコンサルタントに対する労働の対価はきちんと支払われるべきだ、とぼくは思います。カネは質を担保する重要な条件です。ボランティア・ワークに質の高い仕事は期待できないのです。

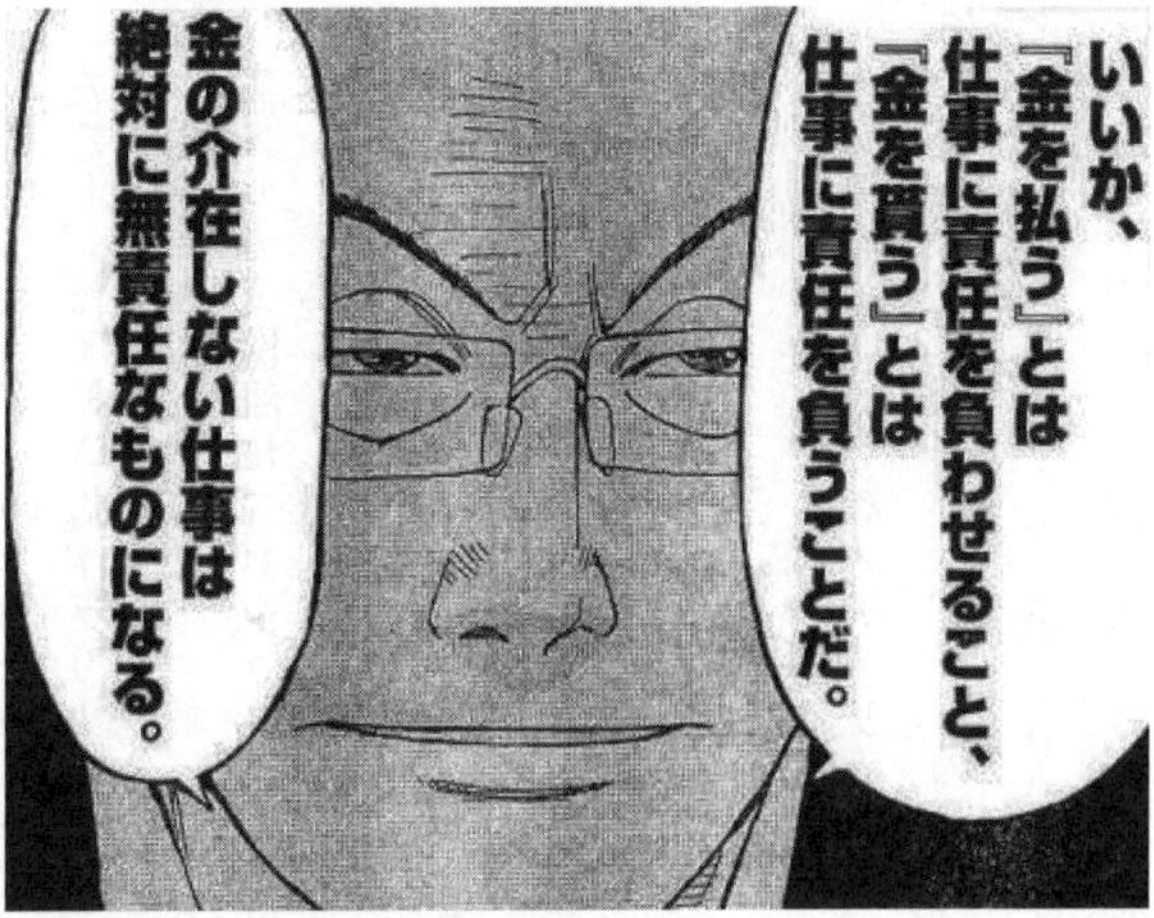
いいか、
『金を払う』とは
仕事に責任を負わせること、
『金を貰う』とは
仕事に責任を負うことだ。
金の介在しない仕事は
絶対に無責任なものになる。

〔久部緑郎（原作）、河合 単（作画）、「ラーメン才遊記」、ビッグコミックスペリオール、小学館より〕

とはいえ。

現状を嘆いているだけでは現場はよくなりません。システム改善を要求するのも現場サイドの大事な仕事ですが、「それはそれ」として、自分たちでできる改善点がないか模索するのも、また大切なことなのです。

そこで出てくるのが、プロフェッショナリズムという概念です。

大切なプロフェッショナリズム

プロフェッショナリズム、という単語が出ました。

本書はやたら横文字が多くて「横文字は嫌いだ」な人には苦痛かもしれません。が、ここはちょっとご辛抱いただいてお付き合いください。

プロフェッショナリズムの問題は、コンサルテーション・スキルを議論するうえで避けては通れない重要な命題ですから。そして、これに変わる適当な日本語もちょっとないものですから。

プロフェッショナリズム、というのはアメリカで流行している言葉です。医師の素養として大事な一部分として、倫理観や素行などの「プロ」の意識の高さを重要視する、ということです。

ただし、ぼく個人はアメリカにおけるプロフェッショナリズムについては、かなり眉に唾を付けて観察しています。

アメリカ人医師にプロフェッショナリズムがない、と申し上げたいのではありません。アメリカ人でやたら「プロフェッショナリズム」と言いたがる連中の胡散臭さがやや鬱陶しいのです。「アメリカのプロフェッショナリズムはこうだ」と宣伝したがる日本の医学教育専門家も相当胡散臭いですが。

「メディケイド？ ぼくは診ないよ」

医療保険が均一でないアメリカでは、貧者のための救済的な医療保険としてメディケイドというのがあります。しかし、多くの医師は、メディケイドの患者を診ることを拒否したり、意図的に減らしたりします（ぼくが2003年までアメリカにいたときの話です。もし現在は違ってる、ということでしたら教えて下さい）。診療報酬が低く、金にならないからです。

したがってメディケイドの患者は、しばしば(診療能力に劣る)研修医により入院や外来マネジメントの提供を受けます。たとえ「研修医はちょっと」と思っても患者に選択肢はありません。日本では、収入の多寡で診療する医師の質が変わる、と言われるとかなり道徳的な抵抗を覚える人が多いはずです。ところが、アメリカではこれは正当、妥当と考えられることが多い。金を持っていない患者を質の低い研修医が診療して何がわるい、という考えに疑問を抱かない人は多いですし、お金をたくさん払ってくれる人だけ診療しますよ、というプラクティスも横行しています。そう、アメリカにはそもそも応召義務すらないのです。

よく知られているように、アメリカではボランティア活動が盛んで、医師も定期的にボランティアで無償の医療に参加したりします。

しかし、これは「有給休暇が」とれる公の活動であり、自分の清らかさをアピールできる場だからやっている、という、うがった見方をすることもできるのです。

プロフェッショナリズムはテレビカメラが自分を映してくれているときだけ発動する類のものではありません。いや、むしろ誰も見ていないときこそ、真のプロフェッショナリズムの有無が判定できようというものです。

しかし、ボランティア活動にはやぶさかでないアメリカ人医師の多くが、たとえばサービス残業のような仕事には、たとえそれが多くの患者にとっての福音になろうとも、目を剥いて怒り、契約を盾にとり、場合によっては訴訟をちらつかせて拒否するのです。

ぼくらの師匠だった故・マイケル・レッシュ先生も、「誰もが見ていないときも、見られているときと同じように振る舞えるのがプロフェッショナリズムだ」と教えました。至言だと思います。


ですから、ぼくは、アメリカの学問の世界でプロフェッショナリズムという言葉が連呼されるたびに、鼻白む思いがします。彼らの言うプロフェッショナリズムや正義感は、自分たちの都合のいい事項には適応され、強調され、学問がなされますが、自分たちの都合のよくない事項には、まるで彼らの持つポケベルのスイッチのように突然オフにされてしまいます。開店営業しているときだけ作用するプロフェッショナリズムです。

プロフェッショナリズムには良心とか倫理観とか魂といったものが強く関わっていると思うのですが、どうもかれらの良心や倫理観や魂は、スイッチのオンオフが可能なように思います。アメリカ人のプロフェッショナリズムは営業用のそれとプライベート用のそれが切り離され、都合のいいように、これらを出し入れしているのです。

こんなプロフェッショナリズムは、しょせんはまやかし以外の何者でもない。細部はいちいち正しいんだけれど、根本のところで間違っている。

小松秀樹氏は医療倫理・医学教育の専門家であるトーマス・S・イヌイ氏の医療プロフェッショナリズムに関する講演後、「アメリカの医療制度そのものが、医療プロフェッショナリズムの対極にあり、そのアメリカで、（プロフェッショナリズムについて）講演されたような教育をすることは、偽善をすすめているようなものではないか」と意見しています（『医療崩壊―「立ち去り型サボタージュ」とは何か』、朝日新聞社、２００６）。ぼくもまったく同感で、この一言に、アメリカにおけるプロフェッショナリズムの問題は集約されていると思います。

というわけで、よくそのように誤解されることが多いのですが、ぼくは決して「アメリカ流」のコンサルタント方法を伝授しようという目的で本書を書いているのではありません。

ぼくはアメリカには真の意味でのプロフェッショナリズムは成熟していないと考えています。プロフェッショナリズムを欠いたコンサルテーション・スキルはしょせんは処世術の延長でしかなく、アメリカのそれがまさにこれだと思います。

コンサルテーション・スキルは、決して処世術ではありません。ぼくは、日本の医療環境を踏まえた、真のプロフェッショナリズムに則ったコンサルテーション・スキルを本書で論じたいのです。

2 コンサルタントに必要なプロフェッショナリズム

「そんなこと言って、何かあったときに責任取ってくれるのか？」

２０２０年の現在、感染症科や感染症科のコンサルタントは日本でもようやく認知度が高まってきました。とはいえ、ほとんどの病院には感染症の専門家がいないのも事実です。そもそも、診療報酬がつかない日本では対診、コンサルテーションをどのように行うべきか、その方法論が議論されたことがほとんどないように思います。

日本では多くの医師が「慣習」として先輩から言われるままに抗菌薬を使用してきました。人間は、習慣を変えることをむずかしいと考える動物です。年を取ってくるととくにむずかしくなります。とくに、プライドの高い医師が、これまでの行動パターンを変えてくれ、と第三者に言われたときには、言いようのない抵抗感が生じてきます。しばしば、そのレスポンスは感情的にすらなります。で、

「あんた責任取ってくれるの?」

と言われるのです。

では、この「あんた責任取ってくれるの?」というコンサルターの疑問(詰問)に、プロフェッショナリズムの観点からはどう答えればよいでしょうか。

「ぼくは医師として責任感を感じて診療しています。しかし、推奨した治療法で万が一患者の転帰がよくならなかった場合、それについて物理的に責任を取ることができないかもしれません。最終的には、われわれにできるのは推奨だけです。最後の決定をするのは主治医のあなたです。だから、その転帰についてあなたの責任がゼロになるということもないかもしれません」

ま、言葉は固いですが、こんな説明の仕方もあるかもしれません。しかし、これでは単なる責任逃れのような言葉に聞こえなくもありませんか?

「I（私）メッセージ」の重要性

もちろん、責任の所在という「理屈」からいうと最終責任は主治医にあります。しかし、それは法的分類による責任にすぎません。コンサルタントが推奨した治療がうまくいかなかった場合、そのコンサルタントは道義的な責任を有するべきでしょうし、そのような重荷を心に抱かなかった場合、プロとして失格と考えます。自分が推奨した治療でうまくいかなかったら「がっかり」なのです！

だから、責任の所在をもっともらしく説明しただけでは、プロの態度の表明とはいえません。そう、プロフェッショナリズムとは理念理屈ではなく、実際に示される態度、行動が大事なのです。

「残念ながら、私は先生がおっしゃるレベルでの責任が果たせるかどうか、それはわかりません。ただ、これが専門家として私が考えるベストの方法です。この患者にとって一番効果的であろうと、私が信じる方法です。私自身の患者に対しても、同様に推奨するであろう方法です。もちろん、推奨しっぱなしということはありませんから、毎日フォローして治療が本当に妥当だったか、適切だったかは併診させてください。それから、この治療に関して懸念のある部分がもしあった

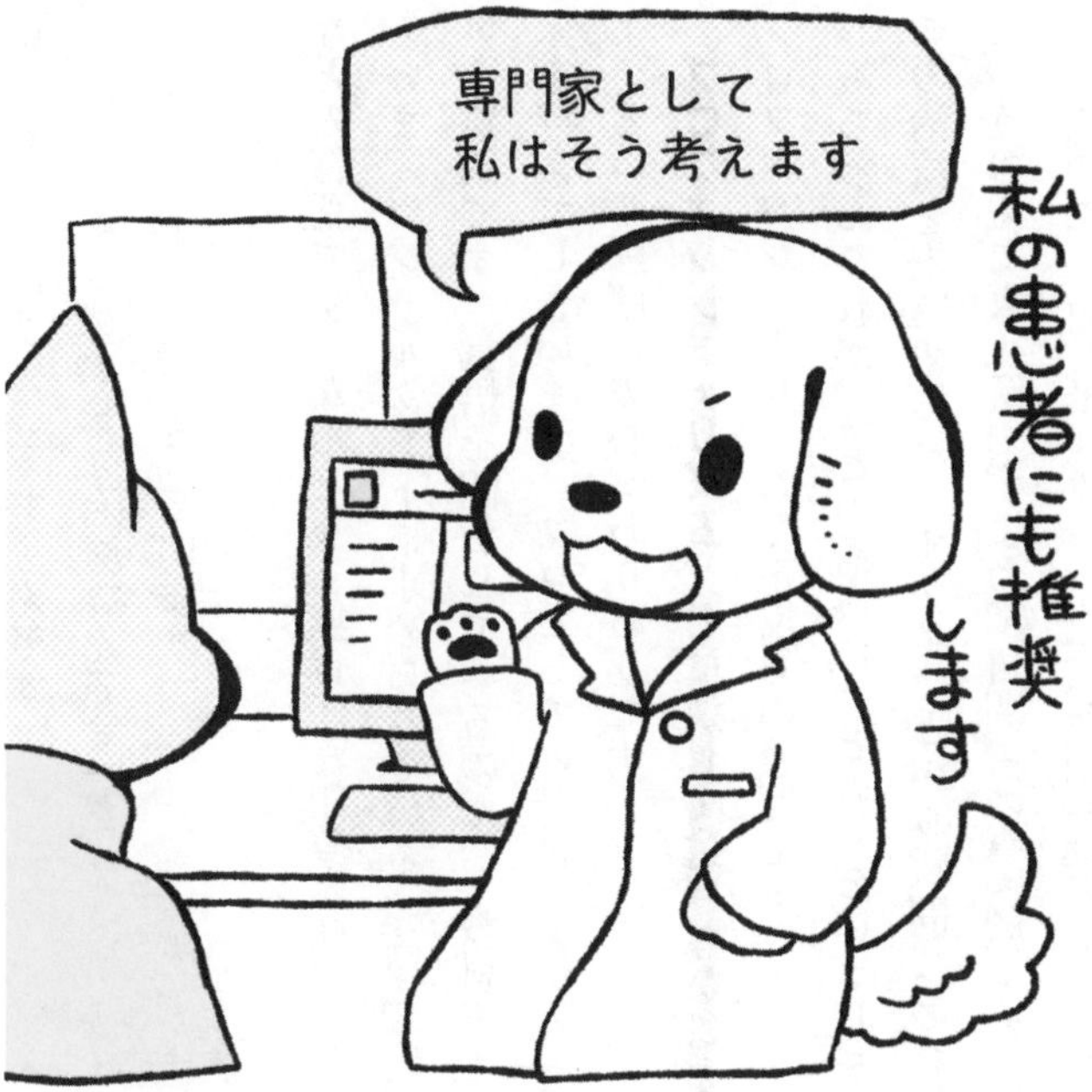
専門家として
私はそう考えます
私の患者にも推奨します

ら、いつでも忌憚《きたん》なくおっしゃってください。誠意をもってお答えします」

言葉遣いは相手の医師のキャラにもよりますが（キャラは大事「6．ペーシングは役に立つ」参照）、まあ大体こんな感じの説明になるでしょうか。

ポイントは、「I（私）メッセージ」です。「私が」信じる、「私が」考えるベストの。「私の患者に対しても」と、自分の意志や思いを取り入れることによって、より効果的なメッセージ伝達を行うことができます。逆に、相手のハートに伝わらない、自分のハートを感じさせないのは、

「教科書にはこう書いてあるんです」
「これがスタンダードな治療なんです」
「スタディーで証明されています」

などの言葉です。なんとなく無責任な印象が伴います。

いま、コンサルタントに求められているのは「あんた責任とれるの？」「覚悟はあるの？」という質問です。覚悟を問われているのに、「教科書には」と答えるのは逃げのコメントという印象を与えてしまいます。プロとしての発言、というより「困ったときにもぼくは責任取りませんよ」という逃げの姿勢がありありです。

プロフェッショナリズム、とは決して逃げないことです。理論武装はしますが、保身の態度はプロフェッショナリズムと正反対の態度です。

もちろんこれが、「この治療にはどのくらいエビデンスがあるんですか？」、「どういう根拠でこの治療を推奨するんですか？」という質問であれば、「○○という教科書に書いてありますという答えで大正解ですよね。質問者の真意がどこにあるのか、が大事です。プロフェッショナリズムのあるコンサルタントは、覚悟や態度を問う質問には、「I（私）メッセージ」が大事になるのです。

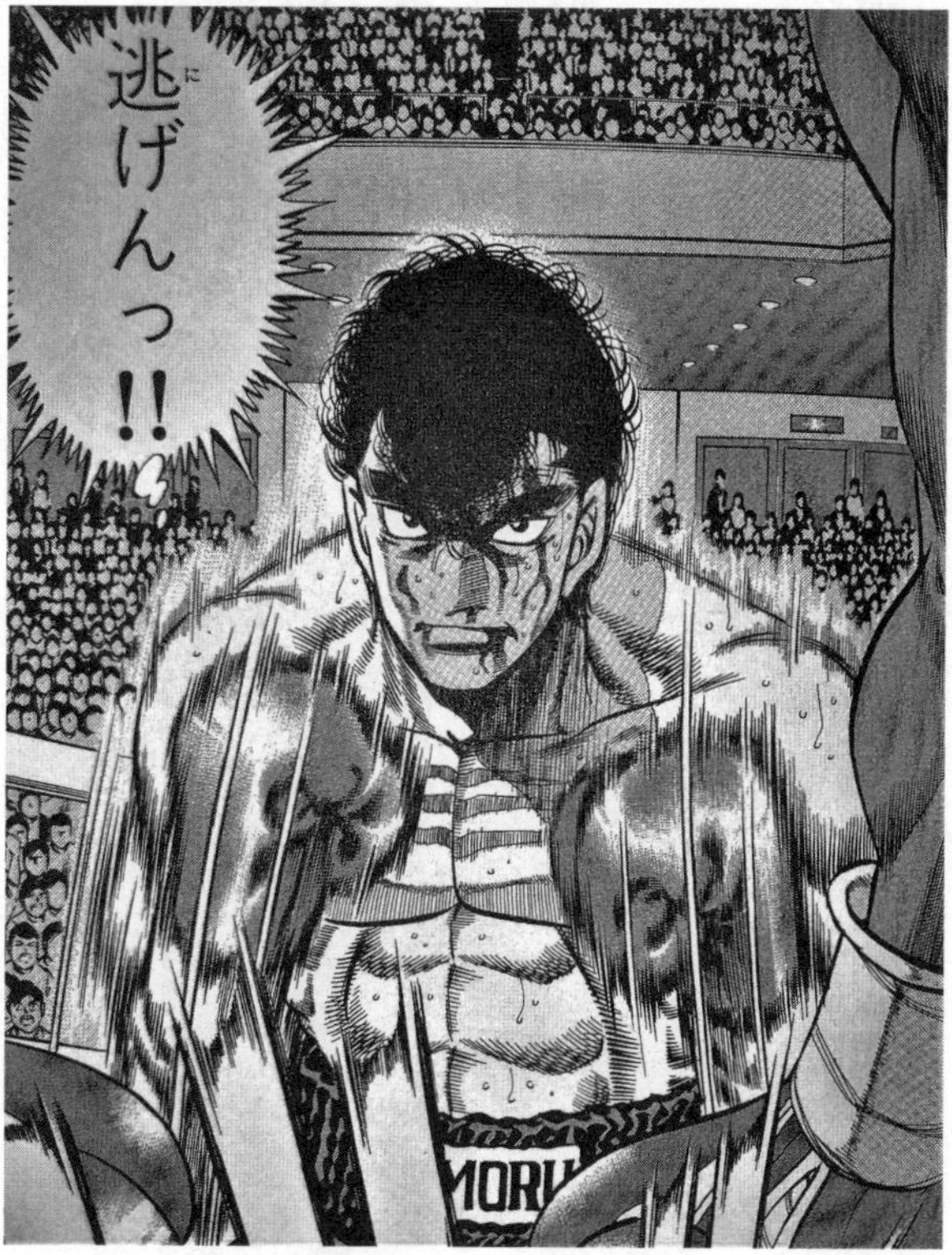

〔© 森川ジョージ／講談社、「はじめの一歩」より〕

プロフェッショナリズムにおける、諸条件とは何か？

プロフェッショナリズムにおける3つの条件をここでは説明します。それは、

①患者にベストを尽くせているか。俺がベストを尽くしているか、ではなく
②コンセッション（譲歩）が大事にされているか
③バランスがとれているか。ファンダメンタリスト（原理主義者）になっていないか

この3つの条件はそれぞれ関連しあっています。だから、大きなひとつのコンセプトとしてとらえることも可能だと思います。

1 患者にベストを尽くせているか。俺がベストを尽くしているか、ではなく

プロとして、ベストを尽くすことは大事です。

たいていの日本の医療者はとても真面目で、自分たちなりのベストを尽くしています。膨れ上がった業務をあっぷあっぷでこなしている医療者がほとんどです。

ただし、「患者の立場からベストが尽くせているか」と考えると、話は違ってきます。

患者サイドからベストを尽くせているか、はとても大事な観点です。医療現場では、医療者の都合で医療が行われることが多いからです。「正しい」と思っている医療も、それは「俺の都合から考える正義」に過ぎないこともあるのです。

たとえば、こういうことです。患者のために、毎日病院に泊まり込み、寝食を忘れて診療に取り組む。一所懸命やっているわけです。

ベストを尽くしているか、と問われれば、もちろんベストを尽くしているのでしょう。おおよそ、すべての人が自分なりのベストを尽くしているものです。

しかし、それが寝不足、疲労、医療ミスとつながるようであれば、患者サイドから見るとベストを尽くせていないという見方もできます。むしろ、適切な休養を取ってリフレッシュした頭で診療を行ったほうが、よりよいアウトカムが得られるでしょう。

コンサルテーションでも同様です。こちらが「ベスト」だと信じていても、患者サイドからは最良の選択でないこともあります。自分の専門分野の治療、たとえば感染症の治療のことばかりで頭がいっぱいになっていると、患者の全体像には目が向かなくなります。常に、「患者サイドから見てベストの選択か？」を考えるのがプロフェッショナリズムの観点からの「ベストを尽くす」という意味になります。

コンサルターの立場にも配慮する

コンサルタントの場合、加えてコンサルター（コンサルトを頼んでいる医師）の立場にも配慮する必要があります。

「この患者は、腹腔内膿瘍がある可能性がある。すぐに造影CTにおろして！」

かつてのぼくの上司の台詞です。

実はこの患者は、すでに多臓器不全が進んでおり、看取りの方針が固まっていた（best supportive care：BSC）重症患者です。ところが、「感染症コンサルタント」の立場からベストを尽くすと、それアセスメントだ、診断だというわけで、CTを緊急で、という話になるわけです。主治医からみると、ちょっと勘弁してよ、と言いたくなる要求ですよね。このようなミスマッチを起こさないように、「どちらの側からベストを尽くしているか」をよく考えることが大切です。

❷ コンセッション（譲歩）が大事にされているか

自分の理屈や理念や信念は大事です。しかし、理屈、理念、信念が強く出過ぎて原理主義に陥ってしまうと、とたんコンサルテーションの質が落ちてしまいます。真面目で熱心な医師が陥りがちなピットフォールなので、この点には要注意です。

たとえば、「標準医療」に固執するあまり、なんでもかんでもアメリカ流にやろうとして、ひんしゅくを買ってしまう、それだけでなく大事なアウトカムも出せない留学帰りの医者は多いです（最近、そういうのは減りましたが）。二言目には、「アメリカでは、では」という、いわゆる、「出羽《でわ》の守」というやつですね。

しかし、コンサルタントが同僚の医師に反感を買ってしまったら、長い目で見ると、患者にも真のアウトカムをもたらすことはできません。相談が来なくなってしまえば、本末転倒だからです。

100点満点のマネジメントではなくても、コンサルターと良好な人間関係を維持しつつ、なおかつ患者のアウトカムにそれほど影響を与えないような80点くらいの医療のほうが、長期的には好ましい可能性だってあります。これが、コンセッションです。

譲歩は大事です。コンサルタントは専門家ですが、専門家は得てしてオタク、マニアです。自分の専門分野を偏愛しているから専門家なのであって、これは職業病です（＝虫の目）。

しかし、そういう自分を遠くから離れてみる視点。自分自身のあり方を俯瞰し、客体視する視線（＝鳥の目）。こういう側面がないと、思わず（他人にとっては過剰にマニアックな）要求をしてしまったりします。本質的ではない検査を強要したりして、患者が迷惑をこうむったりします（患者にとってのベストを尽くすことが大事なのでしたね！）。自分の要求の8割くらいにとどめておくくらいが、ふつうの医療としては十分良質なこともあるのです。

「いま、研究レベルで注目されている○○というマーカーを4時間おきに採血して、1週間フォローしてください」

なんてコンサルタントに言われたら、たいていの医師はうんざりするはずです。そういう意味でもコンセッションは大事です。

コンセッションに近いところで、「自分の間違いを認めようとしない」のも困ります。こういうのも素直に「譲歩」したほうがよいです。

ケース

胸痛の患者で循環器内科医にコンサルト。「エコー正常だから、うちじゃないよ」と言い捨てられる。その後、MI（心筋梗塞）だと判明。

こんなとき、コンサルタントはどのように対応したらよいでしょうか。

「うーん。心筋梗塞だったんだ。ちょっと非典型的だったよな」

これじゃ、ちょっとつらいですよね。

「非典型的なプレゼンだったので心筋梗塞は否定してしまいました。いまから考えると、きちんとワークアップすべきだったと思います。反省です」

ときちんと誠実に謝罪するコンサルタントのほうが、むしろ信用できませんか？

そう、謝罪はあなたの価値を下げません。むしろあなたの信頼性（credibility）は上がるのです。間違いを認めることは決してあなたの評価を下げるものではありません。100戦100勝のドクターなんてこの世には存在しませんから、アセスメントを間違ったり、治療で合併症が起きたりはします。間違いなく起きます。専門家としての表面的なプライドをいかに潔く捨てられるか。その潔さこそが、プロとしての本当の意味での矜恃でしょう。

ときに、日本では「検査陰性」を「疾患否定」の根拠として使う医者が非常に多くてとても気になります。学生とかにもよく教えるのですが、というのがあります。感度とは、検査陽性の人÷疾患を持つ人、でしたね。疾患を持っている人ならほぼ全員陽性になるような所見。それこそが疾患除外に有用なのです。

③ バランスがとれているか。ファンダメンタリスト（原理主義者）になっていないか

原理主義を廃するのも、プロとしては大事な態度です。

「診断は、病歴だ。病歴だけが大事なんだ。検査のし過ぎはよくない」

こういうのが「原理主義」。

たしかに、病歴は大事です。しかし、病歴「だけが」大事かどうかは、わかりません。何かひとつのこと「だけ」にすがることが、原理主義です。

風邪には「ぜったいに、ぜったいに」抗生剤を出してはいけない、みたいなのは感染症をかじった人がよく陥るピットフォールです。もちろん、風邪に抗菌薬を出さないのは「一般的には」正しいのですが、例外を一切認めない、みたいなファンダメンタルな態度をとってしまうと必ず失

敗します。一般事項は一般的に、例外事項は例外として扱うのが大事です。あらゆる種類の原理主義は間違っています。例外の存在を認め、臨床現場で臨機応変に対応するのも、コンセッションのひとつです。

もっとも、これはやり過ぎると日和見主義者になってしまいます。なんでもOK、なんでもあり、の過度な相対主義です。これはこれで「やり過ぎの相対主義」という一種の原理主義なんですよね～。世渡りのための妥協ばかりしていては質が落ちてしまって、これも本末転倒です。

そこで、重要なのが「バランス」。患者のためにベストを尽くすためなら、自分の主義や主張や思い込みや思い入れすら、ぐっと飲み込んで我慢できるだろうか？自分の一番大切にしているものすら、患者の利益のために譲歩できるか？ここに本当の意味でのプロとしての矜持を見ることができるでしょう。原理主義は御法度で、バランスは大事なのです。

前述のように、「患者から見たベストを尽くす」「コンセッション」「バランス」というキーワードは、それぞれ連動しており、バラバラなコンセプトではありません。患者サイドからのベストを尽くすためには、コンセッションが大事になる。健全なコンセッションのためにはバランス感覚が欠かせない、というわけです。

3 わかって欲しいくせにわかってたまるかという人々

コンサルタントが病院で機能していくためには、まずコンサルタントが高い専門性を持っていなくてはなりません。

しかし、それだけではだめです。専門性が高いだけのコンサルタントは、いい製品はあるがマーケティング機能をまったく持たない会社のようなものです。これではものは売れません。

せっかく高い専門性のあるコンサルタントなのだから、きちんと利用、活用されなければもったいないですね。そこで、コンサルタントの仕事をよく理解してもらう必要があります。

ところが、多くの専門家は嘆きます。

「あいつら、俺のこと何もわかっちゃいない。しょせん、○○科の医者には理解できないんだ」

人間は他人に理解して欲しい、という本質的な欲求を持っています。ところが、専門家というのは変な連中でして、「理解して欲しい」という人間本来の欲求を示す一方で、「俺の専門性はこんなに高いんだ。そう簡単には理解されてたまるか」と思ってしまうのですね。わかって欲しいくせに、わかってたまるかと言ってしまうのです。そう簡単に自分たちの専門領域が理解されては困る。自らのレゾンデートル、アイデンティティが侵されてしまう、とでも感じてしまうのでしょうか。

「わかってたまるか」と言う専門家は従って、言説が防御的になります。難解な専門用語を振り回して、自分たちの優越性を確保したがります。自分たちのお城に閉じこもり、「あいつらごときに俺たちのことが理解されてたまるか」と悦にいるのです。その一方で、「理解されない」といって嘆くのですから、困ったものです。でも、専門家と呼ばれる人の多くが、このような「**わかって欲しいくせにわかってたまるか**という人々」なのです。

けれども、単に専門家であるだけではなく、コンサルタントとして機能するためには、これは建設的な戦略ではありません。

コンサルタントはあくまでサービスを提供するのがその本務です。当然、相手の満足度を高めることも重要な仕事であり、相手に理解してもらうことがとても重要です。自分のお城を築いて閉じこもってしまうようなやりかたは、ちょっとスマートとはいえないでしょう。

「理解されるための努力」は決して相手に媚びているわけではありません。だから大丈夫、コンサルテーション・スキルを発揮したからといってあなたのプロとしての価値に何ら傷がついたりはしません。

ですから思いっきり、わかってもらいましょう。長期的には、やはり理解してもらったほうがコンサルタントとしては仕事がしやすいのです。自分の城の中に閉じこもる、「引きこもり」は、禁物です。コンサルタントは、理解されてなんぼなのです。

理解してもらうためのマイクロスキル

① 専門用語、とくに略語にご用心

「CSDかLGVだと思います」

「はあ……なんですか？ それ」

「猫ひっかき病（cat scratch disease）と鼠径リンパ肉芽腫（lymphogranulgma venereum）です」

「……」（だったら最初からそう言えよ……）

医療界ではよく知られていることですが、それでもなかなかなくならないのが、専門用語の乱発。とくに略語、業界用語は非専門家には全然わかりません。よほど注意してしゃべらないと、ついつい使ってしまいますね。

余談ですが、専門用語の羅列は患者への説明でも問題になります。

ふつうに使っている言葉、たとえば、「予後」「加療」「対症的に」「保存的に」などはすべて業界用語で素人にはふつう、わかりません。すべて、「ヨゴ」「カリョー」「タイショーテキニ」「ホゾンテキニ」と外国語さながらです。

しかも、患者は教えてくれません。「その言葉の意味、わからない」と言ってあなたの気をわるくしたり、話の腰を折りたくないため、しばしば親切心で笑顔で頷き続けます。が、その実、全然理解していない……。

専門用語、業界用語はついつい出てしまうものです。無意識のうちに相手を混乱させていないか確認するには、やはり面と向かって話し合い、相手の顔をみながらコミュニケーションを取るのがもっとも手っ取り早いのです。

顔を見る。とても大事です。電子カルテの方ばかり見ていてはいけません。

相手が当惑したような表情を見せたら、言葉を言い換えたり、再度説明をしなおしたりする必要があるかもしれません。

同じことは、コンサルテーションでも同様です。相手の主治医は自分の話をちゃんと理解してくれているでしょうか。理解していないようでしたら、言葉を変えて説明しなおす必要があります。同じ医療者でも、略語とかは分からないものです。

とくに、医者は、「自分がわかっていない」と思われるのを極度に嫌う傾向にあります。よって、しばしば「わかったふり」をします。患者以上にそうするかもしれません。だから、コンサルテーションで主治医（コンサルター）に説明するときは、患者に説明するときよりもむしろ注意して相手の表情を観察する必要があります。

ちなみにぼくは、研修医や学生にもすぐに「意味がわからない。教えて」と言っちゃうほうです。

患者にも聞きますね。新手の健康食品とか。テレビで流行ってる健康法とか。聞かないよりも聞くほうが勉強になりますから。ぼくは勉強は大好きなので、どんどん聞いたほうが得なのです。得する方法を選択するのは、プライドを傷つけないために損するよりも、よりよい選択肢です。こういう合理性が必要です。合理的なのはよいことです。

② 立場の違い、意見の違いは全面的に承認しよう

●反論しようがない正論でしらけてしまう例

「やはり診断には生検が必要だと思います」

「うーん、でも侵襲的な行為はできるだけ避けたいし……」

「何言ってるんです。悪性疾患の診断には病理的な確定診断。これが常識でしょう。病理診断なしにケモもオペもできるわけないじゃないですか」

「まあ、たしかにそうですけどね」（正論だから反論できないけど、なんとなく納得いかないなあ……）

●「エビデンスありませんよ」の一言で断罪の例

「ちょっとステロイド使ってみたいんですが」

「そんなのエビデンスありませんよ」

「……」

「バカの壁」なんて言葉が流行ったことがありますが、専門家が作る壁は山よりも高いのです。相手の懸念や心配を「これが常識」「スタンダードです」とぶっちぎってしまうのは禁物です。「エビデンスないよ」も一般に人を萎えさせる言葉です。基本的に、萎えさせる言葉には要注意です。


「診断するんだったら、生検が必要です」

「侵襲的な手技はちょっと……」

（むむむ、なんか消極的）「何か懸念されているようなことがあったら教えていただけますか？差し支えなければ。ぼくの印象だと、この手技に耐えられない患者じゃないと思ってましたが」

「いや、この前同じように生検した患者、気胸を起こしちゃって、ICUに行っちゃったんですよ」

「ああ、そうだったんですか。いや、知りませんでした。そりゃ、心配になるのも当然ですね。でも、これまで数十人似たような患者を見てきましたが、気胸を起こされた方は一人もいませんでした。おそらくはレアケースだと思いますよ」

「あ、そうなんですか？ぼくはあまり経験がないもので。だったら、やはり生検をお願いしましょうか」


患者ケアでもそうですが、相手の主観的な懸念というのは大切です。ちゃんと事情を聞き取ることで、相手に共感できます。共感できないときに、無理やり共感しないこと。分からなければ、聞けばよいのです。

まずは、相手の立場、意見、心配の確認をします。そして、相手の「了解できる」懸念に対しては全面的に合意、納得することが大事です。相手を承認してこそ、あなた自身も理解されるのです。

ここで失敗してはいけないのは、あくまで「了解できる」懸念に限定して承認することです。了解できていないのに、安易に承認したり共感したりするのは逆効果になります。

「ステロイド使ってみたいんですけど」
「そうですよね、誰でもステロイド使いたくなりますよね」（笑顔）
「……」（本当に俺の言いたいこと、わかってんのかな、この人）

相手の全面的な承認から、理解は始まりますが、「了解できない」段階での安易な承認は逆効果で、軽薄な印象を与えてしまいます。

③「誤解」と言わないで

「肺炎の治療は2週間、ということでいいんでしょうか」
「いや、それはあなたの誤解ですよ。そうではなくて……」

「誤解」という言葉は一般的には使わないほうがいいです。「それは誤解です」という表現には、「ぼくがわかっていることが、あなたにはわかっていないんですよ」という意味を内包（imply）しています。ちょっと相手を下に見たい方（上から目線）でもあります。多くの事例で、「意見の違い」「見解の相違」を「相手の誤解」という表現で片付けてしまいます。これには要注意です。

ですから、「誤解」と呼ばず、「見解の相違」として了解したほうが、コミュニケーションはスムーズに進みます。

「肺炎の治療は2週間、ということでいいのでしょうか」
「たしかに、そういう方法もあると思います。ただ、このケースに関しては、私は異なる見解を持っています。というのは……」

ここで大事なのは、「I（私）」メッセージ。

すでに、Iメッセージについてはお話ししました。「私がこう思う」「私が感じている」という主観的な見解にすることで、「見解の相違」を合理化するのです。個々人の意見はいろいろですからね、と考えれば、意見の違いは理にかなったものになりますし、「どちらが正しい」というマウンティングの連鎖を防ぐこともできます。

これを、あからさまに「○○はこうです」と客観的な表現にしてしまうと、相手があからさまに間違っている印象を与えることがあります。もちろん、本当に相手が間違っていることもあるのですが、「間違っている」と直に言われるのを人は嫌がるものです。とくに医者は嫌がります。

Iメッセージというのは、コーチングでよく用いられる手法です。が、もちろん本家のアメリカとは違い、日本語では主語をよく外します。Iと言わないIメッセージ。「私は」と不自然に付けなくても、「こう思うんです」と言えば、十分「I（私）」メッセージです。

「良質な」スーパーローテ研修の効果

以下、余談……。

さて、よくある「理解されない」事象は、外科医と内科医の間に起こります。それぞれの立場の違いが認識されず、コミュニケーションに齟齬《そご》が生じてしまうのです。

これは、アメリカでもよくあります。

アメリカのある大きな感染症関係の学会に参加したぼくは、基調講演でお偉いさんが、「ぼくたちのメッセージが全然外科医にわかってもらえない」と嘆いていたのを見て大いに驚きました。だって、そんなことはアタリマエのことだから。

感染症医が外科医に何かを推奨する。しかし、外科医に聞いてはもらえない。こういうことは、アメリカでも日常茶飯事です。とくに、アメリカでは「スーパーローテ」というシステムはありませんから、内科医は内科の研修、外科医は外科の研修だけを受けます。お互いの立場を理解することはありません。「学生のときに実習を受けているから」という人もいますが、学生時代は、事物を学ぶことはできても、「立場」を学ぶことはできないものです。

不思議なものです。アメリカで、感染症医が外科医に理解されていないのは、昨日今日に始まったことではありません。何十年も前からこういう「構造問題」は続いています。それなのに、いまだに学会という大舞台で「外科医はわかってくれない」と嘆くのです。おかしいと思いませんか？一般に、「相手を変える」ことなんてそうそうできるものではありません。自分が変わることのほうがずっと、容易なはずです。現に、感染症医が外科医に行動変容を期待しても何も変わらなかったのですから。感染症医のほうが戦略を変えて、外科医の立場を考えて、行動を変えるべきなのです。自分たちが変わらずして、どうして相手が変わってくれるでしょう。

If you would convince a man that he does wrong, do right. But do not care to convince him. Men will believe what they see. Let them see.
間違ったことをしている人にそのことをわからせようと思えば、正しいことをしなさい。だが、その人にわからせようと思わなくていい。人は、自分の目で見たものを信じる。見せてあげることだ。
ヘンリー・D・ソロー（アメリカの作家・思想家）

感染症医が正しい感染症診療はこうだ、というものを実践し続けていれば、「これが正しくて、あなたは間違ってるんですよ」と言葉で指摘しなくても、相手に伝わります。最初は伝わらなくても、だんだん伝わってきます。とくに、患者の予後がよくなればなおさらです。

要するに、患者がよくなって困る医療者は皆無なのです。

幸い、日本の初期研修はスーパーローテート制です。これを「時間の無駄」と嫌がるシニアな医者がたくさんいるのは知っていますが、それは短見というものです。スーパーローテ、実によいシステムなのです。

たしかに、スーパーローテの欠点はあります。たとえば、研修医が「お客さん」状態になってしまうリスクがあります。

しかし、沖縄県立中部病院でモデルとなるスーパーローテを体感したぼくとしては、「良質のスーパーローテは医師にとってよい教育体験となる」と申し上げたい。「良質の」という点が大事です。

ぼくが研修医だった当時、内科系研修医の外科の研修期間は短く、たった3か月間でした。もちろん、たった3か月でまっとうな外科医になれるわけはありません。何度かアッペとか簡単なオペも経験させていただきましたが、それも一種の「思い出づくり」にしかなりません。経験は思い出として残りますが、教わった技術はすぐ忘れられ、失われてしまいます。頼まれたって（誰も頼みませんが）、ぼくはいま患者のアッペを切ろうとは思いません。

それでも、ぼくにとって、外科系ローテーションには意味はあり、価値はありました。なんといっても、外科医のメンタリティーを理解できる。出血、めっちゃ嫌いとか（笑）。

外科医が何を大事に診療しているか、逆にどこにエネルギーを注力していないか。こういうのは一緒に働いてみるとすぐに体感できます。教科書を読むだけでは絶対にわからない。

この効果は、後になって、何年もたってからじわじわと現れてきます。以前のストレート研修で、外科体験ゼロのまま感染症医になってしまうと、外科医の先生との交渉で、手触り感のないコミュニケーションになってしまうことがあります。短期的にアウトカムの出ないことも、大事なのです。

だから、ぼくはスーパーローテ制度を高く評価し、大事にしています。もちろん、ただぐるぐる回るだけな研修は最低で（学生実習のほとんどがそうだ！）、「良質」であることが前提なのはすでに申し上げたとおりです。

相手を変えようとしても、なかなか変わってくれるものではありません。自分が変わったときだけ、相手も変わってくれます。大事なのは、マイクロスキル。具体的なスキルの集積、具体的な行動変容こそが、相手の行動に変化をもたらし、相手の考え方にも変化が訪れるのです。専門用語を捨てる、誤解と言わない、I（私）メッセージ……こうした具体的なマイクロスキルを、ぜひ活用してみてください。そして、あなたの振る舞いこそがもっとも大事です。結果を出し続ければ、必ず相手は変わってくれます。

4 呼ばれるタイミング

コンサルタントはいろいろなシチュエーションで呼び出されます。

問題は、呼ばれ方。どのタイミングが適切な「呼び方」なのかには、個々人の認識に、けっこう齟齬《そご》があるんですね～。

「おまえ、心電図もとっていないくせにコンサルタント呼ぶの？」

「おまえ、ホルターと心エコーとトレッドミルもやらずにコンサルタント呼ぶの？」

救急当直で困ったとき、コンサルタントを呼ぶ。ところが、呼びづらいコンサルタントっていますよね。上のように「なんで呼ぶの？」と言われるとつらいものです。どこまでやれば、呼んでいいんだ？

でも、あんまりもたもたしていると、逆に

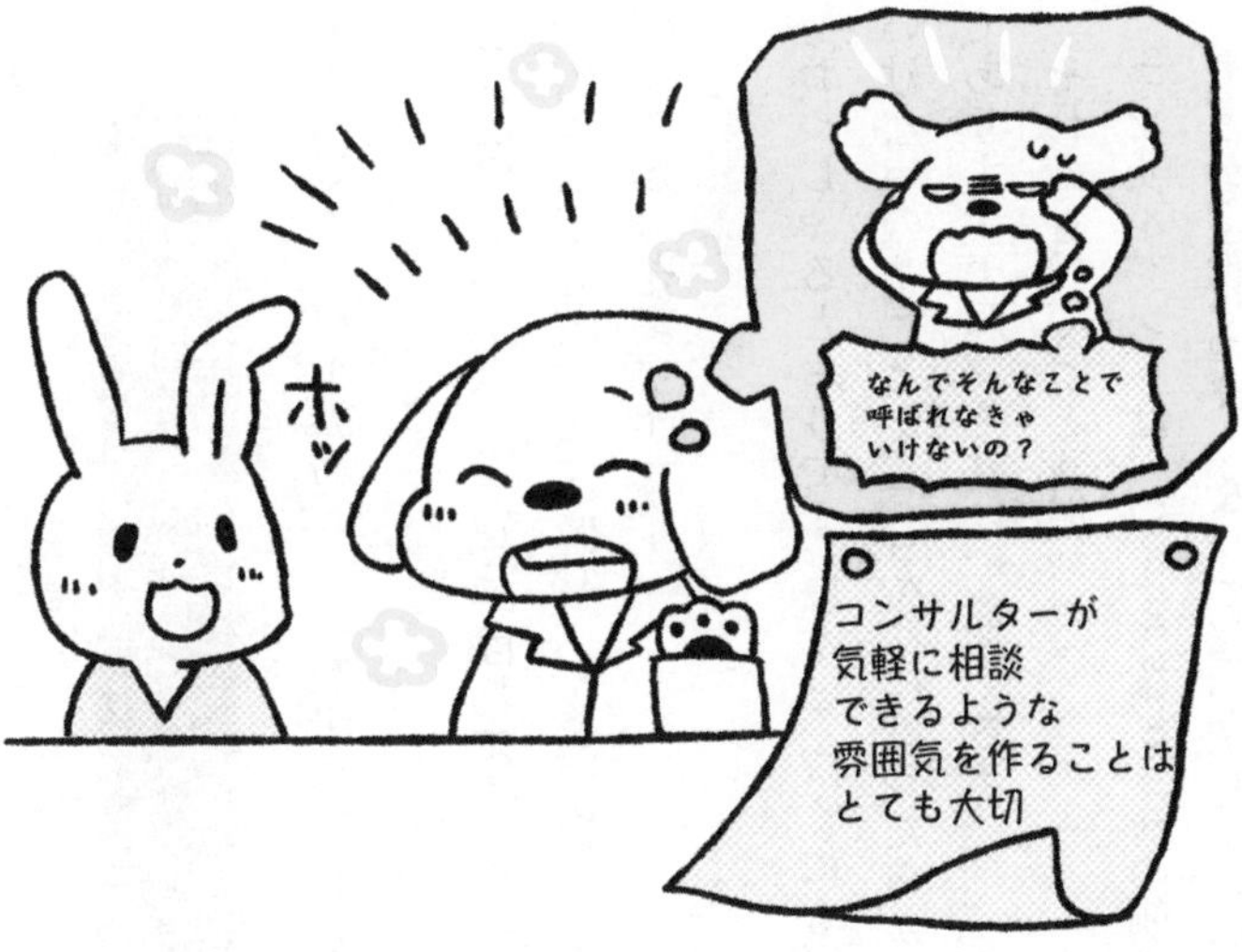
ホッ
なんでそんなことで
呼ばれなきゃ
いけないの？
コンサルターが
気軽に相談
できるような
雰囲気を作ることは
とても大切

「なんでこうなるまでほっといたの？」

と言われることもあります。ほんと、「どうすりゃいいんだ？」って感じですよね。

こういう、どっちに転んでもだめ出しをされる、グレゴリー・ベイトソンの言うダブル・バインド状態のリスクが、呼ぶほうの先生にはいつもついて回ります。気の毒ですね。

コンサルタントはDoctor's Doctor

コンサルタントは常にコンサルター、呼ぶ側の立場を大事にしなくてはいけません。コンサルターが気軽に相談できるような雰囲気を作ることは、とっても大事です。

その雰囲気作りのために、まず大事なこと。

それは、

とざっくり、ゲームのルールを決めてしまえばよいのです。

コンサルタントはどんなタイミングで呼ばれてもいい

「そうはいっても、やたら呼ばれまくると大変なんですよ」
「逆に、あまり遅く呼ばれて、患者の予後に悪影響を与えるような変なマネジメントされると、結構むかつきますが」

おっしゃるとおりです。ほんと、ぼくにも経験がありますが、「こんなことでなんで呼ばれなきゃいけないの？」とか、「こんなにほったらかしといて、この医者何考えてんの？」と感じることってありますよね。それは、あります。

それでも、ぐっと我慢。

コンサルタントは、Doctor's Doctor の側面があります。医者の医者。

患者が「忘れっぽくなって脳梗塞じゃないかと思って。ＣＴとってくれません？」と外来にやってきたとき、「そんなわけないだろ。そんなことで外来くるなよ。忙しいのに」なんていうお医者さんはいないですよね（いないですよね……ほんと）。

「なんでこんなになるまでほっといたの？」なんて、患者相手にいきなり怒るのも御法度ですよね（これも程度の問題ですが）。

コンサルタントも同じです。何しろ、相手はあなたのエクスパティーズ、専門知識や経験や能力を欲しているからコンサルトを頼んでいるわけです。「いつ呼ぶか」ばっちりタイミングを心得ていれば、コンサルタントを呼ぶ理由がありません。知らないからこそ、彼（彼女）はコンサルターなのです。

コンサルターに、（その専門領域における）コンサルタント並みの判断力を求めるのは理不尽でしょ。

「これくらい常識だろ？」と思っているのはプロのおごり。そう思っているのはあなただけなのかもしれません。案外「ぼくの常識は、あなたの非常識」だったりするのです。

嘘だと思ったら、あなたが一番苦手とする専門分野で、コンサルトをかけるタイミングを検討してみてください。どれだけ確たる根拠をもってコンサルトを頼むタイミングを見極めていますか？　結構むずかしいと思いません？

相手を変えるのはむずかしい。自分が変わるほうがずっと簡単です。より簡単な方法を選択するほうが、戦略的。そういうことです。

まあ、そうはいっても、「ものには限度」というものがあります。常識、というものも定義しづらいですが、あることはあると思います。研修医からコンサルトを受ける場合と、それ以上の先生からコンサルトを受ける場合で対応が異なってくるでしょう。また、後者であっても、院外からの紹介と院内でのコンサルトでは微妙に対応が異なるでしょう。原則はおさえて、ケースバイケースの例外も認める、という態度も大事だと思います。

たとえば、相手が研修医であれば、上手にフィードバックをかけることは可能だと思いますし、また必要なことも多いでしょう。

では、どうやって？

❶ 研修医に対する「呼ばれるタイミング」フィードバックのマイクロスキル

研修医であれば、フィードバックを常にかけるチャンスはあります。

自分の科をローテートしているか、自科を志望しているか、は関係ありません。研修医は全方向的に教育してあげるのが指導医の慈悲というものです。教育は、惜しみなく提供すればするほどあとになってハイリターンが来る変わった投資物件だと考えてください。本当です。たとえば、他の科に行った研修医も、将来あなたを別の専門領域から助けてくれるスーパーな指導医になるかもしれません。情けは人の為ならず。**自分のために、他人を教育する**のです。

ま、初期研修医相手だったら、

「心疾患を疑って循環器内科をコンサルトしているのなら、心電図をとっておくのが常識と思わないか？」

くらいきつく言ってもよいかもしれません（ぼくなら、それくらい言うなあ）。

どうせやるなら電話越しに説教するのではなく、直接、面と向かって言ったほうが、より効果的かもしれません。あるいは、「では、心電図と血液検査、胸部のレントゲンとっといて」で患者を診療したあと、お小言でよいと思います。

電話越しで突然叱られてしまうと、結構研修医は「理不尽」を感じてしまうからです。

キーワードは**理不尽**です。

研修医には常識がありません。常識がないから研修医なのです。

常識がない相手に常識を要求する。ないものねだりをするのは理不尽な要求です。

「なんでそんなことできないんだ！」と怒鳴りつけるスポーツコーチはたいてい、うまくいきません。「そんなこと」とは、どんなことか。

「それをできるように教えるのが、コーチの仕事だろう?」
「理不尽? こんな変なコンサルト受けるほうがよっぽど理不尽だろう?」

とお考えのあなた。

確かに、そうかもしれません。ただ、次回から同じような失敗をされないためには、生産性の高い指導のほうが、結局はあなた自身のためになると思いませんか?

何よりも怖いのは「ああ、あの先生を呼ぶのはもう止めよう」と研修医がビビってしまい、そのために冠動脈疾患の患者がほったらかされてしまうことです。

私が得をするか、病院が得をするか、患者が得をするか。研修医指導はそのようなドライな立場から考えたってよいのです。

一方、相手が指導医クラスのコンサルターの場合、立場上頭ごなしに怒鳴ったりはできませんよね(やらないほうがいいです)。

ここで、大切なのは、やはり医療上の対応をまず行うこと。患者のマネジメントを終わらせてから、フィードバックです。

「ええ、このような患者の場合、すみませんが、心電図をお願いしてもよいでしょうか。時間ができ次第、すぐに診に行きます」

などのソフトなフィードバックがよいと思います。もし、同じような問題が続くようなら、それは組織としての構造的な問題ということになります。あなたが部署のトップなら直接当該科の責任者に交渉してもよいでしょうし、あなたの上司にお願いしてもよいでしょう。ミクロな問題かマクロな問題かを見極めるのも、とても大事です。

フィードバックがすべてネガティブなものとは限りません。ポジティブなフィードバックも大事です。

たとえば、研修医にこんなコメントをしてみてはどうでしょう。

「これは壊死性筋膜炎だ。皮膚所見に乏しいのにこれだけ全身状態がよくないのが特徴的なんだね。来院すぐにわれわれを呼んでくれたのは本当に適切な判断だったと思うよ。ありがとう」

これで、「壊死性筋膜炎を疑ったら、すぐコンサルト」という教訓が、何よりも効果的に当該研修医の頭に植え付けられるはずです。自分の後輩にもこの体験を伝えて、さらに教育してくれるかもしれません。教育は、ねずみ算式に「自分ではない誰かに」やってもらうのが一番（楽）

です。

② 診療のタイミング

コンサルタントが呼ばれたときは、すぐ患者を診に行くのが原則です。しかし、いつでも即座に患者を診察できるとは限りません。だから原則は原則として、

① 患者の緊急度は？
② 自分の忙しさは？

の2点を天秤にかけ、どのくらい待ってもらえるか判断します。必ず確認します。

「お話をうかがうと、患者さんは安定しているようなので、外来後の夕方に拝見してもよいですか？」

という言い方であれば、あまり問題にならないでしょう。

診ない、というのはオプションとしてとらないほうがよいです。実際にベッドサイドに行って

みると、電話で聞いていたのとはまったく異なる状況だったりすることはよくあることです……というわけで、そういう意味でも、コンサルトを受けたらできるだけ早く患者を診たほうがよいのですね。

血液検査とか画像だけで「診療」したことにしてしまうコンサルタントをぼくは少なからず知っています。よろしくないです。患者を診ないで、万が一アセスメントが間違っていたり容態が悪化するのは最悪です。そういうことはよくあります。

それに、「コンサルタントは患者を診ない」というメッセージを安易にコンサルターに出してしまうと、意趣返しとしてカルテに、

「○○医師にご相談する も診察必要なしとのコメント」

なーんて書かれてしまうと最悪です。あなたのプロとしての、コンサルタントとしての信用も失墜ですし、不測の事態が起きた場合、今日の医療情勢だと訴訟の言質を与えかねません。コンサルトを受けたら、必ず患者を診察しましょう。

電話で相談を受けたときは、それが

① 個別の症例に関する相談なのか
② 一般的な医学知識に対する相談なのか

を検討します。

②であるならば、電話だけで返答してよいかもしれませんね。ぼくは、多くの場合、「もしよろしかったら、患者、診に行ってもいいですか」と呼び水をかけています。「ええ、それでしたらお願いします」となる場合もあるし、「まあ、大丈夫だと思います。もし困ったら再度ご相談します」と言われることもあります。

いずれにしても、積極的な姿勢を示すことでプロとしての信頼性は増します。また、こっちは単なる電話相談だと思っていたのに、向こうは正式なコンサルトのつもりだった、なんてこともたまには起きます。これも、プロとしての信用失墜の温床になります。そんなの逆恨み？　そうかもしれませんが、コミュニケーションの齟齬で信用を失い（それがたとえ相手の勘違いが原因であったとしても）、損をするのはこちらです。常に損得勘定で考えましょう。

リスクヘッジをするのはコンサルターの側ではありません。コンサルタントの責務です。プロの世界では、「誰がわるかったか、誰に責任があるか」というより、「どうすればトラブルが回避できるか」という観点からベストを尽くすのが得なのです。責任の所在でもめるよりも、どっちが得かというマキャベリスティックなメンタリティー（心の持ちよう）のほうがアウトカム（成果）は出やすいのですね。

われわれは、しばしば

「誰の責任か？」
「誰のせいだ？」

を気にします。しかし、責任の所在がわかっても、物事が解決しないことは多いのです。

「何がわるいのか？」
「どうすればよりよくなるのか？」

という疑問を出すほうが、生産的で結果が出やすいのです。プロの世界は、結果が大事、アウトカムが大事です。より成果が出やすい方法を選択しましょう。Who を問うのではなく、What, How を大事にするのですね。

③ カルテ記載までの時間

コンサルトを頼まれてから、患者を診てカルテに記載するまでどのくらいの時間をかけるのが許容されるでしょうか。

忙しいぼくたちは、どうしても仕事が後回しになりがちです。しかし、あんまり後回しになってしまうとやはりプロとしてはまずい、何より患者のアウトカムに悪影響が出てしまう可能性がありますね。

アメリカでは一般に、コンサルトを頼まれてから患者を診てカルテ記載までの時間は、「24時間以内」としているところが多いようです。もちろん、24時間というのはあくまで経験則であり、それになんらかの科学的根拠があるわけではありません。しかし、24時間以上たってしまうとちょっと待たせ過ぎですから、経験則ながらも妥当な数字のように思えます。

ぼくは患者を診たらすぐにカルテを書きます。多くの場合は主治医にそこで電話をして、「患者、診ました。○○だと思います。こうしたらいいと思います。詳しいことはカルテに書きましたので、よかったらご覧になってください」などと言います。緊急性が高ければ、電話を先にして、「あとでカルテにも書いておきます」となります。忘れるといけないので、その場ですぐにカルテを書きます。後回しにすると、なんやかんやで忘れちゃいますからね～。

主治医が手術中とか外来とかいう場合は、緊急性がない場合は電話しないか、「1分だけいいですか。患者拝見したので、あとでカルテをご覧になってください」などとコメントしておしまいにします。この辺も、相手の忙しさや、「電話を欲しがるタイプかどうか」などとの兼ね合いで、ケースバイケースですね。

4 夜間や休日の連絡への対応

最近は夜間、休日の対応は部下任せにしてるのでだいぶ楽をさせてもらっています。しかし、実際、これは結構大事な問題です。

週末や夜中にきた連絡。これは、実はマンパワーの問題なんです。

現在の神戸大学病院感染症内科のように、マンパワーが充足していて当直制を組んでいる場合は、夜中に呼び出されても病院に当直がいてすぐに対応、患者診察、というやり方はあるかもしれません。

しかし、あなたが病院における唯一の専門家、ということもよくありますよね。ぼくが神戸大学に異動した2008年当時がそうでした。診療科を新たに立ち上げたので、スタッフはぼくひとりしかいなかったのです。この状態で1日24時間、1年365日コンサルトを受けて、呼ばれるたびに常に病院に出張っていく、というのは現実的ではありません。入院患者もとれません。よって、基本的に夜や週末は電話で対応していました。もっとも、電話では埒《らち》があかないむずかしいケースなどでは、ときには病院に行くのですが……。

昔、ぼくがニューヨークの病院で働いていたときに、ストローク・ユニットというのができて、脳梗塞の専門家がたった一人でコンサルトを受けていました。連日、昼も夜も呼び出されて、会うといつも眠そうにしていましたし、カンファレンスのときは寝ていたなー。こういうのはあまり健全なコンサルトの形とは言えません。

ERに脳梗塞患者が入ってきたら、初期対応はプロトコル化しておまかせし、翌日の朝のカンファレンスでERやICUスタッフと教育回診みたいにするほうが、ずっと合理的だったと思います。スタッフがたくさんいれば、これも話は別なのですが。

患者の緊急度やあなたの必要度は、大事なポイントです。必要度、というのは、たとえば手技なんかがそうですね。たとえば、あなたが唯一の腎臓の専門家で緊急透析が必要な場合などが、これにあたります。

いずれにしても、「あなたの体制、あなたの availability」を病院のスタッフがよく理解している、合意がとれているというのが大切ですね。言語化、文章化してもよいですし、不文律でもかまいません。

ただ、影で「あの先生はいつも必要なときにいない」「頼んでもきてくれない」という評価をされるのは困ります。

また、同科に複数のスタッフがいる場合、Aという先生はすぐ診てくれるけどBという先生は全然来てくれない、という格差が生じるのもいけません。科内で十分に合意をとって、どのように対応するかコンセンサスをとっていないと、B先生の信頼が落ちてしまいます。科内の個人差は埋めなければ信頼されなくなってしまう。

学会や休暇などで不在になる場合も、院内メールなどできちんと情報開示しておくことが大事です。手前勝手は御法度です。「こっちはそういうつもりじゃなかった」のであっても、「あいつはどうしていないんだ」と相手が不満に思ってしまえば、プロとしては負けなのです。因果な商売なのです。

これも、情報をはっきり開示している限り、そういうトラブルを最小限にすることが可能になります。

まあ、学会で不在であっても、携帯電話に連絡してもらえばよいのですが。

大学病院の大きな謎に、「主治医は外勤に出ているので連絡が取れません」という研修医が実に多いこと。電話すりゃ、いいじゃん。携帯もってんでしょ、とぼくが言うと、「いや、外にいる先生を呼ぶのはちょっと」と忖度《そんたく》されます。変なの。ぼくが主治医だったら、患者の容態に関する重要事項を知らされないほうが不安だけどね。とにかく大学病院、謎ルールが多すぎます。

下に掲載したのは２０１３年2月16日のぼくのブログ「楽園はこちら側」（https://georgebest1969.typepad.jp/blog/）のリンクです。大学名は伏せようかとも思いましたが、それはそれで失礼だし、もう昔の話なので現在は改善されていると信じて、敢えて名前は隠しませんでした。

とくに解説は加えません。ぜひ読んでみてください。

怒っているのはすぐに察せられると思います。

なぜ怒ったのか、なぜその怒りを敢えて隠さなかったのか、も推察していただければ幸いです。

5 ニーズ、ワンツ、ホープスの把握

「敵を知り己を知れば百戦危うからず」は孫子の言葉です。

そう、コンサルトを頼まれたとき、呼び手であるコンサルターをよく理解できて、はじめて質の高いコンサルテーションが可能になります。

では、相手をよく知るにはどうしたらよいのか。何に注目すべきか？

そこで、「ニーズ、ワンツ、ホープス（needs, wants, hopes）」の話となるのです。

相手を知ってなんぼ　ミスマッチにご用心

92ページで、「わかって欲しいくせにわかってたまるかという人々」の話をしました。相手に理解してもらうのは、とても大事ですね。

しかし、逆もまた真なりです。ぼくたちも相手をよく理解しなくてはいけません。敵を知り己を知れば百戦危うからず。まあ、コンサルターは敵ではありませんが、対峙する相手ということで、よく理解しておくことは大事です。相手を知ること。これが、次の項から解説する「ペーシング」というスキルにもつながっていくのです。

「先生、ちょっとこの患者診てほしいんですけど」

「わかりました」（診て、それで、どうしてほしいんだろ？）

こういう疑問を抱いたこと、ありませんか？ ぼくはよくあります。コンサルテーションの意図がよく読めない。何を期待されているのかわからない。こういうときって困りますよね。診断を支援して欲しいのか、治療を支援して欲しいのか、はたまた単に患者を引き取って転科して欲しいのか？？？

このとき、「こちら側の解釈」「こちら側のやり方」でコメントしてしまうと、失敗しがちです。

「KL6とLDHを出しといてください」

「……」（治療方法相談したかったのになあ）

とか、「2. コンサルタントに必要なプロフェッショナリズム」で紹介したかつてのぼくの上司のように、

「いますぐCTとるべきです」

「……」（これから緩和ケアしようと思ってて、検査もなるたけしたくないのになあ）

みたいなミスマッチが起きてしまうと困ります。何事においても、困るのはミスマッチなのです。

ミスマッチの例

- 治療方針を知りたいのに、「検査」に注目してしまう。
- 緩和ケアをしたいのに、「侵襲的な」アドバイスをしてしまう。
- 若くて元気な患者が医療ミスで心停止…、ICUに。なんとか助けてあげたいと主治医は心を痛めている。可能性のある治療はなんでもしたい、と思っている。そこに、「そんな治療、エビデンスないよ」

こういうのがミスマッチです。

注意すべき点は、検査のアドバイス、侵襲的なアドバイス、ＥＢＭ「そのもの」がわるいわけではないことです。

検査もよいです、侵襲的な手技もかまいません、ＥＢＭは役に立ちます。しかし、「ミスマッチ」を起こしてしまうと、それはとたんに迷惑な存在になってしまうのです。どんなアドバイスだって有効になりうるのですが、ミスマッチを起こしてしまうと役に立たないのです。

ミスマッチを避けるスキルとは「きく」こと

では、ミスマッチを避けるにはどうしたらよいでしょうか。

一番簡単な方法は、きくことです。「きく」という言葉にもいろいろな意味がありますよね。単に相手のしゃべっていることを「音情報」として認識するだけの場合、これは「聞く」作業です。

相手に問いただして、こちらから積極的に確認をとる作業、これは「訊く」。

そして、相手の訴えていることをじっと丁寧に受け止めようと聴き入る、この「聴く」という行為もあります。

コンサルタントにとって、「聞く」「訊く」「聴く」のいずれもが有効な手段になります。モノの本なんかですと、傾聴、「聴く」ことは他の「きく」の上位概念みたいに取り上げられることが多いのです。それは必ずしも間違いではないかもしれません。

でも、本当に大事なのは「聞く」「訊く」「聴く」のバランスを有効にとることです。

傾聴はとても大切です。しかし、傾聴ばかりしていてはお互い多忙なプロ同士、必ずしも効率的、効果的なコミュニケーションとはいえないかもしれません。ときには事実確認的な「訊く」。ときには、情報を受け取るだけの「聞く」も重要ですし、最適解だったりもします。

ここでも大事なのは、「適切なタイミングで、適切なスキルを発動させる」ことであり、ミスマッチを起こさないことです。

そういうわけで、コンサルタントの大事なスキルは、コンサルターのニーズ、ワンツ、ホープスを理解するためにいかに上手に聞き、訊き、聴くかということ。そして、これによって、限定された時間内に最大のアウトカムを出すよう働きかけることにあるのです。

ニーズ、ワンツ、ホープス

ニーズ、ワンツ、ホープス、という言葉を使いました。英語で needs, wants, hopes のことですね。要するにコンサルターが何を必要とし、何を望んでいるのか、どういう転機を期待しているのか？　ということです。

たとえば、われわれがコンサルタントを呼ぶときは、たいていは、単に「診てください」という以上に、何かを期待しているものです。逆に、何も期待せずにただ「呼んでいるだけ」のコンサルターは、有効なコンサルトをかけているとはいえないでしょう。

コンサルタントの最大の業務のひとつは、彼らの期待に応えることです。

コンサルターのニーズ、ワンツ、ホープスの例

- 診断がわからないので意見を聞きたい。検査方法を教えて欲しい。
- ある特定の手技、手術をやって欲しい。
- 治療についてアドバイスが欲しい。
- セカンドオピニオンをお願いしたい。
- 手に負えないので、転科をお願いしたい。
- 上司がへんてこな治療を強要するので、専門家からのコメントで理論武装して欲しい。できれば、俺の上司を説得してくれたらなおうれしい。

などなど、いろいろありますよね。

相談の中には、率直に話せる内容も多いでしょう。プロ同士の会話ですから、時間の無駄遣いは禁物です。直截に話せそうな内容なら、

「で、ぼくに何ができるでしょう？」

と率直に言ってしまうのも一案かもしれません。

「転科」、「困った上司」のように少し持ちだしにくい話題もあるかもしれません。そこは相手の表情や、少し言いにくそうな口調を読み取り、

「もし必要だったら、当科に転科しましょうか？」
「お宅の部長にも、うちの○○部長からお電話させましょうか？」

などと、呼び水を差してあげることが大事だと思います。

このような配慮ができるようになるためには、普段からコンサルターとコミュニケーションをとって、相手のキャラや部内の実情（上司の性格、どのくらい忙しいか）なども十分に把握しておくことが大事になります。相手の表情を見ながら相手の訴えたい真の動機に気が付く。コミュ

ニケーションの半分以上は「言葉」でないものが表現しているのです。これが、「聴く」ですね。

そして、ときには実直にこちらから呼び水を差して「訊く」わけです。

このように、現場のコミュニケーションは、さまざまな「きく」をほどよく織り交ぜると効果的です。「聞く」「訊く」「聴く」のバランス、というのはそういうことなのです。

隠れたニーズを引き出す

相手の欲するところを聞き取り、あるいは察してあげる。期待に応える。これがコンサルタントの基本です。

しかし、さらに質を高める方法もあります。それが、「隠れたニーズを引き出す」ことです。

「この患者、65歳以上なので肺炎球菌ワクチンを接種するというのはいかがでしょう」

「DVT（深部静脈血栓症）のリスクが高いので、ヘパリンの皮下注も考慮してよいかもしれませんね」

このように、相手が欲しても、期待してもいないことであっても、患者にとって「プロの目から見て」必要と考えられる部分はあるかもしれません。そこに気がついてあげるのもプロのコンサルタントの腕のみせどころ。hidden needs、隠れたニーズを巧みに見つけてあげましょう。

もっとも、これは欲しいと思っていない商品を売るセールスマンみたいなものですから、押し売りっぽくなってはいけません。できるだけ腰を低く、相手にお得感を感じてもらえるようなメッセージの伝え方が大事です。

相手のニーズを引き出すのに、コミュニケーションがとても有効です。だから、ぼくは通常、カルテを通じて紹介状をもらってカルテに推奨を書く、という「交換日記」みたいなコンサルテーションは避けるように努めています。できれば面と向かって、それが不可能でもせめて電話で相手とコミュニケーションをとり、相互理解が不十分な点は微調整し、互いに（そして患者も）幸せになれる成果が出るよう努めるわけです。

カルテだけの文章の交換では相手の真意はわかりません。カルテは公文書ですから、必ずしも相手の本音が書かれているとは限りません。件《くだん》のように「上司に言われて嫌々」なんてコンテクストはカルテから読み取りようもありません。

直接会っていれば、文章ではわからなかった息づかいや表情を読み取ることもできます。

さて、「転科」のような相手のニーズがあったとして、こちらのリソースがそれに応えられないこともありますよね。たとえば、こちらのマンパワーが足りなくて患者が引き取れないときなど。こういうときはどうしたらよいでしょう。

多くの場合、こういうときは率直にマンパワー不足を吐露してよいと思います。

「本当に申し訳ありません。いま、うちは人手不足でこの患者を引き取ることはむずかしいんです」

下手に小細工をするよりも正直に出るのが良策です。

もちろん、アフターケアは大事です。まず、こちらは借りを作ったのですから、必ず借りを返すようにしましょう。すなわち、相手が忙しくて困っているときは積極的に助けてあげる。こちらに余裕があるときは患者を引き取ってあげる、のような。

もうひとつは、contingency plan の重要性です。最良のオプションがとれないとき、そこで投げ出してはいけないのです。必ず次善の策（contingency plan）を提案します。

「いま、うちも人手不足でこの患者を取ることはむずかしいのです。その代わり、必要な採血はぼくがして、抗生剤も落としておきます。毎日診察にも来て、患者が安定するまで最大限の支援はさせてください。ご迷惑をおかけしますが、よろしくお願いします」

と、「転科」というオプションがとれなくても相手の（現実に得られる範囲で）最大限の満足が得られるよう考えます。この次善の策のことをcontingency planというわけです。

contingency planは大事です。診療現場では必ずしも理想的なアイディアが実行できるとは限りません。ですから、プランAがうまくいかないとき、実行不可能なときも必ずプランBを用意しておくことが大事になるのです。

6 ページングは役に立つ

相手のニーズ、ワンツ、ホープスが大事だという話をしました。コンサルテーションとは、こちらの知識や経験を一方的に一様に伝えるのではなく、相手を知り、相手に合わせて行うのが有効です。

では、相手に合わせる、とは具体的にどうやったらよいのでしょう。ここで出てくるのが、パワフルなスキル、ページングです。

ぼくの職業では、相手に質問をするべきときがあり、相手が自ら語り出すのを黙して待つべきときがある。

［レイモンド・チャンドラー（著）、村上春樹（訳）、「ロング・グッドバイ」、早川書房、2007］

魂を揺さぶるようなメッセージに満ちた書物があります。レイモンド・チャンドラーの『ロン

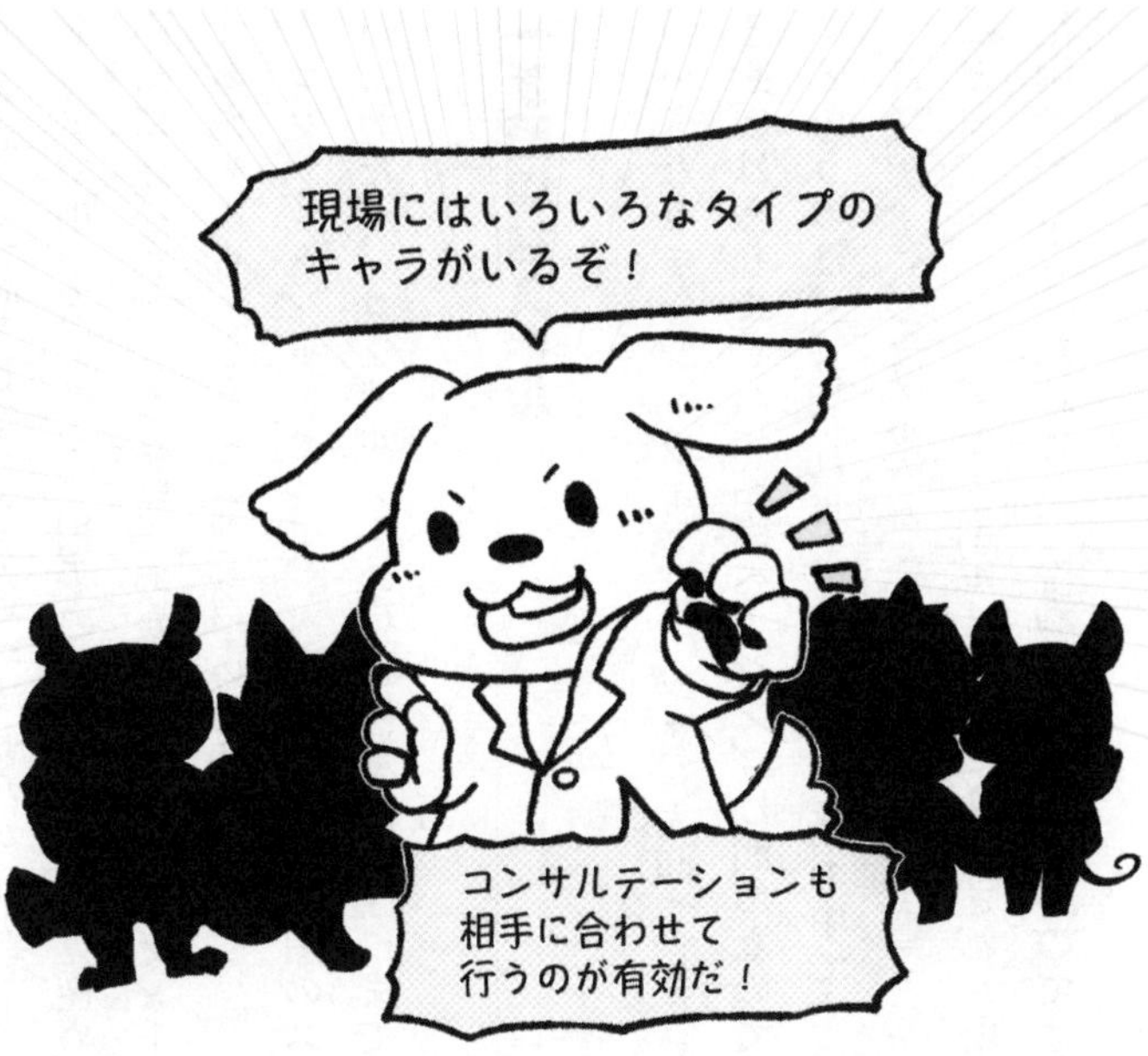
現場にはいろいろなタイプの
キャラがいるぞ！
コンサルテーションも
相手に合わせて
行うのが有効だ！

グ・グッドバイ（「長いお別れ」という邦訳でも有名）』もそのひとつ。美しい一文一文、人生を理解しつくした箴言《しんげん》の数々にぼくたちは酔うのです。ご紹介した一文も、そのひとつ。この文章は、ペーシングというコンサルタントに必須なスキルを表現する最適なコメントのように思います。

ペーシングとは、相手にペースを合わせることです。一般にペーシングというと口調や会話のスピードなどを合わせることを指すことが多いのですが、実際には相手のニーズや信条、生き様や価値観をもペースする高度な技術であるとぼくは考えています。相手のニーズや信条に合わせるため、「質問するべきとき」は質問し、「黙して待つべきとき」は待つ、ということです。

「きく」の話をしたときも述べましたが、コンサルタントがどういうアクションをとるのかは、あくまで相手次第です。相手の出方をうまく見極めてペーシングすれば、コミュニケーションは円滑に運びます。それは、あなたがコンサルタントとして十分に機能し、望ましいゴールを獲得するためにもっとも手っ取り早い方法なのです。

コンサルタントにとって、ペーシングは必須のスキルであり、そのペーシングの守備範囲は多岐にわたり、コンサルターの生き様や価値観にまで及ぶのです。

一番簡単なスキル

いきなりチャンドラーでは、少々、大仰《おおぎょう》でしたでしょうか？　でも、そんなにむずかしく構える必要はありません。結構ペーシングは簡単なのです。

というのは、われわれ日本人は日常生活の中ですでに自然にペーシングを活用しているのです。「技術」として欧米人がペーシングを「学習」しなくてはならないのに対して、多くの日本人にとってペーシングのスキルはすでに獲得された所与のものです。あとは、これを必要な場面で活用できるよう意識化し、洗練させればよいのです。たとえば、こんな感じです。

「いつもお世話になります」

「こちらこそ、お世話になってます」

とお互いにお辞儀をする。これ、ページングのひとつです。自らへりくだって相手の平素からのご厚意に感謝し、人間関係を円滑に保とうとします。相手も、この意識に応えて同様に頭を下げて同じことを言います。これが、ページング。相手に合わせることで同じ空気を共有しようと意図し、人間関係を円滑にし、次のコミュニケーションが効果的に進むような会話です。ほとんどの日本人はそのような下心、魂胆も持たず、とくに意識せずにこれを自然にやっています。

一方、欧米のコミュニケーションは直截に本題から入ろうとする傾向があり、日本人のコミュニケーションのように「一見無駄に見える」、こうした「合わせる」フレーズが少ないのが特徴です（あくまで相対的な比較ですから、皆無というわけではありません）。

欧米でページングとか、これを応用したコーチング、ＮＬＰ（神経言語プログラミング）が注目されているのは、本来自分たちの関心が薄かったこうした会話を「合わせる」作業が、求めるアウトカムを生み出すのに意外に効果的であることに気がついたからではないでしょうか。ぼくはそのように想像しています。

① まずはオウム返し

さて、ペーシングの基本は、まずはオウム返しです。相手が言った言葉を、そのまま繰り返す。ただそれだけです。簡単ですね。

「患者の熱が下がらないんですよ」
「そうですか、熱が下がらないんですか」

これだけで、ペーシングできます。コミュニケーションは円滑に運びます。相手の話を聞いていますよ、というメッセージも送ることができます。オウム返しは実に単純ですが、パワフルなツールです。まずは意識して使ってみるようにしてください。練習していけば、だんだん意識しなくても使いこなせるようになりますよ。

② non verbal な部分も駆使する

ペーシングは、言葉だけでやっても効果は高くありません。「口先だけ」オウム返しをしても、相手にはすぐばれればれです。

落語の「鰻《うなぎ》の幇間《ほうかん》」では、太鼓持ちがコテコテにペーシングし過ぎて、、、失敗するシーンがあります。何でもやり過ぎにはご用心です。

太鼓持ちは、最近は商売としては成り立ちませんが、男が男を接待するという、なかなかにむずかしい仕事で、往時はかなりの修行が必要だったそうです。


「暑いな」

「いやほんっっと暑いですね」

「でも、涼しいときもある」

「いやー、風が吹くと実に涼しいですな」

「この酒はいいな」

「えー、いいなんてもんじゃないですね。こんないい酒はありませんよ」

「ただ、ちょっと甘いか？」

「甘い甘い、もうベタベタ」

「あの三こうってやついるだろ？ 俺はあいつ、嫌いだよ」

「あたしも嫌い。世の中にあんな嫌なやつはありませんなー」

「でも、可愛いところもあるんだよ」

「そうなんですよ、可愛いんですよ」
「どっか、行くかい？」
「えー、どっか行きましょうよ」
「やっぱりよそうか」
「そうしましょう」

まあ、こういうのはヤリ過ぎペーシングというやつですな。笑いは取れるが、コミュニケーションは取れない（笑）。

相手が困っている口調で話をしていたら（たいていのコンサルターは困っているからコンサルタントを呼びますよね！）、自分も困っている表情で、声のトーンを落とし、悩みを共有するような形でオウム返しをします。

コミュニケーションの7割かそれ以上はnon verbalといわれます。すなわち、口に出された言葉以外の部分、身振り、手振り、口調、声のトーン、スピード、表情、息づかいなどが相手にメッセージを伝えるのです。

電話でも、同じです。相手が見ていないと思って、パンツ一丁で腹かなにかをぼりぼり掻きむしってソファーで寝そべって電話で会話したら、簡単に相手にはばれてしまうものなのです…(ほんと)。

イメージしづらい人は、意中の異性でも口説くときのことを想像してみてください。あらゆるnon verbalな(言葉以外の)部分を駆使して相手にメッセージを届けようと思うはずです。言葉だけ繰り返しても駄目。身振り、手振り、口調、声のトーン、スピード、表情、息づかいなどもペースすることが大事なのです。

この辺のところは、コーチングの教科書を読んでいてもなかなかむずかしいところです。コーチングはアメリカで生まれたものなので、アメリカ人のコミュニケーションの方法を念頭に置いて教科書が書かれていることが多いのです。

ところが、アメリカ人と日本人ではnon verbalなコミュニケーションの手法は違いますよね。たとえば両手を広げて肩をすくめる動作を日本人がやったら、かなり違和感があります。昔、タカアンドトシが「欧米か!」と言って茶化していたのは、この海外と日本とのコミュニケーションの違いに着目して突っ込んでいたわけですね。

③ 身近な教材を用いてペーシングを学ぶ

繰り返します。ぼくの個人的な意見ですが、「欧米人」よりも日本人のほうがペーシングには慣れているし、上手になる素養は大きいと思います。だから、「欧米」の教科書を読んでへんてこに真似をするのではなく、自分たちの周りにある教材を用いて non verbal なコミュニケーションのスキル、そこで出てくるペーシングを学んでみることを提案します。

教材はどこにでもあります。テレビのお笑い芸人は本当にペーシングが上手です。漫才はペーシングのスキルを駆使した娯楽ですし、これを芸術的なまでに高めたのが、前述の落語だと思います（質のいい落語は本当にひとりペーシングのスキルを極めています！）。紹介した「鰻の幇間」はペーシングの「ヤリ過ぎ」をギャグにしたものですが、一人の噺家《はなしか》がポンポンと異なるキャラ間のコミュニケーションを展開するスキルは、本当にペーシングのスキルの学習になります。

接客業……飲み屋、キャバクラなどはよく訓練されていて、実にペーシングが上手です。キャバ嬢はおそらくはペーシングの名人。どんな職種、バックグラウンドの人でも上手に相槌をうって、話を一所懸命聞いてくれる（振りをする）のが優れたキャバ嬢です。

さて、前述の「聞く」「訊く」「聴く」の使い分け。あれも、実はペーシングの応用問題であることがわかりますね。コンサルタントに話を単純に聞いて欲しいのか、問題点を明確にするために特定の質問を発して欲しいのか、あるいは黙しての傾聴が必要なのか……これは、相手の状態次第というわけです。相手の感情面、メンタルの位置にペーシングをしているわけなのです。

まさに、

「ぼくの職業では、相手に質問をするべきときがあり、相手が自ら語り出すのを黙して待つべきときがある」

なのです。

キャラの分類

さて、相手の感情面にもペーシングが可能だということで、今度は、相手の「キャラ」にも光をあててみましょう。性格、と呼んでもよいかもしれませんが、ここではむしろキャラと呼ぶほうが妥当な気がします。ここでは便宜的に（あくまで便宜的に）、人間のキャラを次の4タイプに分類してます。D、P、S、Aの4タイプです。

DはDirector のDです。ディレクター、つまり司令官ですね。

会社の社長、会長、政治家、病院の教授や部長などにこのタイプは多いです。典型的な「ボス

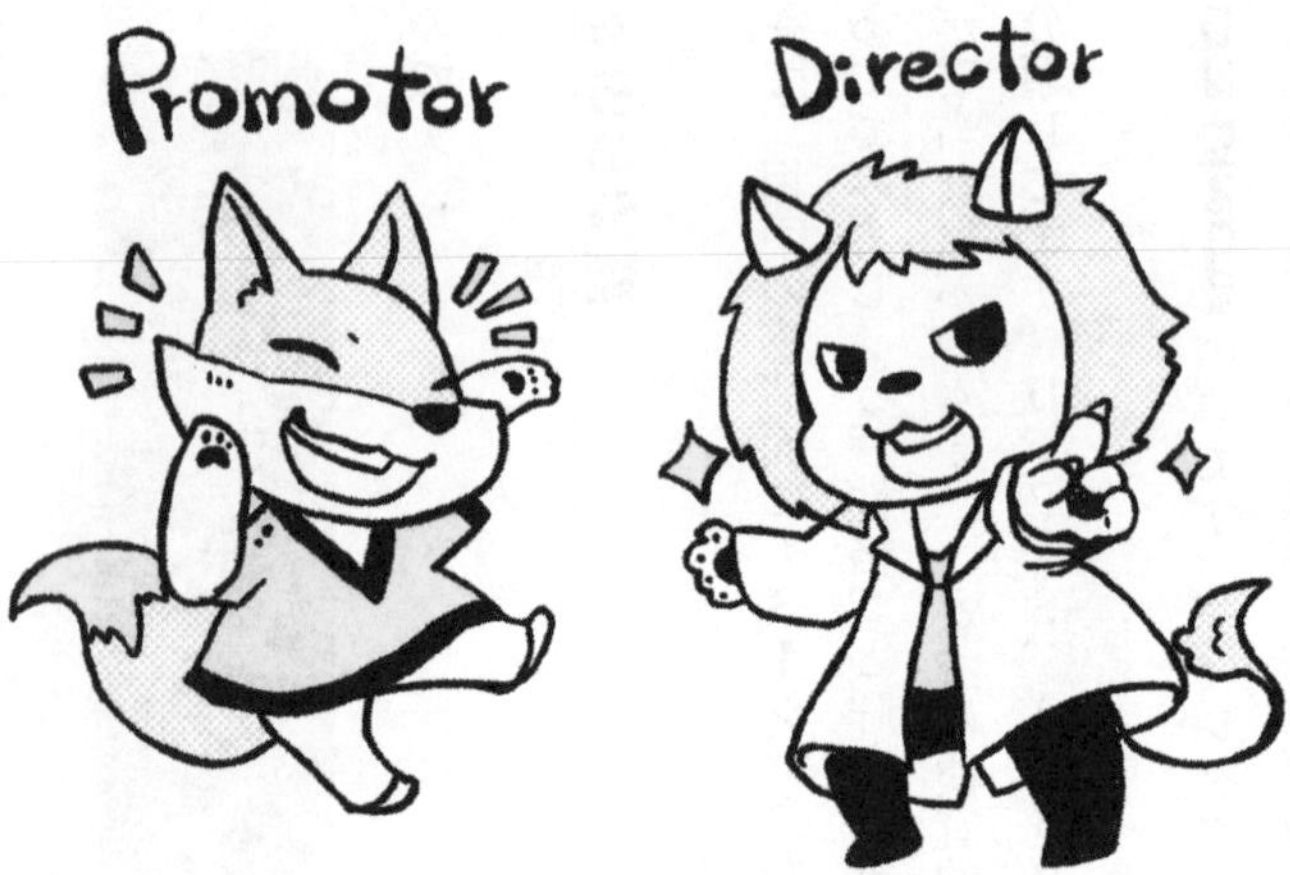

キャラ」で、実行力はあり、カリスマ性もあり、説得力もあり、リーダーシップも高いのが特徴です。一方、短気で、即決型で、回りくどいことは大嫌いという性格も持っています。過程よりも、結論から聞きたがるタイプです。大きな方針から聞きたがるタイプです。

PはPromotor。周りを乗せて、盛り上がらせることに長けています。

明石家さんまが、まさにこのタイプですね。自分が盛り上がることも大好き。新しいアイディアが次々にわいてきて、先進的。前例のあることをするより、「前例のないこと」に取り組むことを好むタイプ。逆に、こつこつ緻密な仕事、ルーチンワーク、ペーパーワークの類を蛇蝎《だかつ》のごとく嫌うタイプです。

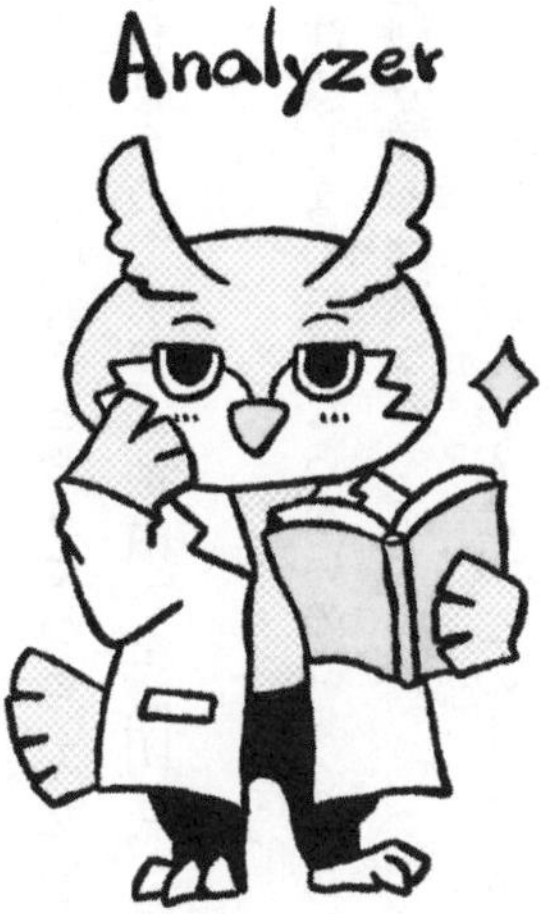

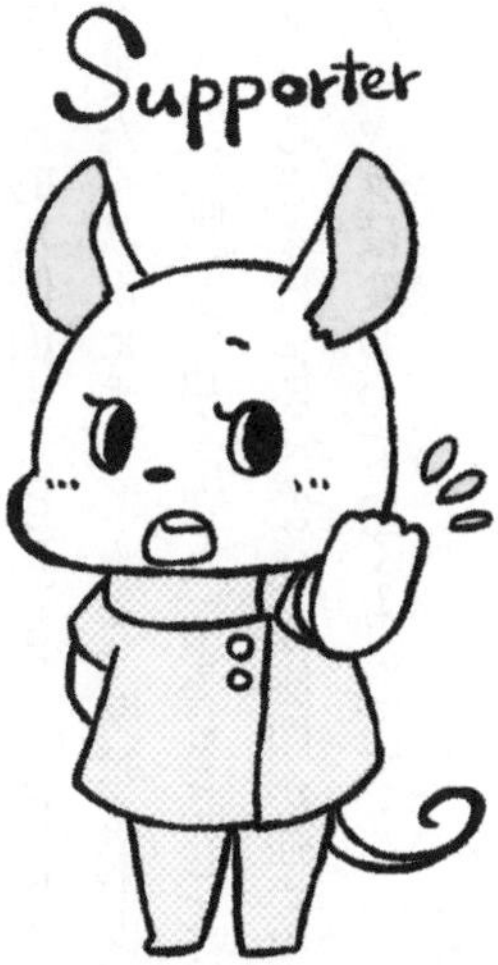

SはSupporter、ひっそりと周りを支援するのが好きなタイプです。

このタイプの医療者は少なくなく、とくにナースによく見られます。感情面に光を当てるタイプで、人の感情に配慮した言動や行為が多いです。逆に自分も感情面に重きを置くほうで、データよりも感情をベースに物事を考えがちです。

「RCTで相対リスク減少が50％で……」なんて説明よりも、「それじゃ、患者がかわいそうでしょ」という一言のほうがはるかに説得力を持つタイプ。感情を害したり、感情面に配慮しない無神経なコメントや命令を受けると、動けなくなってしまう側面も持っています。

AはAnalyzer。分析型です。

研究者にこのタイプが多いです。論理的で分析的であり、この人を動かすのは、ハードデータ。論理的な説明を好み、「じゃ、がつんと行ってみようか」「俺の言うとおりにしろ」みたいな体育会系の説明は「無神経でがさつ」という印象を持ってしまうのですね。「理由」を説明し、論理立てて説明すると、納得し、動くタイプです。

注意しなくてはならないのは、これらの分類はいわゆる性格判断ではないということです。血液型分類とは違うのです。

たしかに、多くの人は、この4つのタイプのどれかが強い傾向にあります。だからといって、Director タイプは感情面は100％無視、データも100％無視かというと、そういうわけではありません。ピュアに Director タイプの人間なんてそうそうはおらず（たまに、います。たまに）、Supporter 的な側面も、Analyzer 的な側面も、そして Promoter 的な側面も持っています。

また、状況によってもキャラは変わります。会議でリーダーシップをとっているときは Director 的な側面が強く出て、患者と話しているときは Supporter 的な側面が強く出て、論文を書いているときは Analyzer 的な側面が強く出る。同じ1人の人間でも、状況やタイミングでどんどんキャラは変わっていくものです。

そこで、コンサルタントです。現在一番強く出ているコンサルターのキャラを見極めましょう。

「○○先生は、いまSupporterタイプだな」とか、「Analyzerタイプだな」とか、「あの人は普段Promoter的だけど、いまはDirector的な側面が強く出ているな」などと判断しましょう。

どうやって判断するか？　それは、**相手をよく見てよく話を聞く以外にはありません。相手の言い分をよく聞くほかありません。相手の話をよく聞こう、というのはお題目やスローガンやフィロソフィーではなく、キャラ見極めのための、ひいては有効なコンサルテーションのための必然**です。

コンサルタントにとっての、キャラクターに合わせたペーシングの実践

❶ Dタイプのコンサルター

たとえば、Directorタイプ（Dタイプ）。体育会系、外科系や手技を行う先生に多いタイプですね。行動力があり、エネルギーに溢れており、やる気に満ちている。アウトカム嗜好。率直で単刀直入なコミュニケーションが効果を上げます。

コンサルタント「先生、こういうときは最大投与量でペニシリンGがよいと思います」

Dタイプ「そうですか、わかりました」

とまあ、こんな感じできびきび結論から始めます。逆に、

コンサルタント「血液培養で大腸菌が生えていまして、一般的には大腸菌にはグラム陰性菌をカバーするような広い抗生剤がいいのかもしれませんが、この方の前の感受性試験の結果を見ますと結構感受性がいいんですよ。それで、患者の全身状態はわりとよくてですね。そういえば、昨日診察したときなんかちゃんとご飯も食べていましたし……」

Dタイプ「先生、結局ぼくはどうすればいいんですか?」(イライラ)

なんてことになりかねません。こういうキャラに回りくどい説明や長々した話は御法度です。Dタイプの医師には、単刀直入に結論から。回りくどい説明は御法度です。

② Pタイプのコンサルター

さて、次はPromoterタイプ(Pタイプ)。場を盛り上げるのが好きで、ある意味Dタイプとは異なる種類のリーダーシップがとれます。反面、逆説的に落ち込みやすいタイプでもあるよう

です。さて。

コンサルタント「この患者。鉄欠乏性貧血があるから、ワークアップしているんですね」

Pタイプ「はい。高齢者の貧血は要注意です。原疾患を見つけようと思いまして」

コンサルタント「素晴らしいですねえ！ 結構、鉄剤とか出して満足しちゃうんですよね。さすが、P先生はひと味違うなあ」

Pタイプ「いやいや、それほどでも」（うれしそう）

Pタイプは、要するに「よいしょ」に弱い。ま、誰だってよいしょには弱いのかもしれませんが、とりわけ弱い。持ち上げて、盛り上げて、その気にさせるのがあなたの仕事です。

③ Sタイプのコンサルター

一方、Supporter タイプ（Sタイプ）。とにかく、支援、承認のメッセージが大事になります。

コンサルタント「先生、本当にご苦労様です。患者も状態がわるくて大変ですよね。けれど、すこし症状も落ち着いてきたように見えますので、このまま薬をもう少し続行する、というのはどうでしょうか?」

Sタイプ「そうですね。先生、いろいろありがとうございます」

みたいな感じ。字面だけではなく、笑顔や悲しい顔など、表情もペーシングしていくのが重要です。

コンサルタント「うん、まあパラメータ的にはよくなってるんで、このままでいいんじゃないんですか?」(てきと-、な感じで)

こういう軽く考えているな、という印象ありありでコメントすると、

(なんか不親切なコメントだなあ)

なんて感想を抱かれかねません。

Sタイプの方は、コメントの妥当性よりも、そのコメントにどのくらいの真心がこもっているかのほうが、気になってしまうのです。コメントの妥当性の有無とは関係ないレベルで、あなた

のコメントが評価されてしまう点に要注意！
　Ｓタイプの先生には、とくにＩ（私）メッセージが有効です。たとえば、

「先生の懸命なケアのおかげだと思いますよ」

などというコメント。「思いますよ」というのは主観的な「Ｉメッセージ、私メッセージ」です。主観的な感想を述べているので、より心に届くメッセージになります。「先生のケアが正しかったです」と客観的な口調で言うよりも、心に届くのです。
　逆に、

「あなたのせいで、患者の電解質異常が見落とされていたんじゃありませんか」

なんて言おうものなら、ぺしゃんこです。Ｓタイプの先生、当分立ち上がることができないかもしれません。Ｓタイプには、支援、承認、サポートが大事です。表情や口調にも注意し、Ｉ（私）メッセージが有効なのでした。

④ Aタイプのコンサルター

さて、Analyzerタイプ（Aタイプ）は、論理で攻めるのが大事です。Sタイプとは逆に、客観的な物言いのほうが好かれます。相手によってやり方が変わる、というのはこういうことなのですね。

コンサルタント「患者の発熱の原因ですが、気道症状はないので、一見すると肺炎などは否定的のように思います。しかし、高齢者の肺炎では症状がはっきりしないことも多いのです。したがって、コモンな疾患である肺炎をこの時点で棄却するのは得策ではありません」

Aタイプ「了解しました。肺炎の場合はオンセットからの治療開始時間が大事だと思いますので、適切な培養をとった後にエンピリックな抗菌薬治療をしたほうがよいということでしょうか」

コンサルタント「おっしゃるとおりです」

論拠、論理に光を当てることが大事です。論拠が明確でないと、Aタイプの先生は、けっこうがっかりしてしまいます。

Aタイプ「ええっと、UpToDateによると、○%でLDHの上昇が認められるようです」

コンサルタント「UpToDateはしょせんアメリカのものだし……まあ、臨床現場は結構教科書とは違うから……ぼくはこの病気でLDHの上昇見たことがないし……」

Aタイプ「はあ……」

Aタイプはこれでも必死に文献をあなたに示して抗弁しようとするか、「こいつには言っても無駄だ」と心を閉ざしてしまうか、どちらかです。いずれにしても、コミュニケーションは噛み合いません。

UpToDateのデータが適用できないのであれば、なぜいまの現場に適応できないか、論理的に説明しなくてはいけません。アメリカのものだし……みたいな根拠薄弱な民族主義は禁物です。もし、わからないことであれば、素直に「へえ、そんなデータがあるんですか。知りませんでした」と認めてしまえばよいのです。

コンサルタントだから、何でもコンサルターより知っていないといけない、ということはありません。なんでも知っているコンサルタントなんて（たとえその専門分野であっても）いないのです。

Aタイプには論拠、根拠を明確に、そして客観的な物言いをし、うろ覚えにはご用心。知らないことは率直に認めたほうが、得なのです。

コンサルタントに向いているキャラ、とは

コンサルターのキャラについて、そしてその対峙方法について検討しました。

さて、ではコンサルタント自身にとっての理想的なキャラとは何か。

緊急かつ重要な臨床判断をするとき、コンサルタントの決断力、リーダーシップはきわめて重要です。こういうときは、Dタイプのキャラが効力を発揮します。患者の話を親身になって聞くときは、Sタイプが好ましいですね。相手が気軽に相談できるような気楽な雰囲気を醸し出すには、Pタイプのキャラが有効的。論文の妥当性を吟味する場合、Aタイプこそが最適なキャラといえるでしょう。どのキャラであっても、有効なコンサルタントになるようなシチュエーションはあるのです。

しかし、どのキャラであっても、出し方を間違えてしまうとダメコンサルタントになりかねません。Dタイプが強過ぎると、押しつけがましい、強引なコンサルタントになります。Sタイプが強過ぎると、弱気で頼りないコンサルタントになります。Pタイプが強過ぎると、ちゃらんぽらんで、あてにならないコンサルタントになります。Aタイプが強過ぎると、コンテクストが重

要になる臨床現場では機能できない、「机上の空論」ばかり言う迷惑なコンサルタントになります。すでに説明したように、純粋培養的に100％PだとかAだとか、という人はあまりいません。みな、メインのキャラみたいなものは持っているかもしれませんが、時と場合を使い分けて、いろいろなキャラを複合的に持っているのが、人間というものだと思います。

そうして見ると、「どんなキャラがコンサルタントに向いているか」というよりも、「どんな状況でどのキャラを前面に出すことができるか」という能力のほうが実は重要なのでは、と思います。ほどよいバランスで、適切な時と場合に適切なキャラを出せることが大事になるのです。「バランス」が大事。

逆に言うならば、ほどよいバランスが保たれている限り、どんなキャラであってもよい医師、コンサルタントになれる、という拡大解釈も可能かもしれません。

「コンサルタントの適性」について、よくぼくは後期研修医から相談を受けます。「ぼくはコンサルタントに向いていないんじゃないか。性格が合わないんじゃないか」と。

しかし、上の考えでいくと、**どんなキャラであってもコンサルタントに向いていなくはない。**だれでもコンサルタントにはなれる。まあそう考えたほうが、ぼく自身楽になりますし。

自分のキャラを理解し、有効に使えればコンサルテーションは可能

外向性、内向性ということもよく話題になります。一般的には、外向的で他人とのコミュニケーションを好む人たちのほうがコンサルタントに向いている、という解釈がされがちなようです。とくにアメリカなんかではパーティーが大好き、みたいな社交的な人間が高く評価される雰囲気があります（パリピ?)。「ヘーイ、ワッツアップ? ガーイズ?」みたいな（笑）。

しかし、よくよく分析してみると、アメリカであっても必ずしも社交的、外向的な人がよいのだ、ということはないようです。

英語では外向的な人を extrovert、内向的な人を introvert と言います。コンサルタントに限定せず、アメリカで成功していくためには自分の意見をはきはき言い、快活で陽気で社交的な extrovert でいることが大事である、という幻想をしばしばぼくたちは抱きがちです。

しかし、アメリカであっても introvert な人が成功者であることはしばしばあります。典型的なのが、Microsoft 社のビル・ゲイツであり、Berkshire Hathaway 社のウォーレン・バフェットです（両名、世界屈指のお金持ちです）。

彼らはテレビに滅多に出ませんし、そのプレゼンもべつにドラマチックだったり面白かったりはしません。彼らは、ぼくらが想像するような典型的なアメリカの成功者たるステレオタイプで

はありません。

アメリカの病院で勤務していて気がついたことがあります。カンファレンスなどで、みなよく活発に発言します。「さすが、日本とは違うな」と最初は思ったものですが、しばらく観察していると別のことにも気がつきました。

本当に優秀な、ベストな研修医や指導医は、ほとんど発言しないのです。彼らは寡黙に座って、じっとことの成り行きを見ているだけ。ここぞというときに、本質的なコメントをずばっと出しますが。どちらかというと多弁な研修医は、無意味な、しばしば間違ったコメントを繰り返していることも多かったのでした。

寡黙であれ、と言っているのではありません。アメリカでもApple社のスティーブ・ジョブスは感動的なスピーチが売りの外向的な人で、新製品が発売されると彼が壇上でこれを紹介していましたよね（There is one more thing…；YouTubeで見ることができます　https://youtu.be/in9SX3enCHU）。

どっちが良いという問題ではないのです。どんなキャラの医師であっても持ち味を活かして有効なコンサルテーションは可能です。自分のキャラを理解し、そのキャラを有効に使うこと。場合に応じて、自分の素のキャラを出したり引っ込めたりすること。これができれば有効なコンサルタントになれるのです。

キャラの出し入れは単なる技術です。コンサルテーション・スキルの「スキル」は技術という意味ですね。技術には、キャラを演じる技術も含まれます。自分の素のキャラは内向的でも、場合によってはパリピな雰囲気を醸し出すとか。

そうそう、ぼくは実はしゃべるのが嫌いで自宅ではたいてい奥さんの話を聞いている方ですが、講演とかになると陽気でおしゃべりなマシンガントークを展開します。ぼくの講演を聞いた人は朝から晩までずっとしゃべっているような超おしゃべり人間だと想像しがちですが、そうではない。あのしゃべりは単なる「技術」なのです。

そして、技術は、それほど才能がなくても、素のキャラでなくても、練習と工夫でたいていは身につけることができます。大切なのは、それを自覚し、技術と割り切ること。「私はこういう人間だから、これは無理」と決めつけないことです。技術の習得を邪魔する最大の障壁は「私には無理」という思い込みだからです。

諦めるのは、挑戦してからでも遅くはありませんよ。

7 言いがかりをつける人々

コンサルテーション・コミュニケーション・スキル、とりわけペーシングが大事なことを説明してきました。

すでにご説明したように、ペーシングは欧米人よりも日本人のほうが上手です。落語や漫才、飲み屋のママやキャバ嬢なんかは本当にペーシングが上手。「相手に合わせる」ことを昔から大事にしてきた日本人は、自己主張の強い欧米人よりペーシング向きなのかもしれません。

ただ、コンサルタントとは、単に飲み屋のママのように話を合わせるのがうまいだけではいけません。自分たちの意見や見解を聞いてもらうだけでなく、実際にその意見を通さなければなりません。

また、リスクマネジメント、トラブルシューティングも大事で、病院や診療・ケアの障害を取り除くために、積極的な関与も必要となります。リスクやトラブルのときに、話を聞いているだけでは何の役にも立ちません。

そこで出てくるのが、言いがかりをつける人々、いわゆるクレーマーです。

コンサルタントがいつかは必ず直面するクレーマー医師。屁理屈をこねることに関しては、クレーマー患者よりも始末に負えない人たちです。

こういう「困った医師たち」には、ぼくたちはどのように対応したらよいのでしょうか。

正当な苦情か、クレーマーの言いがかりか

「そんなにたくさん抗生剤使ったら腎臓悪くなるだろうが！」

というふうにクレームをかけられたとき、単純にペーシングだけをして、

「そうですね、腎臓悪くなったりしたら大変ですよね」

なんて話を合わせていたら目下のタスクは達成できなくなります。ここが、「単にコミュニケーションが上手な人」と「有能なコンサルタント」との違いです。コミュニケーションを円滑に進めることは、コンサルタントにとって有効な手段でありますが、会話を弾ませることそのものが

目的ではないのです。

まず大事なのは、相手のクレームが正当であるかどうかということの確認です。自分の胸に手を当てて考えてみます。コンサルタント、その道の専門家はしばしば「自分たちの論理」で考え、全体的なコンテクストが見えていないことがあります。謙虚な心で、自分のコメントや判断が妥当であったか、検討します。

もし、自分に非があれば、誠意をもって謝罪し、その場で改善を約束し、実際に改善するのが筋です。どんな優秀なコンサルタントにだって失敗はありますし、何がしかの改善点はあるはずです。いや、改善点がない、と思った時点でそれ以上の向上・進歩はありません。したがって、正当なクレームに対してはむしろ感謝を込めて、

「貴重なご意見をありがとうございました。改善の糧にします」

と応えるのがまっとうなコンサルタントというべきでしょう。正当なクレームには即座に謝罪、即座に改善約束。そしてその改善を実行するのが大事です。クレームをすべて悪者にする必要はありません。

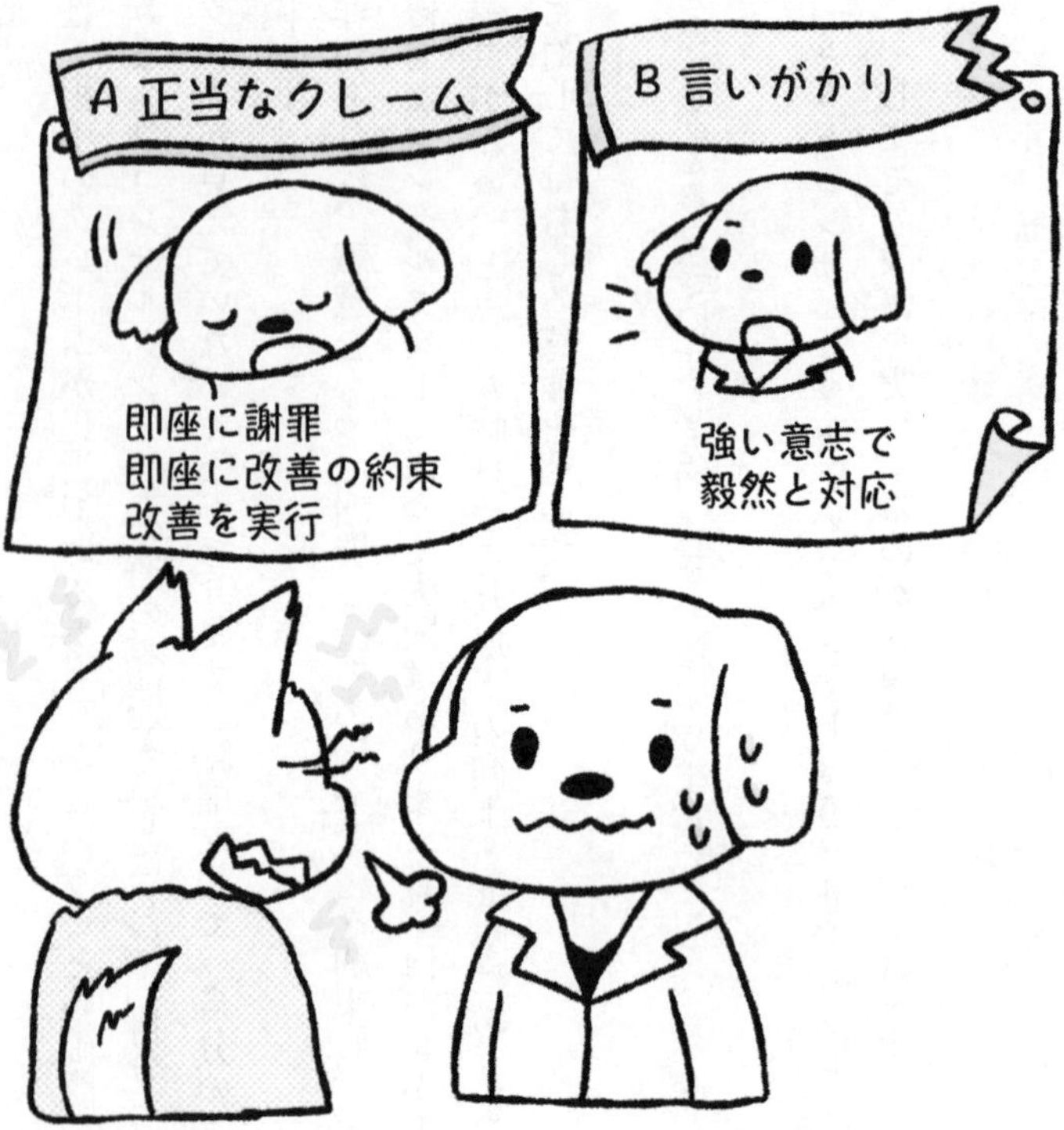
A 正当なクレーム
即座に謝罪
即座に改善の約束
改善を実行
B 言いがかり
強い意志で
毅然と対応

さて、残念ながらクレームが正当な場合だけとは限りません。場合によっては明らかな「言いがかり」の場合もあります。

言いがかりはいろいろな理由で起きます。思い込み、勘違い、早とちりが原因になることもあるかもしれませんし、残念ながら相手の性格がひん曲がっている場合に起きることもあります。

言いがかりは放置してはいけない

何が原因であれ言いがかりを放置してはいけません。言いがかりに対して、へこへこ、かしこまる必要はありません。あなたのミッションの妨げになるからです。

現場での問題を放置してはいけません。最悪な形の「放置」は愚痴《ぐち》です。「○○先生がまた言いがかりをつけて」なんて医局で愚痴を言ってばかり。その場の雰囲気が悪くなり、あなたの士気も落ちるだけ。組織は少しもよくなりません。

1 強い意思で解決する

どんな問題も放置しない。できれば短期的に、必要なら長期的に、必ず解決する、という強い意志を持つことが大事になります。

コンサルタントにとって、鉄の意志は必須のアイテムです。そして、誰かがやってくれると思わない。自分のベストを尽くしたあとで、初めて上の助けを得ることができるのです。誰かがなんとかしてくれる、と思っているうちは誰も何もしてくれません。

ただし、これは指導医、コンサルタントたるぼくたちの話。研修医はトラブッたらすぐに上司に報告連絡相談の「ほうれんそう（報告、連絡、相談）」を遵守します。

②1対1でやりあわない

言いがかりを放置していてはいけないのですが、かといって逆ギレして売り言葉に買い言葉では、これは単なる喧嘩。アウトカムが生まれません。

では、相手の言いがかりを正し、問題点そのものも改善するにはいったいどうしたらよいでしょう。

まず、クレーマーと1対1でやりあわない。必ず、第三者を入れて話し合いに持ち込むのが大切です。第三者は相手方の上司でもかまわないし、場合によっては院長でも結構です。

1対1だと「言った、言わない」の水掛け論になり、言いがかりをつける人々の思うつぼです。言いがかりは、言いたい放題の環境が助長します。この環境を是正します。周りが見ているときは、暴言は吐けないものです。実名を晒したらヘイトなツイートがなくなるように。

一番手っ取り早いのは相手の上司です。まじ、これは効果的。

言いがかりを言う人（イイガカラー、とでも呼びましょう）の上司に電話をし、

「ぼくは○○先生が先日おっしゃったコメントに対して問題点を感じています。できれば合同カンファを設けてこの点で話し合いをしたいのですが、いかがでしょう」

などと、毅然とした態度で応対するとよいでしょう。このコメントだけで、ほとんどのイイガカラーはへこみます。彼らは、たいていの場合、こちらが真剣に対峙してくるとは思っておらず、有り体にいうと「舐めた態度」をとっているからです。なんなら、「そちらの上司に今からお電話して、立ち会いのもとでこの問題を検討しましょうか」とブラフをかけるだけでも十分に効果的です。そこまでやる必要あるの？　はい、イイガカラーにはこのくらいやっても構いません。次からは「この相手にはうかつに暴言は吐けないな」という観念を刷り込ませるのも大事です。まあ、イイガカラーは大半はその実、臆病者なのです。

メタ・モデル

さて、イイガカラーはいろいろなことを言ってきます。

そのときの応対は、やはりペーシングが基本です。しかし、ペーシングだけでは不十分。ここで、メタ・モデルを使用します。では、メタ・モデルとは何か。

「あなたの言っているような抗生剤を使っていると、たくさんの患者が腎不全になって透析になります。みんなそう思っています」

「ほう、たくさんの患者が透析に。誰と誰と誰が透析になりました?」

「……とにかく腎不全は起きているのです」

「なるほど、透析に入るほどの患者はいなかったんですね。それに、みんな思っているとのことですが、誰と誰と誰がそう思っているんですか?」

「……」

「抗生剤を1、2週間で切ってもいいって、ちゃんと書いてあります」

「ほう、ぼくもぜひ読んでみたいですね。どこに書いてあるんですか?」

「……どこかに……」

イイガカラーの特徴は、ありもしないことをでっち上げたり、拡大解釈したり、針小棒大に小さな事象をさも一大事のように大げさに語ったりするところにあります（テレビの宣伝ではないが、うそ、大げさ、まぎらわしい、ですね）。まれな事象をしょっちゅう起きているかのように語る、例外事象の一般化も多いのです。

ここで大事なのは、“be specific”というキーフレーズ。口に出された言葉の意味を明らかにし、イイガカラーのまとった衣装をまず脱がせてあげなくてはいけません。

この、言葉の意味を明解にする作業が、メタ・モデル。

メタ・モデルでは、

「具体的にどのように？」
「誰が？」
「もし、そうでないとしたら？」
「いつもそうでしたか？　そうでないときはありませんでしたか？」
「なぜですか？」

というような質問を持ち出し、言語を明解にするよう努めます。

「みんなが○○という治療に反対しているんですよ」
「みんなというのは具体的には誰のことですか?」

「敗血症にはエンドトキシン吸着療法を使うと言われています」
「誰がそう言ったんですか?」

メタ・モデルを使用する状況というのはきわめて限定されています。回診のときに用いると研修医の思い違いを正すのに有効です。イイガカラーとの対峙においては、その威力を存分に発揮します(イイガカラーの言説は、メタ・モデルだけで90%以上消滅します)。

さて、このメタ・モデルは下手をすると「揚げ足とり」になってしまうので、使用法には要注意です。日常会話、とりわけ夫婦の会話なんかでメタ・モデルを使うと最悪です。1970年代、アメリカの大学でメタ・モデルを教えたら、恋人や友人と仲違いする人が続出したそうです。まあ、そうでしょうねえ。

「あなた、これとっても評判がいいお店で買ったお肉よ」
「誰がそんな評判立てたの？」

なんて、決してやってはいけません。

メタ・モデルというのは、ＮＬＰ（neuro linguistic programming）という理論を構築したジョン・グリンダーとリチャード・バンドラーが考案したモデルです。

いずれにしても、コンサルテーション・スキルはコーチングやＮＬＰと同義ではありません。なぜなら、コーチングはコーチする相手、通常は目下、部下、学生などを相手に行うもので、目上の立場にいる人を「コーチ」したりはしないからです。コンサルテーションはサービス業としてこちらが基本的には下の立場になって行うのが基本です。コーチングも方法論の集合体ですが、その方法の有効な部分を抜き書きするのが「コンサルテーション・スキル」です。まあ、役に立てばなんだっていいのです。気軽に行きましょう。

繰り返します。クレームには誠意をもって対応。直すべきは、すぐに直すのが大事です。

ただし、言いがかりについては看過してはいけません。イイガカラーを甘やかしてはいけません。第三者を入れた場所での話し合いを持ち、過度な言いがかりを防御するのが大事です。メタ・モデルを用いて、たいていの言いがかりは論破できます。

8 コンサルタントの十戒
21世紀に生きる医師として

コンサルタントが当たり前のアメリカゆえの「十戒」

コンサルタントの十戒をご紹介いたしましょう。

十戒、というのは旧約聖書でモーゼが神からいただいたあれですが、それをもじっての10の戒めです。

古典的な日本の医療においては、医療は当該科で完結していました。ともすると、他科の医師からアドバイスをもらったり協力して医療を行うことを嫌う雰囲気すらありました。今でも、感染症、集中治療、緩和ケア、疼痛ケア、腫瘍治療などの横断的な領域において、それぞれの専門家が提供するサービス、情報、アドバイスに対して拒否的な態度をとり、「ここは俺たちの城だ、文句を言うな」と考える医師は少なくありません。

一方、アメリカはコンサルテーション文化が成熟した社会です。専門分化が進んでおり、自分たちの専門分野については全力でケアをしますが、専門外の領域には手を出さない。他科のコンサルタントにお任せすることが多いのです。生半可な知識でやるよりも専門家に任せたほうが、質の高い医療が提供できる可能性は高いですし、自分たちの仕事に邁進できる分だけ合理的ですし、まあ、訴訟対策にもなる。アメリカ人はそのように考えたわけです。

そのような考え方の是非はともかく、アメリカではコンサルタントに、ある領域のサービスを任せることに対する抵抗感はありません。コンサルタントの存在は当然と受け取られ、コンサルタントは自分たちの存在を自明のものとして受け止めているのです。

自明の存在たるコンサルタント。その事実は、皮肉なことにある負の側面をもたらしました。というのは、コンサルタントは自分たちが呼ばれ、サービスを提供するのが当然と考えたので、とくに自分たちの態度やコミュニケーション、あるいはコンサルテーションそのものの質を向上させる動機づけに乏しくなってしまったのです。

営業努力なくしても仕事が完遂されるとき、人は要らぬ努力はしたくありませんから、サービス精神を失います。「お役所仕事」が典型ですね。もっとも、最近は中央でも地方でも公務員の態度はとてもよくなりましたけど。

もちろん、アメリカのコンサルタントも競争原理がないわけではありません。同業者とのパイの奪い合いはありますし、第三者による質の管理も厳しいのがアメリカ社会です。

しかし、パイはそこにあるわけで、パイ生地からこねなければならない日本の環境を考えると、営業努力のインセンティブは相対的には弱いものだとぼくは考えます。

逆説的ですが、厳しい日本の環境のほうが、質の高いコンサルテーション・スキルの可能性は高いのです。

1983年の古典的十戒と2007年の新しい十戒

さて、前置きはこのくらいにしてアメリカでの「コンサルタント、かくあるべし」という「十戒」を紹介しましょう。１９８３年、Goldman たちが提唱した「古典的」コンサルタント十戒です。

1983年のコンサルタント十戒

- 質問を確定せよ（Determine the question）
- 緊急性を確認せよ（Establish urgency）

●自分で探せ（Look for yourself）
データなどはコンサルタント自身で収集したほうが効果的である。
●可能な限り短く（Be as brief as appropriate）
冗長な記載は避けるべき。
●明解であれ（Be specific）
●代替案を提示せよ（Provide contingency plans）
●出過ぎた真似をするな（Thou shalt not covet thy neighbor's role）
●気を配れ（Teach with tact）
●しゃべるのは安いし、効果的（Talk is cheap and effective）
●適切なフォローを（Provide appropriate follow-up）

「コンサルタント、かくあるべし」というこの態度教育はなかなか素晴らしいですね。

さて、これを発展させてSalernoらが提示した新たな十戒（２００７年）は、以下のようなものでした。

2007年のコンサルタント十戒

●「お客」を確認せよ（Determine your customer）

●緊急性を確認せよ（Establish urgency）

●自分で探せ（Look for yourself）

●可能な限り短く（Be as brief as appropriate）

●明解かつ徹底的であれ。支援するときは己の白い巨塔から降りよ
（Be specific, thorough, and descend from thy ivory tower to help when requested）

●代替案を提示し、その執行を議論せよ
（Provide contingency plans and discuss their execution）

●一緒に働け（Thou may negotiate joint title to thy neighbor' stuff）

●気を配れ、実際的であれ（Teach with tact and pragmatism）

●しゃべることこそ本質（Talk is essential）

●毎日フォローを（Follow-up daily）

〔Salerno SM, et al : Arch Intern Med 167 : 271, 2007 より〕

1983年の十戒とよく似ているところもあれば、やや異なるところもありますね。よりコンサルター・フレンドリーな内容になっています。

たとえば、「質問を確定せよ」という1983年型の十戒は、ややもすると相手に「よい質問をしなさい」という要求的なタスクになりがちです。「おまえ何が言いたいの？」というなじりを含む可能性があります。そうではなくて、「あなたがいま必要としていることはなんですか？ぼくに何ができるでしょう」というより友好的な態度が2007年版ではみられます。

適切なコミュニケーションは大事です。とくに直接の会話に勝るものはありません。コンサルタントは逃げの姿勢をとって提案を書くだけ、あとはそっちで判断してね、という受容的な態度をとってはいけません。積極的に患者ケアにコミットすることも強調されています。

アメリカでも、ややもするとコンサルタントは責任をとらないため、無責任なコメントを平気でしてしまう、という批判もありました。言いたいことだけ言って、現場と離れたところでふんぞり返って偉ぶっている（inside their ivory tower、象牙の塔の中で！）、というイメージもなきにしもあらずでした。しかし、それではだめで、主治医グループと同じ姿勢で患者を診ることが大事なのです。Salernoらの提言は大変示唆に富んでいて参考になります。

一緒に働こう、直接コミュニケーションをとって問題解決をしよう。こういう態度もとても大事です。直接コミュニケーションをとることで簡単に解決する問題はたくさんありますが、しばしばぼくたちはおっくうがって連絡を怠ります。カルテの記載だけでは、結構、誤解のもとなのです。ミスマッチも問題です。コンサルターとコンサルタントが同じ方向を向いて仕事をしているか、ここもとても大事なのですね。

アメリカのコンサルテーションはうまくいっていない？

Salerno らの十戒は、基本的に相手の立場を推し量ることを強調しており、これはこれまで説明してきたぼくのコンサルテーション・スキルのコンセプトにかなり近いものだと思います。ときに、このような提言が（繰り返し）なされているということは、アメリカにおけるコンサルテーションがあまりうまくいっていない、ということを逆説的に示唆しています。

どういうことか？

だって、もしコンサルテーションがつつがなくうまくいっているのなら、何も提言する必要なんてありませんからね。２００７年の十戒はなぜ出たのか。コンサルテーションにおけるコミュニケーションがしばしば失敗するからです。十戒にはアメリカのコンサルタントやコンサルターの問題意識が象徴されているのです。

ぼくの個人的な意見ですが、アメリカではコンサルトを頼む側のコンサルターとコンサルタントの信頼関係が十分に築けていないことが多いと思います。その原因は、お互いのニーズを十分に理解していないからではないでしょうか。

ぼくもそうでしたが、アメリカの専門医はコンサルトの方法論を体系的に学びません。相手のニーズに十分応えるのではなく、自分たちの専門知識や技術を提供することだけで自己満足していたりするのです。

それ以上に深刻なのは、アメリカにはびこる一般医と専門医の相互不理解、相互不信です。しばしば、アメリカの一般医（一般内科医、家庭医など）は専門医をよく理解しません。信用もしていないこともあります。逆もまた、真なり、です。研修の過程でスーパーローテートがなく、まったく異なるパスウェイを歩んでいることがその理由のひとつかもしれません。

お互いが理解を示さない中には、十分な、有効なコミュニケーションは築かれにくいのです。

日本でコンサルテーション・スキルを磨く必然性は高い

繰り返しますが、コンサルテーション・スキルに関していうならば、日本のほうがアメリカよりも有利です。

日本のコンサルタントは逆境に立たされています。その立場は弱く、存在は自明なものではありません。しかし、逆説的にスキルを磨く必然性は高く、そうしなければおそらく生きていくことができません。

日本の社会では一般医と専門医の区別が不明瞭です。日本の一般医。多くは開業医であり、彼らは元大学の専門医で、そこからジェネラリストに転じたのです。専門医の立場や思考過程や悲哀も十分知り尽くしている。日本の専門医の多くは自分の専門外の仕事もたくさんこなさねばならず、ジェネラリストとして振る舞います。日本においては専門家とジェネラリストの境界は不鮮明だ、という歴史をたどってきました。この辺は拙著「ジェネシャリスト宣言」（中外医学社、2018年）もご参照いただければ嬉しいです。

神戸大学病院感染症内科フェローの21戒

ちなみに、神戸大学病院感染症内科の後期研修医（フェロー）たちに課している「21戒」というものもあります。これを作ったのは2014年。必ずしも「コンサルテーション」に特化した内容ではないですが、有用だと思うのでこちらにも紹介しておきます。

神戸大学病院感染症内科フェローの21戒

1. フェローは対外的には敬語を使うこと。技師、ナース、MR、患者、家族、年長者、年少者すべてそう。長い人間関係が確立したときや、ここをローテートした初期研修医に対しては例外的にため口可能。
「じゃ、ちょっと診察するね、吉田さん」

「○○とってきてくれない」

などは、アウト。

2. 電話をかけるときは、「今お電話しても大丈夫ですか」と確認すること。電話は手短に要件を伝え、長々としないこと。

3. 対外的に命令をしないこと
「○○してください」

ではなく、

「お願いしてもよいですか」と必ず質問形にして、相手の合意を得ること。

「血培とってください」

はアウト、「血培お願いしてもよろしいでしょうか」ならよい。

4．検査の必要性を必ず吟味すること

不要な検査は技師ハラスメント、ギシハラです。当初必要でも、不要になったらキャンセルすること。ナースに介助を頼むときも、必ずその必要性や理由を説明すること。ただ介助させるのはチーム医療ではない。緊急性も考慮し、緊急性がない手技は相手の時間も尊重すること。

5．判断を要するときは必ずアテンディングに相談すること。

自分ひとりで判断してはいけません。

6．人を呼ぶべきときは、呼ぶこと

自分ひとりでかかえてはいけません。

7．人の動きと時間の動きをよく考えること

幼稚園児のサッカーをしないように、今、「全体のなかで」自分がどう振る舞うべきか、

常に頭を使って考えること。状況は常に変わるので，そのことも考えること。身体の10倍，頭を動かしなさい。

8. アセスメント，アセスメント，アセスメント
患者に何が起こっているのか，それを真摯に考えること。アセスメントなくして，アクションなし。

9. カンファレンスで決定したことは，必ずやる。やらない，できないのなら，アテンディングと相談すること。チーム医療をなめてはいけない。

10. 患者，主治医と目標を同じくすること
感染症屋目線だけで患者をみてはいけない。常に患者「全体」からアプローチすること。感染症の治療は手段であって，目的ではない（コトが多い）。

11. 20時には帰宅していること。そこから逆算して，仕事の仕方を考えること。

12. 知らないことは、必ずまともな教科書を読んで調べること。知らないことは恥ではないが、知らないことをほったらかしているのは恥ずかしい。

13. 患者に投与されている医薬品は全部チェックすることアテンディングに聞かれて慌ててカルテを開かない。医薬品の必要性も常に吟味すること。薬剤熱を診断するのは大事だが、起こさないのはもっと大事。

14. 患者についているデバイスはすべて毎日チェックすること必要なければ抜去すること。予防は最大の感染症診療です。

15. バイトは週1回まで。ただし、パフォーマンスがあまりに悪ければバイトは禁止します。

16. いかなる形でも、当直の翌日は勤務厳禁。これは権利ではなく、義務です。

17. 他にも有休、代休をとるようといわれたときは、必ず休暇を取ること。休まずに働いてパフォーマンスが落ちても周りが迷惑するだけです。「大きな視野」からチームを考えること。

18. 病欠、休暇、出張、その他、あらゆる理由においてもチームメイトに嫉妬しないこと。
仲間が得をすることを、自らの損失と了解しないこと。

19. 感謝すること
人と会ったとき、電話で話したとき、クロージングリマークのほとんどは「ありがとうございます」「お世話になります」「感謝申し上げます」などとなるよう。

20. 感染制御部と連携を取ること
内的に議論をしたり意見を言うのはよいが、対外的には感染症内科と感染制御部は完全にコヒーレンスが保たれていなければならない。その見解は常に同一である。

21. 世界のどこにいっても通用する感染症医になること
たこ壷の中でしか通用しない「井の中の蛙」にならないこと。

［https://georgebest1969.typepad.jp/blog/2014/08/ 神戸大感染症内科フェローの21戒.html より］

9 コンサルテーションの具体例　複合的に

これまで、コンサルテーションの理論的な枠組みについて解説してきました。ここからは具体的なケースを用いての実践編です。これまで学んだスキルを現実にはどのように応用させていくのか、実際に見ていきましょう。

電話にて

「すいません。ちょっとお電話いいですか」

「はいはい、どうぞ」

「実は、当直の先生にお電話したんですけどつながらなくて、それで先生にお電話したんですけど」

「そうですか、それは大変失礼しました」

何が理由であれ、相手に迷惑がかかる事象があった場合、まずは謝罪することは大事です。このとき、くどくど詳細を尋ねたり言い訳する必要はありません。この時点ではどちらに非があったのか、また何が問題であったのかもわからないのですが、ここではそんなに重要ではないのです。まあ、言葉はわるいですが、「とりあえず謝っとけ」ということです。

これはコンサルタント相手でなくても、患者やコメディカルなど、どんな相手であっても応用可能です。相手が研修医のような目下な人間であっても構いません。「そりゃ、すまなかったな」など言葉は若干ぞんざいでも構わないかもしれませんが、問題点そのものを看過していてはいけません。些細な問題も看過しない姿勢が大切なのです。

大きな問題とは、しばしば小さな些細な事象から生じているのです。相手に迷惑がかかった場合は、事態を確認する前にまず謝罪です。相手が苦痛や不快を被ったことそのものに対し、ぼくも心を痛めていますよ、という意味で、責任の有無をくどくど吟味するのはあまり意味がないのです。そして、生じた問題はどんなに些細であっても必ず一所懸命解決に努めなくてはなりません。些細な問題でも看過しないのです。

さて、会話の続きです。

「いえいえ、いいんですよ。それでご相談なんですが、83歳の男性で、M弁とA弁を置換している患者です。前にIE（心内膜炎）をやっているんです。それで、今回も熱発しまして、バンコマイシン、ゲンタマイシン、セフトリアキソンを使っていたのですが、今日から腎機能がわるくなって、クレアチニンが3.3なんです。それで、抗生剤の選択について相談したくてお電話したんですが」

「わかりました。では、まず患者を拝見してもよろしいでしょうか」

「あ、もちろん」

「では、いまから診に行きます」

「あ、では私も病棟に行きます」


時間に余裕があるかどうか、質問の重要性、患者の重症度などもありますが、できるだけ患者を迅速に診に行くのが望ましい。また、電話で相談を受けた場合では、それが患者の生死に関わっている場合など、まれな例外を除けば、口を挟まずに最後まで話を聞くことが大事です。

この間、「なるほど」「そうですか」など、話を聞いているサインを送り続けることは可能ですが、できるだけ話の腰を折らないことが重要です。

たとえば、上の例では「弁置換したのは何年ですか」「機械弁ですか」「いつから熱が出てるんどありますか」「熱以外に症状はありますか」「抗菌薬の投与量は?」などなど、確認したい事項は山ほどあります。しかし、そういうもののほとんどはカルテを開けば確認できることですし、患者に直接聴くことも可能でしょう。

いちいち話の腰を折り、細かいことをチェックしていると、コンサルターはまるで尋問を受けているような気になるものですし、場合によっては「俺、どっかで間違いやらかしたかな」「この先生、俺の間違いに突っ込み入れようとしてるのかな」という気分にもなりかねません。

ぼくが勤務する病院では電子カルテを採用していますが、ぼくは時間節約のため、電話でお話を聞きながらカルテで知りたい事項をどんどん確認していきます。

患者を診察したい場合には（たいていの場合はしたいのですが）「患者を拝見してもよろしいですか」と相手に確認をとることも大事です。

ほとんどのコンサルターは気にしませんが、場合によってはちょっと質問したかっただけの、いわゆる「カーブサイドコンサルト」だったのかもしれません。また、まれではありますが権利意識の強いドクターで、他の医師が診察するのを嫌う人もいます。まあ、この是非については、いろいろ考えはあるでしょうが、コンサルタントは相手にサービスを提供するのが仕事です。相手の信条やプロ意識の誤りを正すことではありません。

また、患者の中には、ぼくのような「感染症」のドクターに診察されると「ぼくは伝染病?」

みたいにびびってしまう方もいます。患者が希望しない場合は、当然診察はできません。

さて、というわけでこのケースから学べるポイントは、

①患者はできるだけ早く診に行く
②相手のプレゼンには口を挟まない。知りたいことはカルテなどでチェック！
③患者を診察してよいかどうか、念のため確認

病棟にて

❶コンサルターへのフォロー

さて、この会話は続きます。病棟でコンサルターの先生に会いました。

「あっ、先生、わざわざすいません」

「いえいえ、患者はいまは落ち着いているのですよね」

「ええ、熱が出るくらいで、結構元気です」
「そうなんですか。ところで、携帯つながらなくて、すみません。ここ田舎なんで、電波が入らない地域が多いんですよね」
「そうですよね。地図見てもスカスカですもんね」

当直医師に電話がつながらなかった点について、再度謝罪をしますが、ここで重要なのは、最初にコメントしなかった部下・同僚のフォローです。間違っても、ここで部下や同僚の悪口を言ってはいけません。人間関係の問題にもなりますし、第一仲間の悪口を言うような人間は信用されません。あなた自身の信頼度（クレディビリティー）に傷がついてしまいます。ことさらに仲間褒めするのも興ざめですが、さりげないフォローは大事なのです。

古今東西、人間とは「話せばわかる」のが基本です。臨床現場には諸事情がありますから、「事情があって……」という一言があるだけで随分印象は変わるものです。逆に、心証・印象をわるくしてしまうと、何をやってもネガティブな視点で見られてしまいます。そういう意味でも、小さな問題は全力をあげて修復します。

万が一、他科の先生から、部下・同僚についてのクレーム、苦言があったときはどうしましょう。

「○○先生、いつも夜間は電話に出てくれないんですよ」
「わかりました。ご迷惑をかけてすいません。ぼくの目が行き届きませんでした。すぐに事実関係を確認して、問題点があれば直します」

こんな風に対応するとよいでしょう。まずは、謝罪。これは基本でしたね。そして、「私の目が行き届かなかった」と「私」の問題として問題点を再定義します。

ここでもみだりに部下・同僚の悪口は言ってはいけません。そして、問題点は具体的に解決することを宣言します。

ところで、問題となるのが自分の上司だった場合はどうでしょう。基本的には、自分の上司の悪口もやめておいたほうがよいのですが、高等テクニックとして、あえて自分の上司をおちょくって場を和ませる方法も、あります。

「○○部長、威厳があって怖いですよね。オペ中怒られやしないかと思って、いつもびくびくしながら麻酔かけてるんですが」
「ああ、見た目はああいう感じですけど、案外ふつうなんですよ。回診中とか寒い親父ギャグ連発して温度下げまくってますし」

「そうなんですか???」

これくらいの罪のないおちょくりなら、大丈夫でしょう。科の親近感も増してプラスに働くことも多いでしょう。ただし、どの辺が「罪のない」ところなのか、各人感じ方も違いますし、裏目に出るリスクはありますから、ご利用は計画的に。

② 承認と逆転のコメント

さて、話は病棟に戻ります。


「なるほど、昨日までクレアチニンが1.9だったのが、今日はさらに上がっていますね」

「そうなんです。それで、バンコマイシンを継続してよいものかと思いまして」

「先生の御指摘のとおり、バンコマイシンは中止して別の抗菌薬に変えたほうがよいと思います。ただし、バンコマイシンは巷《ちまた》で言われているほど腎毒性は強くないんですよ」

「ええっ。そうなんですか」

「ええ。昔はバンコマイシンに添加物が入っていて、よく腎不全になったものですから、そういうイメージがいまも残ってるんですね。いまのバンコはそれほど腎臓には厳しくないんです」

キーワードは「先生の御指摘どおり」です。こういうときは承認のサインを出すと相手もほっとします。「先生の御指摘どおり」は有効なキーワードなのです。で、次に逆転の発想です。一般に信じられている通説をあえて壊し、逆説的なコメントをすると相手はびびっ、と反応します。小説でも、映画でも、逆転こそがわれわれの心を揺さぶるのです。

「実は、ここで注意したいのはゲンタマイシンです。たしかに、心内膜炎の治療にはアミノグリコシドをかます、このようにどこの教科書にも書いてありますよね。けれど、アミノグリコシドとバンコマイシンは相性がわるいんです。それほど腎毒性の強くないバンコマイシンも、アミノグリコシドと併用すると相乗的に腎機能をわるくしちゃうんですよ」

「ああ、そうなんですか」

「ゲンタマイシンを使わなくても、心内膜炎を治療するオプションは、あります。ここでは、ひとまずゲンタマイシンもバンコマイシンも止めてみて、腎臓のほうにケアしてみる、というのはどうでしょうか」

この辺のコメントはむずかしいです。ややもすれば、相手のミスを指摘する、という構図になりがちです。

ですから、できるだけ論理的に「このような理由で問題になる可能性がありますよ」という説明を、ある意味わざと事務的にコメントしたほうがよいかもしれません。

❸ 相手のキャラによってはさらっと言ってしまうほうがよい場合も

もっとも、これも相手のキャラにもよりますし（キャラは大事でしたね！）、ケースバイケースというところもありますよね。人間関係が十分できていて、気心の知れた相手（研修医）であれば、

「バカヤロ！ 腎機能わるい患者にアミノグリコシドとバンコマイシン両方使うヤツがあるか！」

と、さらっと言ってしまったほうがよい場合もあります。こういう相手にくどくど説明するのは、慇懃無礼でかえって嫌らしいからです。

まあ、原則としては相手のミスと受け取られる事象については慎重なコメントをして糾弾調にならないように配慮するのが大切でしょう。

バカヤロ、と字で書くと結構きつい感じがしますが、人間のコミュニケーションの7、8割は

言語外のところに表れているのです。いわゆる、non verbal language ですね。きれいな女性にちょっと笑顔で、「バ・カ（^.^）」とか優しく言われると、どきどきしませんか（ほんとにバカですね）。

実際にぼくが体験したケースを、患者のプライバシーが守られるようにややフィクションの入った形で紹介しました。

ご覧いただいたようにコンサルテーション・スキルは複合的です。いままで学んだ多くのテクニックを複合的に、細かく使い分けるわけです。

また、コンサルテーション・スキルはコンテクスチャル（文脈次第）です。ある人にとって正しいスキルも、別の人には有効ではありません。このような微妙な使い分けが大事になるわけで、この辺は練習も必要でしょう。マニュアル本を読めば明日から誰にでもできる、というものではないことを理解してください。

ユーモアも大事ですが、この辺は勉強し過ぎないのも大事です。

Analyzing humor is like dissecting a frog. Few people are interested and the frog dies of it.

ユーモアの分析など、カエルの解剖みたいなものだ。ほとんどの人はそんなことには興味がないし、カエルは死んでしまう。

E.B. White

10 「正しい」コメントとは何か

今回は、こんなケースを考えてみましょう。

「ちょっとちょっと先生、こんなカルテ書かれたら困るじゃないか。どういうことなの？」
「いえ、でも先生、これが正しい抗菌薬の判断でして……」

ローテートしている後期研修医が他科の先生ともめています。いったい何が起きたのでしょう。
カルテをのぞき込んでみると、

「当科の推奨にも関わらず、主治医はバンコマイシンを継続と判断している」

と記載があります。ぼくはカルテを書いた後期研修医を呼んで、話を聞くことにしました。

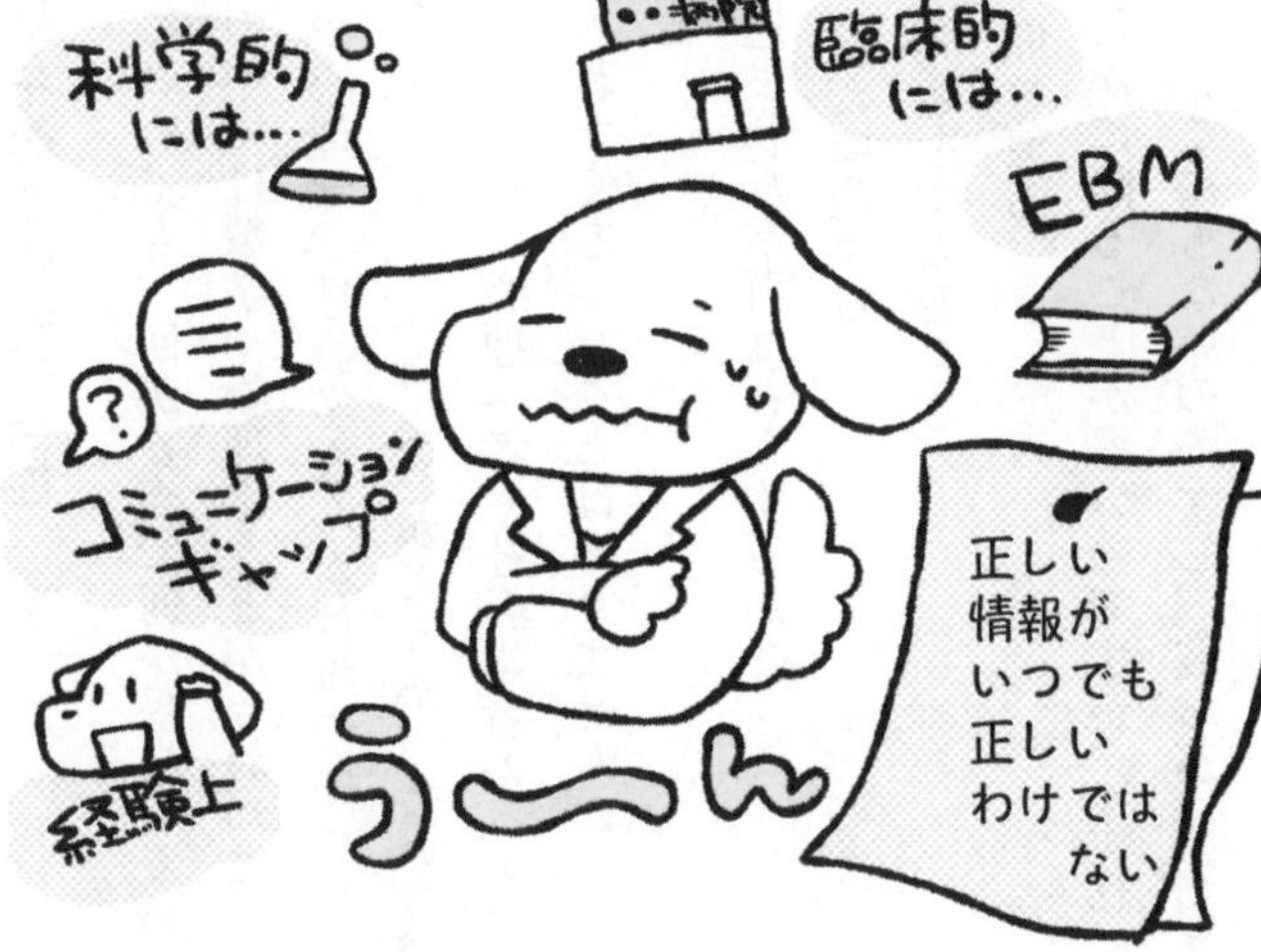

「先生、このカルテの記載、どう思う？」

「はあ、ただ、ここではバンコマイシンを用いるのではなく、リネゾリドを使ったほうが医学的に妥当だと思うんですが」

さて、この後期研修医は、どこで間違えてしまったのでしょうか。

正しいのに、間違っている

医学において、あるいは科学においても何が「正しく」何が「間違っている」かは、容易にはわからないところがあります。そのため、医療者同士のコミュニケーションもしばしば困難になります。

❶ 科学そのものの妥当性

科学においても、何が妥当で何が妥当でないかは容易に判定できません。

科学の中では数学や物理学などがきわめて「真実」に近いハードサイエンスです。一方、文化人類学や心理学、社会学なんかは世の中に重要な事物を扱いますが、その判定は質的、文脈的（contextual）です。「真実」かどうか、という議論の枠組みでは、うまく議論できないことも少なくありません。心理学者や社会学者の「主張」が科学的に妥当なの？ 本当なの？ という突っ込みを入れたくなったことはありませんか？

突っ込まれた学者はどうするか？

① 答えに窮する
② 問題をすり替える
③ 開き直る

のいずれかに陥ることが多いのですが、いずれにしてもこれらの学問が「真実」である保証は（ほとんど）どこにもないのですし、彼らが持論の正当性を主張すればするほど、皮肉なことにそのうさんくささは増してきます。

むしろ科学の妥当性は、反駁《はんばく》に対する謙虚な譲歩（concession）にあります。反論の存在を素直に認めるほど、その言説の科学性は逆説的に増していきます。

さて、ハードな数学や物理学が正真正銘の「真実」かというとそうではありません。平行する2本の直線は交わらない、という命題は「真実」めいていますが、それはあくまでユークリッド幾何学の範疇内での真実です。ニュートン力学という「真実」は相対性理論や量子力学の世界では真実ではなくなります。しかも、このことはニュートン力学が「間違っている」こととは、また意味が違うのです。

専門外の話を続けているとそろそろボロが出てくるので止めますが、要するに「ハードサイエンス」と言われている数学や物理学の分野でも絶対ひとつの真実というのは存在しない、あるいは存在することはきわめて困難なのです。

科学において「真実」とは得難いものであり、その点はハードサイエンス、ソフトサイエンスの違いはありません。両者の違いは、あくまで程度問題です。

したがって、科学的に「正しい」コメントを行う、というのは実はとても得難いものなのです。複雑怪奇な臨床現場では、なおさらにそうです。

② 臨床医学の妥当性

臨床医学における「ハード」サイエンスはランダム化試験に代表される「臨床データ」です。「この疾患には○○という薬が効く」とか「この治療法はこの疾患には効かない」という言い方には、多くの場合、背後に臨床試験という裏付けがついています。そして妥当性の高い臨床試験が存在しない場合、たとえば動物実験レベルのデータしかない場合、われわれはしばしば「エビデンスはないんだけどね」なんて言い方をするわけです。

しかし、エビデンスを用いる医療、EBMの実践は困難です(ただし、困難だから実践すべきではない、と主張しているわけではありません)。

EBMには5つのステップがあると言われますが、その「ステップ4」が実にあいまいなのです。

EBMの5つのステップをおさらいしますと、

① 目の前の患者にどんな問題があるかを見極める
② その問題を解決すると思われる情報を探す
③ 得られた情報が本当に正しいものかどうかを批判的に吟味する

④ その情報を目の前の患者にどう使っていくかを考える
⑤ これまでのすべての流れが適切であったかどうかを評価する

注目すべきはステップ④「目の前の患者にどう使うか」です。

ある「研究データがある」と「それを個々の患者に使う」の間には大きな深い溝があります。むずかしい言い方をすると、帰納法が正しいか、という問題です。

合併症を伴わない70歳以下の白人が大多数の臨床試験を、合併症ありありの85歳の日本人に用いることができるか……この判断には主観や主張、恣意が働きます。ぶっちゃけた話、個々の医療者の信念に依存します。

そうそう、ぼくは以前ある医師に、「先生はこの論文を信じますか？」という質問を受けてのけぞりそうになり、「論文とは信じるものではないと思いますが」という、いまから思い直すと少し大人げない返答をしたことがあります。多くの人は論文を吟味の対象ではなく、論文を信念の、場合によっては信仰の対象にしているのです。

多くの医療者は自分が支持する主旨をまとめた論文には大手をあげて賛成します。それに反する論文には「ランダム化が十分ではない」「患者数が足りない」などと難癖を付けようとします。

ぼくにもそういうバイアスは存在します。そのバイアスには自覚的であろうといつも努力しているのですが、完全に排除することができません。

「バイアス」というと論文内のバイアスがよく議論されますが、実は論文の外、「読み手のバイアス」も大事です。

この「読み手のバイアス」はあまり議論されませんが、排除不能な困難な障壁です。「いや、俺は公平中立に論文を読んでおり、恣意性なんて全然入っていない」と主張する医者がもしいたら、その人は嘘をついているか、自分を内省的に見つめることができない人なのだと思います。

いずれにしても、臨床のデータを現場で適用させるのはきわめて困難です。また、必要なデータはしばしば存在しません。

そのときに活かされるのが「経験」や「仮説」、あるいは「洞察」（アブダクション）です。日常医療では「エビデンスはないんだけど、この治療は効いているような実感がある」「この検査は役に立つ」と洞察する。それは、エビデンスがいいとか悪いとかとはまったく違うレベルで現前するひとつの武器です。こうした武器を無視したり、矮小に扱ったりするとやはり臨床はうまくいきません。

臨床現場において「エビデンスがある」「ない」といったエビ固めの議論が不毛で噛み合わず、しばしば非生産的なのは、このような科学や医学の不確実性を原因としているのです。

③ そして、コミュニケーション・ギャップ

そこで、出てくるのがコミュニケーション・ギャップです。

典型的なトラブルは、EBMに慣れた「プライマリ・ケア医」と専門医の主張の齟齬《そご》です。「エビデンスがない治療を推奨している経験至上主義の専門家」は、しばしば頭のよい研修医やEBM好きなプライマリ・ケア医から批判(場合によっては軽蔑)の対象になります。

この批判は妥当か?

そうですね、まあ、妥当なこともあるでしょうが、そうとも限らない。

彼の「経験的治療」が正しいと主張する(証明は、なかなかできません)ランダム化試験が10年後に出ないとも限りません。もちろん、20年、30年やっていてもまずいラーメン屋はあるわけで、「経験値」は価値のひとつではありますが、価値のすべてではありません。頑迷で不勉強な専門家が間違っている、というケースもあるでしょう。

わかりやすい例として、プライマリ・ケア医と専門医のありがちなコミュニケーション・ギャップの話をしましたが、ここでは「どちらのスタイルが正しい医療か」という議論をしたいのではありません。どちらの立場を取っても、究極的には、その正当性の証明はきわめて困難です。したがって、コミュニケーション・ギャップを解決する方法として、「より正しい主張をする」と

いう戦略は、効果的ではないのです。

もちろん、「この論文にこう書いてある」という戦略が功を奏する場合も結構ありますから、議論そのものに意味がない、なんて主張はしません。しかし、議論が成り立つのは、双方が同じ土俵に乗っているときだけです。双方が異なる土俵に乗って議論するのは、あたかもニュートン力学と相対性理論、量子力学のどれが正しいか、ユークリッド幾何学とリーマン幾何学のどちらが偉いか、を議論するようなものでしょう。

では、現場でどうするか？

さて、コむずかしい理屈はこのくらいにして、現場に戻りましょう。

「当科の推奨にも関わらず、主治医はバンコマイシンを継続と判断している」

とカルテに書いた後期研修医は、どこがまずかったのでしょう。

彼の見解では、「ぼくの主張が正しく」「相手の主張が間違っている」という観点でカルテを記載しています。しかし、本当にそうなのでしょうか。それを究極的に証明することはできません。

らです。

「正しい」「間違っている」という議論の方法は、科学の世界では確実妥当な方法とは呼べないか

また、百歩譲って彼の主張のほうが「正しい」としても、相手がそれを心から納得するとは限りません。たとえば、科学的なデータが存在しても、それを読んで解釈するのはあくまで恣意的な人間です。どんな雑なデータでも好意的に読むことは可能ですし、超一流誌『The New England Journal of Medicine』に掲載されている論文でも難癖を付けてこき下ろすことは、そんなにむずかしいことではありません。相手は（こちらから見ると）頑迷に、こちらの主張の正しさを断固として受け入れていない可能性だってあるのです。

で、このような見解の相違をカルテに記載しても、問題は一歩も前に進まない。場合によっては、カルテに「けちをつけられた」と心証を害する医者だっているでしょう。医者はプライドが高い人が多いので、文章で「間違っている」なんて書かれたらむかつく人だって少なくない。皆さんはそんなことはないですか。ぼくなら、カルテに「おまえは間違っている」なんて書かれたらたぶん、むかっとしてしまうでしょう。ぼくがやって欲しくないことは、たぶん、他人にもすべきではないのでしょう。

さて、ではどうしたらよいのでしょう。

❶ カルテには書かない

まずは電話、あるいは面と向かって相手とのコミュニケーション・ギャップを埋めにかかります。

「先生、お時間よろしいですか。実はこの患者の抗菌薬についてご相談があるのですが」

キーワードは「ご相談」。決して論駁や議論をふっかけるのではなく、あくまで患者の利益のために相談です。

どんなに意見の合わない医者とでも、ある一点では同じ方向を向くことができます。それは、

「患者がよくなること」

患者がわるくなってもいいや、なんて医者はさすがにいない(たぶん)でしょう。患者の利益のために、同じ方向を向きましょう、というメッセージを込めるために「ご相談」というキーワードです。

カルテにいきなり書いてしまうと、コミュニケーションは困難です。相手と会話をしましょう。会話であれば、相手の呼吸や声のトーン、体調や機嫌なども推し量りながらコミュニケーションを続けることができます。文章であるカルテでは、これはできません。

よく、ソーシャルメディアが「炎上」しますが、あれは表情や息づかいが見えない「書き文字」のコミュニケーションだから、という側面もあるのかもしれません。

❷ I（私）メッセージ

はい、すでに紹介しましたね。見解の相違が出た場合の必殺技、Iメッセージです。「ぼくはリネゾリドのほうがよいと思うのですが」というのと「リネゾリドのほうが正しいのです」とは大違い。

❸ 健全な concession

これも紹介しましたね。10を目指して0になるよりは、7を取ったほうが徳、と割り切る。こういう譲歩（concession）が大事です。

人間関係を切ってしまえば、相手の医者はあなたとは絶縁状態になり、その後もずっと間違った抗菌薬を使い続けるかもしれません。ひとつのケースでごり押しして、たとえそのときはあなたの主張が通ったとしても、今後出てくる何十、何百という患者が間違った治療を受けたのであれば、総合的には失ったもののほうが多いとは思いませんか。

われわれ臨床医はピュアな学者ではなく、医療の実践者です。観念論者ではなく、クールなリアリストなのです。

「わかりました。さしあたってバンコマイシンは継続として、明日クレアチニンが少しでも動いていたらリネゾリドに変える、というプランはいかがでしょう」

一流のコンサルタントと二流、三流との違いのひとつは、contingency plan、代替案の豊富さにあります。

ベストプランが使えなくても、二の手、三の手がどんどん提案できるのが、大事です。7つくらい出せれば、まあ、たいていの患者、ほとんどの主治医に対応できます。

主張をごり押しして玉砕するのではなく、相手の言い分もある程度認めて、それでも全体的には患者ケアに大きな支障がないように目指します。

さあ、後期研修医がカルテを書き直してあなたに見せました。

先ほどは大変失礼いたしました。お電話でご相談したとおり、以下のような提案を当科としてはしたいと思います。

提案1. バンコマイシンを継続し、腎機能のさらなる増悪時には速やかに抗菌薬の変更

提案2. バンコマイシンをリネゾリドに変更

現在、クレアチニン・クリアランスが30程度のご高齢の患者様であり、ここ数日増悪傾向にあります。一般的にバンコマイシンの腎毒性はそれほど強くありませんが、進行性の腎不全がある場合は、その限りではありません。したがって、腎機能には影響しないリネゾリドのほうが、この場合は妥当な選択だと当科は考えました。ただし、現在バンコマイシン継続で臨床的によくなっている、という先生のご指摘もごもっともです。そこで、代替案の提案2は、腎機能を十分にモニターしながら現行の治療を継続する、というものです。ご検討いただけますと幸いです。ご不明な点がございましたらいつでもご連絡くださいませ。

ずいぶんよくなりましたね。

どちらが正しいか、を議論してもコンサルテーションに利益はありません。すべての人が、それぞれの立場での「正論」を持っています。

そしてプロの世界はアウトカムがすべてです。結果を出せるような方法論を導き出すべきで、はじめに「方法論」ありき、ではだめなのでした。リアリストは結果を出すために全力を尽くすのでした。そのためには、譲歩も辞さないのです。

11 ときには攻めに出て

感染症科の後期研修医が、血液内科の先生と何やら議論しています。

「ですから、このような少量の抗生剤を使っていると、早晩耐性菌を作ってしまいます。できれば、量を増やすか、あるいはいっそ抗生剤を中止しては……」

「先生、でもこの患者の腎機能、見たでしょ。クレアチニンが上がっていて。もともとのミエローマ（多発性骨髄腫）で腎臓がわるいんですよ。これ以上抗生剤増やしたら、腎臓がずっとわるくなるかもしれないじゃないですか」

「しかし、β-ラクタム剤は腎機能を滅多にわるくはしないんですが……」

「先生、絶対ですか？ 絶対にそうでないと言い切れますか？」

「いや、絶対に、とか、そう言われると……」

結局、後期研修医はそのまま抗菌薬の変更には同意してもらえなかったようです。随分困った顔をしていますね。

「困ったなあ。この患者の緑膿菌。ものすごい耐性菌で、いまやピペラシリン・タゾバクタム（ピプタゾ）しか効果がある抗生剤がないんですよ。それなのに、主治医の先生はほんの少量のピプタゾしか使っていない。案の定、患者はよくなっていないし、血液培養はいつも陽性だ。これじゃ、患者もよくならないし、いまにピプタゾも耐性菌を作ってしまう。困ったなあ」

さて、こういうとき、有効なコンサルテーションとはどのようなことをいうのでしょう。

医療の裁量権、そしてプロフェッショナリズム

医療において、主治医の裁量権は十分に保証されています。チーム医療とはいっても最終的な決定権は主治医にあるのが通常です。したがって、コンサルタントと主治医の見解が合致しないときは、コンサルタントは主治医の意見を尊重します。これが、この業界のルールです。

しかし、主治医の見解が明らかに患者、もしくはその他にとって有害になる場合はどうでしょ

う。誤った判断に基づいて少量の抗生剤を使い続ける場合、これは耐性菌を増やす温床になりますから、褒められたプラクティスとはいえません。

一般に、主治医がどうしても、と主張するのならば、そこはコンサルタントのほうが折れるのがふつうです。医療においては何が正しくて何が間違っているか、というのはなかなか断言できるものではないのでした。「エビデンスに基づいた」治療は確率論的に「うまくいく可能性」を高めてくれますが、目の前のこのケースで成功することはまったく保証してくれません。逆に「エビデンスに基づく医療」がうまくいかないこともしばしばです。何の勉強もしていない医師の思いつきの治療で患者が治ってしまうこともめずらしくありません。

プロの世界は結果のみで評価されます。ある時点での医療判断が正しかったか、間違っていたか、やってみないとわからないことはあるのです。

したがって、「ぼくのほうが正しい」的な主張は、結果でもって覆される可能性があります。いや、ずっとやっていればいつかは必ず覆されるでしょう。

3割バッターでも上出来、のスポーツ選手であれば、失敗（アウトや敗戦）も折り込みずみで、そのうえでの「大選手」という評価をもらえますが、医師の場合は必ずしもそうではありません。一期一会のクライアントであるコンサルタ一の治療がうまくいかない場合、あなたは「三流」のレッテルを貼られてしまうかもしれません。

確率論の世界に結果論だけを持ち出されても、ずいぶんと理不尽な話ですって？　そのとおりです。この世の中の事象のほとんどがそうであるように、コンサルテーションの業界は理不尽なのです。しかし、理不尽な世界をいくら嘆いても、世の中は合理的にはなりません。嘆いたからといってコンサルテーションのレベルが上がるわけでもありません。

他人を変えるのはきわめて困難で、それに比べれば自分が変わるほうがずっと簡単です。相手が理不尽な絶対主義者で医学の世界は非情なまでに確率論者です。では、ぼくたちはどう折り合いを付けたらよいのでしょう。

もっとも重要視すべきものは何か？

もちろん、こういうときに使えるスキルはすでに何度も紹介しました。たとえば、Ｉメッセージ。

「たしかに、保証はできません。しかし、ぼくだったら抗菌薬を増やすと思います」

といった「私の」メッセージとして伝えれば、そこには誤謬《ごびゅう》はありません。だって、ぼくがそう思っているのだから。相手に共感を示し、ある程度の妥協をし、うまく折り合いを付けることも大事です。

しかし、質の高いコンサルタントとは、単に人当たりのよい世渡り上手な人間を意味しません。人間関係はとても大事ですが、それは一義的に大事なのではなく、仕事をうまくやっていくうえで人間関係が良好なほうがより有利だからです。ヒューマニスティックに「人間関係を良好に」する必然性は、プロの世界ではありません。

そんなの、医療倫理的ではない？ あるいは良識の徒としてはどうか？ そういう疑問も湧いてくるかもしれません。しかし、内輪の良識は外部にとっての不義理のもとです。

国家公務員が書類をなくしたり、改竄《かいざん》したり、急に「記憶がなくなったり」する事例が続出していますが、彼らは別に極悪非道の悪漢ではありません。しかし、同僚や上司に迷惑をかけたくない、家族を路頭に迷わせたくない、といった常識的なヒューマニズムが自然に働き、それがあのような作用をもたらしたのでしょう。

しかし、内部に対してヒューメインになってしまうと、ユーザーである外部の人間は大いに迷惑します。ある行為を善悪やヒューマニズムで議論するとき、このようなリスクがあることをぼくたちは常に厳しく見据えておく必要があります。

役人で言うならば、「省益よりも国益」であり、内向き視線ではなく、外的にものを見なければならないのです。コンサルタントであれば、患者の利益が最重要課題です。だれが主治医であっても関係ありません。主治医のご機嫌は、はるかに下位に属する概念です。

病院内での人間関係を良好に保つのは、良好な医療サービスを提供する、という大義のための手段に過ぎません。決して目的ではないのです。そして、なれ合いの内輪の人間関係が診療の質を低下させ、外部（患者や社会）に有害である場合、勇気をもってこの人間関係の重要性を少し下げる覚悟を決める必要も出てくるのです。それをしないから、（日本のあちこちで起きている）組織の堕落が起きるのです。

勇気と理性を持ち、ときには強気で問題に対峙する

今回のケースでは、患者は中途半端な抗菌薬を与えられ、生命の危険があります。多剤耐性の緑膿菌がすでに生じており、血中濃度の低い抗菌薬はさらにその耐性を広め、それが伝播すると他の患者の予後もわるくなります。病院に耐性菌が蔓延すると、将来の患者のケアにも支障が生じます。そう、ここでは病院内の「人間関係」よりも重要な事態が起きているのです。プロとして、勇気をもって、しかし理性を保った形で問題に対峙しなくてはなりません。

勇気と理性。これこそがプロのコンサルタントたるうえで最上級のキーワードなのです。

繰り返します。コンサルタントにとって一番重要なのは、勇気と理性です。そして人間関係は大事ですがあくまでも手段であり、目的ではありません。人間関係の維持がより重要な外部に対するアカウンタビリティーを低下させる場合、人間関係は最優先に守られるべき事項ではないのです。

では、このケースでコンサルタントがどのように対応したのか、実際に見てみましょう。

「こんにちは、A先生。さきほどはうちの部下が失礼いたしました。いま、ちょっとお話ししても大丈夫ですか」

「ええ、いいですよ。でも、抗菌薬についてはすでにお話ししたとおりです」

「はい、すでにこの患者についてはうかがっています。先生は、この患者の腎機能が心配なんですよね」

「そうですよ。腎機能はすでにわるいんです。これ以上わるくなったら困るでしょ」

「まったくそのとおりですね。ところで先生、腎機能を保持するのはどうしてですか？」

「○○（患者）さんの治療のためです」

「そうですよね。ぼくもそう思います。しかし、もし中途半端な量の抗菌薬を使って患者が感染症のためにわるくなったら、それはそれで患者の予後はわるくなります。敗血症はしばしば臓器障害を伴い、しばしばその臓器は腎臓だったりします。それは先生の望むところではないのではないでしょうか」

「まあ、たしかにそうなんですけど。でも、この患者はすでにターミナルなので、もし感染症が増悪したら、そこで治療をギブアップすることに決めているのです」

「なるほど、患者はターミナルだから、絶対的な治癒は意図していないのですね。ならば、腎機能の保持もことさらに固執する必要はないのではないでしょうか。腎機能は守りたいが、患者の生命は妥協する、というのもおかしな話だと思いますよ」

「うーん。それはそうですが、でも、何かをやってわるくなるより、何もしないでわるいほうが……」

「はい、気持ちはよくわかります。ぼくが主治医でも同じように考えるでしょう。ただし、それはあくまで他の問題がない、と仮定した場合のみです」

「他の問題？」

「そう、耐性菌の問題です。すでにこの患者、ものすごく耐性のある緑膿菌を定着させています。今のような抗菌薬の使い方だと、ますます耐性は広がるかもしれません。そして、その菌は同じ病棟の、先生がケアされている他のがん患者にも伝播するかもしれません。そのようなリスクを凌駕《りょうが》するくらい、他の患者を危険にさらしてまで、この患者の腎機能は大事ですか？」

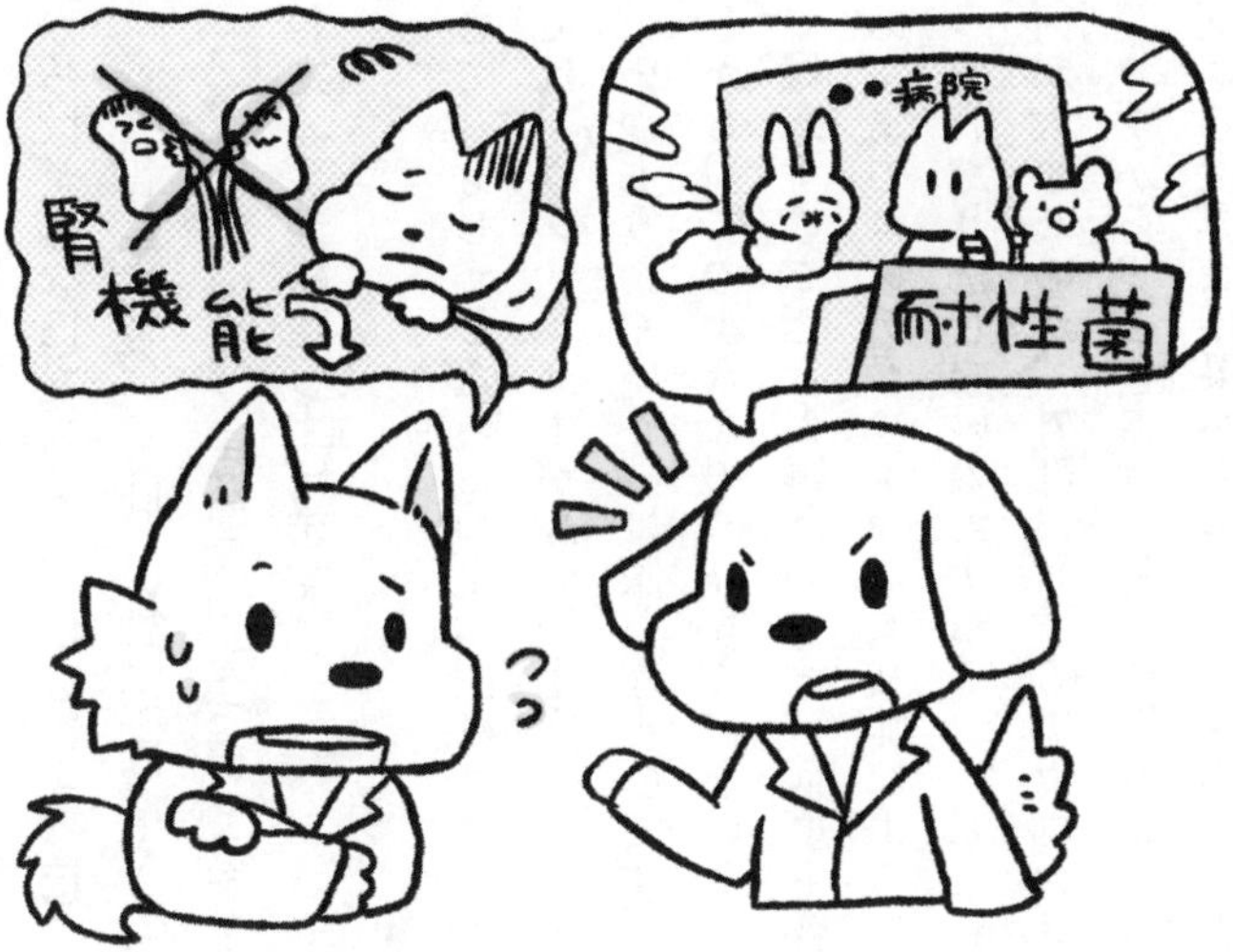

「うーん」
「でも、ぼくの経験だと、いまの抗菌薬を増やしてもそんなに腎機能はわるくならないと思うんですよ。同時に、このままの抗菌薬だと耐性は確実に増えます。少なくともそのリスクは十分現実的です。たしかに、ぼくもみすみす患者の腎機能をわるくしたい、なんて思ってはいませんが、しかし、みすみす他の患者が危険にさらされているのを看過するわけにもいきません。その点はご理解いただけますか?」
「ええ、それはわかります」
「どうでしょう。もしこの患者が完全にターミナルで、これ以上感染症と闘わない、というのならいっそ抗菌薬を止めてもいいかもしれません。それなら、腎機能は担保できます。もし、ターミナルであっても今の感染症とは闘う、というのであれば、今の抗菌薬を増やしてみたらどうでしょう。いずれにしても、先生の目指されているゴールからはそんなにかけ離れていないように、ぼくには思えるのですが」

「……わかりました。では、抗菌薬は増やすことにします」

「そうですか。長らくお時間いただいてありがとうございました。またフォローして、何かありましたらご連絡差し上げます」

さて、もしかしたらこの主治医は完全には納得していないかもしれません。コンサルタントとしては、コンサルターが高い満足度でこちらの推奨に賛成してくださるととてもうれしいのですが、いつもうまくいくとは限らないのです。

しかし、このようなのっぴきならないケースでは、ある程度強気で、より重要な大義を優先させて対応することも大事なのです。何度も繰り返してきたように、コンサルテーション・スキルはあくまでコンテクスチャル（文脈による）ので、ある単一の方法論がいつも正しかったり、間違っていたりはしないのですね。

何が大事なのか、外部に対するアカウンタビリティーを考慮して判断することが大事になります。ですから、ときには、強気に出ることも大事になるのです。

プロの世界は結果が大事。理念で頭でっかちになっていると現場では役に立ちません。最後に、このような言葉を。

An idealist is one who, on noticing that a rose smells better than a cabbage, concludes that it will also make better soup.

観念論者とは、バラがキャベツより香りがよいと気づくとすぐ、スープもバラで作ればもっとおいしくなると結論づける人のことだ。

H.L. Mencken

12

判断の根拠はどこにおくか

「岩田先生、見ましたか？」

「なんですか、古利屋先生」

「この新聞の新刊広告ですよ。ほら、インフルエンザワクチンなんか効いてたまるか！っていうタイトルが出てるじゃないですか」

「あっ、本当だ。全然気がつかなかった」

「先生、いつも一所懸命インフルエンザワクチン打ちましょう、って勧めているじゃないですか。こういう本が出てるんですけど、どうなんでしょうね」


さあ、こういうときはどのように対応したらよいのでしょう。

正しい、正しくない

古利屋英和《こりやえいわ》先生が、新聞の切り抜きを持ってきました。インフルエンザワクチンなんて効果がない、使用してはならない、という主張を述べた本の宣伝です。古利屋先生はとくにこの本が素晴らしい、と考えているわけではなく、純粋にぼくが言っていることと本のタイトルが乖離しているので、「どうなんだろ」と疑問に思ったようなのです。

ある事象が正しいか、正しくないか。これを何千回議論しても、医学の世界では不毛です。この話は何度かしました。

何しろ、医学の進歩は劇的です。昨日までは全然だめだと思っていた治療が、明日はスタンダードの治療になり、それは5年後には時代遅れの治療になっていたりします。「真実」はコロコロと変遷し、本当に何が正しいかはわかりません。

ワクチンの効果についても同様です。ワクチンが効く？ 効かない？ 問題はよく紛糾しますが、簡単な問題ではありません。

まずは、議論の整理を

① 効果とは何なのか？

そもそも、「効果」とは何を意味しているのか？ 発症を抑えることか？ 重症化を防ぐことか？ 二次性肺炎を防ぐことか？ 入院を減らすことか？ 死亡率を下げることか？ あるいは医療費を下げることか？

このように、一言で「効果」といっても、たくさんの観点から議論できると思います。たとえば、ぼくが「効く」と主張して、別の人が「効かない」と主張するワクチン（あるいはすべての治療法）において、その「効く」の意味が噛み合っていなければ、議論は空回りですね。

次に、「誰に」対する効果を議論しているのでしょうか。小児でしょうか。健康な成人でしょうか。高齢者でしょうか。臓器障害を有する人でしょうか。相手が誰かが異なると、やはり議論は噛み合いません。

たとえば、小児に対してはインフルエンザワクチンは「発症」を少なくすることができますが、「重症化」「死亡率」にはあまり寄与しません。何しろ、ほとんどの小児はインフルエンザになっても死にませんから。もともと死なない病気の死亡率は、何をやっても簡単には下がらないのです。当たり前ですね。

Rolfes MA, Flannery B, et al. Effects of Influenza vaccination in the United States during the 2017–2018 Influenza season. Clin Infect Dis. 2019 : 69(11) : 1845–1853.

一方、高齢者に関しては、「発症率」はそんなに下がりませんが、「死亡率」を下げることが期待されています。高齢者はワクチンで刺激されても小児ほどガツンと免疫賦活能力がないので、「発症」はそれほど減らない。けれども、インフルエンザの合併症で一番死にやすい人なので、それにワクチンで対抗することができるのです。

Nichol KL, Nordin JD, et al. Effectiveness of influenza vaccine in the community-dwelling elderly. N Engl J Med. 2007 : 357(14) : 1373–1381.

基本的にワクチンというのは自分の免疫能を利用した疾病対策なので、「ワクチンの恩恵を受ける人ほどワクチンが効かない」という本質的なジレンマを抱えているのです。

②「効果」の線引きをどこで行うか？

さらに、「効果がある」をどのあたりで線引きするかは重要です。100％効果がある医療など、この世の中にはほとんど存在しません。

何人治療すると1人の治療効果が得られるか、という指標をnumber needed to treat（ＮＮＴ）と言います。たとえば、心血管イベントのあった患者にスタチンでＬＤＬを下げようとするわけですが、そのときの10年間のメジャーイベントを予防するためのＮＮＴは38.7 mg/dL低下分で、33～100人です（ただし、ＬＤＬの下げ幅によります）。

Soran H, Kwok S, et al. Evidence for more intensive cholesterol lowering. Curr Opin Lipidol. 2017：28(4)：291–299.

そうすると、心血管イベントがあれば予防にスタチン、と思っていても、実は数十人、場合によっては100人も治療しないと次の10年のイベントを予防できないのですね。案外、小さな利益となります。

ぼくは先日、抗酸菌の皮膚感染を起こした患者を診ました。90に手が届こうかという高齢男性です。狭心症をお持ちでしたが、感染治療にクラリスロマイシンを使っていたので、スタチンを中止しました。併用すると横紋筋融解症のリスクが増すためです。

Patel AM, Shariff S, et al. Statin toxicity from macrolide antibiotic coprescription: a population-based cohort study. Ann Intern Med. 2013: 158(12): 869–876.

クラリスの使用期間は6か月。

このイベントをどう考えるか。いろんな専門家の意見を聞くと、様々でした。やはりスタチンを併用すべき、という循環器の専門家もいましたし、そんなの無意味だ、という方もいました。みなさんだったら、どう考えます？

このように、ある治療が効果があるかないか、という判断は、同じデータを手にとっていても逆になることはよくあります。数字の判断はあくまで恣意的ですからね。コップ半分の水を、「半分も入っている」と考える人もいれば、「半分しか入っていない」と考える人もいるように。

③ 信念によるバイアス

最後に、信念の問題があります。人間には必ずバイアスがあります。ある「客観的な事実」を中立的に見ようと思っても、ぼくたちの「信念」を抜きにすることは不可能です。

多くの医学論文は、ランダム化や盲検化など、いろいろな工夫をしてバイアスを解除しようと努力します。

しかし、本質的に医学論文からバイアスを全部排除するのは不可能です。それは、「読み手のバイアス」があるからです。これを排除するのは、100％不可能です。

もし、読み手があるAという治療に対して絶対の信頼を置いていたとしましょう。その治療法を否定する論文が出たとき、彼はどうするでしょうか。「患者数が足りない」「inclusion criteriaが甘過ぎる」「治療効果判定のここがよくない」とあれやこれやの欠点を見つけ出し、この論文は無効であると主張するかもしれません。そういう目で見ると、どんなに優れた論文であっても、あれこれ欠点をあげつらうことができるものです。

逆に、Aという治療を支持する医師は、そういう論文を歓迎するでしょう。そして、反論に対しても「いや、患者数は十分だ」「inclusion criteriaも大丈夫」とサポートに回るかもしれません。そして、反証する論文が出たら、今度はこの医師が重箱の隅をつつきまくり、あらゆる欠点をあげつらって、この論文をこき下ろすのです。

ある論文を精読する「ジャーナルクラブ」は医学の知識をブラッシュアップするのにとても有用なプラクティスですが、あまりやり過ぎると、やたらと揚げ足取りをしたがる嫌らしい人間になっていきます。やり過ぎには要注意ですね。

このように、ある命題に対して賛成派と反対派、プロ（pros）とコン（cons）が生じることは、医学の領域に留まらず、あらゆる業界に言えることです。しかし、双方のどちらが正しいかは、究極的にはわからないのです。

では、どうしたらよいか

ひとつは、**謙虚になる**ことです。

自分の言説がいつも必ずしも正しいかどうかはわかりません。仮にいま正しい（と思われる）ことも、10年後も正しいかどうかはわかりません。

医療者は朝令暮改でも構いません。新しい事実が見つかったら、しなやかに意見を修正して、その時点でのベストの医療を模索するしかないのです。20年間同じことを首尾一貫して主張している、というのが正しいとは限らないのです（もちろん、間違っているというわけでもないのですが）。

もうひとつは、**調べ直す**ことです。いくら専門家であったって、この世にあるすべての論文を読みつくすことなどできるはずはありません。読み落としの可能性は必ずあります。あなたが主張している治療法とは違うオプションが生まれている可能性もあります。もし、反駁する主張が出てきたら謙虚にそれを受け止め、本当にそうであるか確認作業をしないといけないでしょう。

「セファロスポリンは腸球菌には効かないよ」

「え？ でも先生、この本にはスルペラゾン（セフォペラゾン・スルバクタム）は効くって書いてありますよ」

「何？ そんなわけないだろ！ お前が読む教科書間違えたんだ」（ぷんぷん）

はい、実はこの研修医の言うことは正しくて一般的には腸球菌には効かないセフェム系抗菌薬も例外があるのでした。専門家といえどもこのような知識はこぼれ落ちてしまうことがあります。

「本当？ 見せて見せて。あれ、まじかよ。そんな話、初めて聞いたわ。ありがとう。勉強になったよ」

と答えたとしてもあなたのプロとしての信用性は少しも落ちません。間違えることは恥ずかしくない。間違いを頑なに認めようとしない頑迷さこそが、恥ずかしいのです。

次に、議論を明確化します。相手は誰のどの治療のどの効果の話をしているのか、厳密に検討します。「また聞き」で得た情報ではこのような重要なポイントが抜けてしまっている可能性があります。新聞のチラシだけでは、その著者の本当の主張もわからないかもしれません。議論が明解になっていないうちは、むげにその主張を否定したり批判したりもしないほうがよいでしょう。

相対主義にも、原理主義にも陥らず

あまり、わからないわからない、と言っていると「この世のことはどうせすべてわからないのさ」という悪しき相対主義に陥ってしまいます。このようなニヒリズムは医療現場ではとても危険で、やる気をなくしたり質の低い医療を提供するエクスキュースになりがちです。

「先生、たしかにインフルエンザワクチンは完璧ではないと思いますよ。けれども、全然効かない、という主張も必ずしも妥当ではないかもしれません。いま手持ちのデータを全部合わせると、やはりワクチンは打ち続けていくのが、少なくとも適応のある人には薦めていくのが妥当だと思いますけど」

「そうですか、岩田先生ならそう言うと思ってました」

健全なコンセッションは常に必要です。が、明らかに自分のいまのプラクティスを揺るがす事象以外の場合、そういう欠点や問題点を噛みしめたうえで、ちゃんと推奨事項を申し上げなければなりません。これがコンサルタントにとって必要な態度です。

原理主義的発言は基本的に間違いです。

「インフルエンザワクチンは絶対に効く」

「インフルエンザワクチンは絶対に効かない」

両方とも同じ根拠で間違っています。医学が不確定要素を多分に含むあいまいさを内包する学問であることはすでに確認しました。その曖昧な世界の中で、確信犯的に物事を断言してしまうのは危険な態度です。そのような原理主義的な発言をしているヒトを、ぼくは基本的に信用しません。

結果的に彼（彼女）の言っていることは正しい可能性はあります。しかし、それはたまたま偶然正しかったに過ぎず、誤った根拠に基づいた「まぐれ」に過ぎません。ルーレットで赤に賭け続ける人をわれわれはギャンブラーと呼びますが、決して医者とは言わないのです。

それでも、議論になったら

原理主義者ははじめに結論ありきの確信犯なので、ぼくはこういう人たちとは議論をしません。どうせ「ああ言えばこう言う」結論ありきの人たちなので、何を言われても自分たちの信念を貫くだけなのです。時間の無駄になる可能性が高いです。

ただ、どうしても必要なとき、たとえばぼくに関連する診療で障害が生じる場合（具体的には、直接抗議された場合など）には反駁するしかありません。

原理主義者は論理的なものの考え方ができない人が多いので、議論に打ち勝つことは簡単です。議論をしなければならないときは、さくさく、っと論破してしまうのが勝ちです。あまり長く議論を引きずるとあなたの診療時間や大事な時間が割かれてしまいもったいない。相手の間違った論拠をわかりやすく指摘し、あとは逃げてしまえばよいのです。

このとき有効なのは、相手の理論をそのまま使って論破することです。これなら、相手には反駁不可能で短期決戦に持ち込めます。

「インフルエンザワクチンはすべての人に効くとは限りません。だから、打ってはいけないのです」

「そうですか。では、ある一定の人には効くのだから、打つという選択肢があってもいいのですね」

「いえ、打ってはいけません。副作用の懸念もありますから」

「なるほど、副作用は何％で出るのですか。予防できる患者の数よりも少ないのですか」

「……」

「貴重なご意見、ありがとうございます。時間もおしているのでぼくはこれで失礼します、では」

効果的な議論とは、合気道のようなものです。相手の力を利用して、投げる。相手の論拠そのままにひっくり返せば、確実に勝てます。でもまあ、原理主義者とは議論しないほうが気分はよいですけどね。

As rare as a fundamentalist who loves his enemy.
汝の敵を愛する原理主義者ほど見出しにくいものはない。

詠み人知らず

13 レアケースの扱い方　そして部下への態度

経験主義の危うさ

現代医学の進歩と情報の多さは驚くばかりです。どんなに自分の領域に精通している人であっても、その領域のすべての論文を読破し、記憶し、把握することなどとても不可能です。とくに危険なのが、ある程度ベテランになってしまった後のことです。

場数を踏んでしまうと、経験値のみでその場をしのぐことができるようになってきます。これが、経験主義を生みます。勉強しなくても、なんとかなる（ように見える）からです。

しかし、自分の判断が本当に正しいのかどうか、教科書や論文を開き直して改めて再検証する必要があるかもしれません。意外に知らなかったこと、忘れていたこと、思い違いをしていたことも多いのです。

かくいうぼくも、長いこと勘違いをして理解していた事物など多く、教科書を読み返して冷や

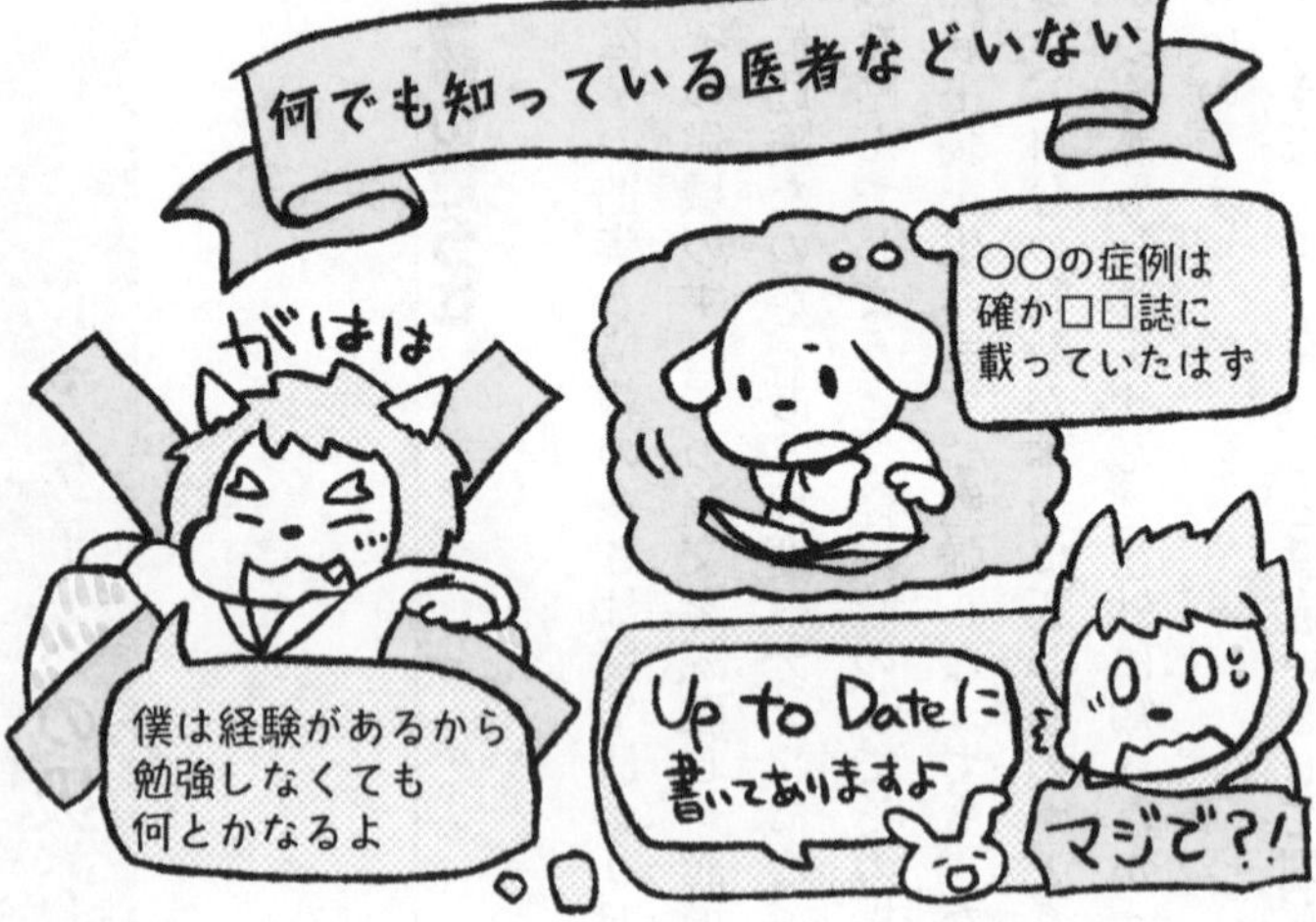
何でも知っている医者などいない
○○の症例は
確か□□誌に
載っていたはず
がはは
僕は経験があるから
勉強しなくても
何とかなるよ
Up to Dateに
書いてありますよ
マジで?!

汗が出ることはあります（しょっちゅうあります）。

また、まれな事象にも要注意です。自分が経験したことがない、あるいははるか昔に1回経験しただけ、のようなレアケースです。

この場合、普段しょっちゅう経験しているものとは違うので、扱いはむずかしい。経験主義が通用しない。教科書で読んでいたり、学会の講演である程度の知識は得ていたとしても、その知識は反復練習（経験）によって強固なものになっていません。いわゆる「うろ覚え」の状態であることが多いのです。

うろ覚えの知識は必ず文献で再確認

先日、細菌性髄膜炎の患者のことで小児科のドクターから相談を受けました。耐性肺炎球菌で、ペニシリン耐性があるのみならず、小児科医が使い慣れているカルバペネムにすら耐性があったのです。質問は、クロラムフェニコールを使ってもよいか、というものでした。感受性を調べたら、この抗菌薬に対してはＯＫでしたので、そう言います。

「はい、クロラムフェニコールは細菌性髄膜炎にはいい選択だと思います。髄液移行性も抜群で、β-ラクタム薬にアレルギーのある患者の髄膜炎ではファーストチョイスにしている国もあるくらいです。クロラムフェニコールは静菌性の抗菌薬で、一般的には静菌性の抗菌薬は髄膜炎のような重症感染症には用いるべきではないのですが、クロラムフェニコールだけは例外でして、髄膜炎のときは肺炎球菌などには殺菌的に作用するようなのです」

と、これがぼくの説明でした。相手の質問に明解に答え、その根拠も説明し、ぼくのコンサルタントとしてのミッションは大過なく終了、と思っていました。

がしかし、これが甘かった。ぼくは大失敗をしてしまったのです。後で部下から、驚愕の事実を教えてもらったのでした。

「岩田先生、調べてみたら、クロラムフェニコールの治療効果は、ペニシリン耐性肺炎球菌のときにはわるいんだそうです。大丈夫でしょうか」
「ええ？　本当？　どこにそんなこと書いてあるの？」

にわかには信じがたいどんでん返しで、ぼくはそのデータの出典を問いました。出典の甘い「ガセネタ」は臨床現場では普遍的に存在します。「誰かが言っていた」からやっていた治療が、実はなんの実証もない空虚な根拠からなっていることもめずらしくありません。たとえ「教科書」であってもいい加減なことを書いてあることも多いのです。にわかには信じがたいこの情報に、ぼくはまず疑いの目を向けてみたのでした。
「ほら、UpToDateにもそう書いてありますよ」

指導医殺すに刃物は要らぬ、UpToDateを読めばよい。便利な情報検索ツールが普及し、誰でも簡単に臨床上有用な情報を入手することができるようになりました。とくに、定番ツールのUpToDateは便利です。指導医がいい加減なことを言ってもすぐに研修医が看破して、「UpToDateによると、先生がありえないとおっしゃっていた○○

病の血液検査所見でも、△%の患者では見られる、と書いてありました」などと鬼の首でも取ったかのように報告してきます（涙）。

件のクロラムフェニコールの部分は、こう書いてありました。

Chloramphenicol (1g intravenously every six hours) has been used in patients allergic to penicillin and cephalosporins. However, many penicillin-resistant strains are also somewhat resistant to chloramphenicol killing (despite in vitro tests that show inhibition) and treatment failures of meningitis due to penicillin-resistant S. pneumoniae have occurred when chloramphenicol is used. One series evaluated 25 children with pneumococcal meningitis who had in vitro sensitivity to and were treated with chloramphenicol; 20 (80 percent) had an adverse outcome.

〔Pneumococcal meningitis in children. UpToDate より。最後に検索したのは２０１９年９月12日〕

つまり、クロラムフェニコールは髄膜炎に利用できていたが、ペニシリン耐性肺炎球菌（現在ぼくたちが直面している菌です）ではクロラムフェニコールも効かない可能性がある、というものでした。

UpToDateには便利な機能があり、引用文献の番号をクリックすると元文献の抄録を読むことができます。確認のためにこれも読みます。なんと一流誌『Lancet』に掲載された論文ではありませんか。読んでいなかったとは恥ずかしい限り。

Failure of chloramphenicol therapy in penicillin-resistant pneumococcal meningitis.

Friedland IR, Klugman KP

Lancet. 1992: 339 (8790): 405-408.

First-line therapy for meningitis is often penicillin plus chloramphenicol. Penicillin-resistant Streptococcus pneumoniae (PRSP) infections are increasing world wide, but the efficacy of chloramphenicol for PRSP meningitis is unknown. We therefore prospectively assessed children with pneumococcal meningitis treated with penicillin plus chloramphenicol over 27 months to compare outcome of penicillin-susceptible S pneumoniae (PSSP) meningitis with that of PRSP meningitis. 68 children with pneumococcal meningitis who survived 24 hours were evaluated, of whom 25 had chloramphenicol-susceptible PRSP meningitis that was treated initially with chloramphenicol. 20 (80%) of these 25 children had an unsatisfactory outcome (death, serious neurological deficit, or poor clinical response). By contrast, 14 (33%) of 43 children with PSSP meningitis (treated with benzylpenicillin) had an adverse outcome (p less than 0.001). Despite similar zone sizes on antibiotic disc testing (indicating chloramphenicol susceptibility) the chloramphenicol minimum bactericidal concentrations (MBCs) of PRSP isolates were significantly higher than those of PSSP isolates. The higher chloramphenicol MBCs resulted in borderline cerebrospinal-fluid bactericidal activity in many cases of PRSP meningitis and frequent treatment failure. Current definitions of chloramphenicol susceptibility of S pneumoniae may be inappropriate for management of pneumococcal meningitis. We suggest that chloramphenicol should not be used for the management of PRSP meningitis; alternative agents, such as third-generation cephalosporins, are more appropriate.

通常用いられている感受性試験でクロラムフェニコール感受性であっても、ペニシリン耐性肺炎球菌に対してはペニシリン感受性のある肺炎球菌に比べてクロラムフェニコールの効果は小さい、という内容です。たしかに、小さな後ろ向きのスタディーで方法論的にはケチをつけることは可能です。しかし、ここでクロラムフェニコールをペニシリン耐性肺炎球菌に用いるのは必ずしも得策ではないことは十分に示唆されたのでした。

慌てて件《くだん》の小児科医に連絡し直し、情報を修正しました。

「先ほどはクロラムフェニコールでの治療を推奨しました。しかし、ぼくたちもクロラムフェニコールの使用経験は少ないので再度調べ直したところ、○○という文献があり、ペニシリン耐性肺炎球菌の起こす髄膜炎に対しては必ずしもよい選択ではない、ということがわかりました。推奨が二転三転して申し訳ございませんが、以下のように推奨薬を変更したいと思います……」

といった記載をカルテに書き直しました。

勤勉な研修医の言うことにはよく耳を傾ける、ただし鵜呑みにしない

さて、このケースにおいては、いくつかの教訓が残されました。成功したケースから学ぶことはそれほど多くはありませんが、失敗したケースからはたくさんの学びを得ることができます。うろ覚えの知識は必ず文献で再確認です。とくにまれな事象、滅多に使わない薬などについては、再確認を繰り返すことが大事です。このエピソードは２００８年の頃の話ですが、その後も似たような失敗は何度もありまして、ぼくは部下の「UpToDate によると……」は恐れおののきながら素直に聞くことにしています。もうひとつの教訓。勤勉でよく勉強している研修医の言うことにはよく耳を傾けることも大事です。感謝の気持ちを表現することも大事です。もっとも、鵜呑みにしないのも、やはり大事なのですが。

UpToDate はシンボリックな存在でして、指導医と研修医の知識差を飛躍的に埋め、それをときにひっくり返すにいたる事態が生じることがあります。

別にがっかりする必要はありません。研修医が勤勉にあなたのためにたくさんの情報を持ってきてくれると思って歓迎するほうが得策です。頑迷に「あんなアメリカの教科書の言うことを信じるのか」とか、「俺に楯突くな」的なコメントをして研修医をがっかりさせていませんか？

研修医を叱ったり、怒鳴ったり、おちょくってもかまいませんが、**がっかりさせることは御法**

度です。あなたは貴重な情報源を失い、さらに最新知識から取り残されてしまう悪循環に陥ってしまいます。

医療情報が爆発的に増大している21世紀の現在、「何でも知っている」医者などいないのです。知らないことがあったからといって恥ずかしいことなどありません。自分の無知を認めようとしない、頑迷さこそ恥ずべき態度なのです。

14 知らないことを知ること

ケース　後期研修医から「ご報告」

「循環器内科からの紹介で、ＣＲＰが上がっている、という理由で紹介されました。全身状態は安定してますし熱もありませんから、さしあたって経過観察でよいと思いますが」

「あれ？　でもみてごらん。この患者の温度板、体温が34℃しかないよ。低体温だよ。なんでだろ」

「え？　あ、そういえばそうですね」

「冬場のホームレスが入院してきたその日、というならともかく、入院して2週間の患者が、いままでなかった新規の低体温はおかしいよ。理由があるはずだ。患者、見に行こうか」

結局、この患者は院内肺炎を起こしていることがわかりました。あやうく見逃しをするところだったのです。高体温の感染症も怖いですが、低体温の感染症はもっと怖いのです。

後期研修医の「ご報告」は鵜呑みにしないのが鉄則です。とくに研修医が「大丈夫」と言っているときは要注意。研修医が「大丈夫」と自信を持って言うときほど、おっかないことはないのです。まさに、

> 「相手が勝ち誇ったとき、そいつはすでに敗北している」
>
> **ジョセフ・ジョースター**
>
> 〔荒木飛呂彦：「ジョジョの奇妙な冒険」、集英社より〕

なのです。

部下は優秀でなくてもよい

> First-rate people hire first-rate people; second-rate people hire third-rate people.

一流の人は一流の人を雇う。二流の人は三流の人を雇う。

Leo Rosten（アメリカの作家）

部下は優秀なほうがいいに決まっています。優秀な部下ばかりを揃えておけば、あなたはのんびりあぐらをかいていてもきちんと仕事をしてくれるはずです。もっとも、あんまりぼんやりしていると寝首をかかれたりするかもしれませんが（笑）。下剋上と謀反は世の常です。

しかし、常に最優秀な部下を入手できるとは限りません。部下がたとえ二流であってもいいのです。どのみち、欠点のない人間など存在しないのですし。ぼく自身もそうですが。

できのわるい部下を持つことはある程度上司の喜びといえます。

何しろ、彼、彼女は**あなたの手で**伸ばすことができるのだから。

自分の下で成長していく部下の姿をみる快感。これは一度味わったらやめられません。

逆に、持ちたくないのはできのわるい上司です。これは、はっきりいってどうしようもありません。え？　おまえがそのできのわるい上司だ？　やれやれ、そんなことは言われたくないものですよね。

コンサルテーションを委託する

部下、とりわけ後期研修医にコンサルテーションを肩代わりさせている先生は多いのではないでしょうか。

理由はいくつか考えられます。たとえば、後期研修医に対する教育効果を期待して、とか。しかし、本音のところでは、後期研修医にコンサルテーションを肩代わりさせる最大の理由は、

忙しいし、面倒くさい

というところではないでしょうか。

多くの医師は外来と入院患者管理、それに研究などで多忙で汲々《きゅうきゅう》としています。コンサルテーションはどうしても後回し、比較的ランクの低い仕事と思われがちです。

しかし、今後はこのような構造は変わってきます。

医療の業界では、全世界的に分業化と専門化が進んでいます。医療の質を上げ続けてほしい、というのが患者の希望である以上、専門分化の流れは止まらない。

感染症、緩和医療、腫瘍内科といった、かつては他科の医師が「片手間に」やっていた領域に

もその道のプロが参入しつつあります。今後の医療はさらに専門分化が進んでいくことでしょう。そんなわけで、コンサルテーションの普及が今後進んでいくことは間違いありません。

よって、後期研修医など部下にコンサルテーションを委託する機会も増えます。部下が指導医クラスであれば、二本の足でしっかり立った一人前の医師として、「おまかせ」であってもよいと思います。

しかし、研修医はそうではありません。彼らは二本の足ですっくと立った一人前の医師ではありません。一人前の医師ではないからこそ研修医なのであって、そうでなければ研修の必要などないのです。

コンサルタントとは、専門職である医師から相談を受けてそれに適切に答えを出す、という非常にレベルの高いところで勝負する仕事師です。中途半端な力の持ち主が、生半可な回答をすることは許されない。

だとすれば、コンサルテーション時の研修医に対する適切なスーパービジョンは必然です。ちゃんと面倒を見てあげないといけないのです。

前職の亀田総合病院（２００４年から２００８年まで在職）では、後期研修医が診たケースに関しては全例ぼくたち指導医が報告を受け、適切な対応がとれていたかを確認してきました。ぼくたちは常時数例の新規のコンサルテーションと30～50例のフォローしている患者をコンサルタントとしてケアしてきましたが、月曜から金曜まで毎日回診をして全例チェックをしてきたのです。

このやり方は、２００８年から赴任している神戸大学病院でも変わっていません。全患者を指導医がスーパーバイズするのです。もっとも、スーパーバイザー（アテンディング）の数が増えたので、ぼくの個人的な負担はだいぶ減りましたが（他の仕事が増えたので、楽とは言えないけど）。

コンサルテーションというシステムが普及、充実していない日本では、研修医クラスの医者にコンサルトを「おまかせ」にしている指導医が多いです。しかし、早晩、そのようないい加減な仕事は許されなくなります。

どのくらい？が問題

指導医として、後期研修医のコンサルテーションはスーパーバイズしなければなりません。「しない」という選択肢はないのです。

問題は、「どこまで」スーパーバイズするか？です。ここはなかなかむずかしい。

後期研修医は、基本的なトレーニングたる初期研修は終えているわけです。患者の面接の仕方や診察の方法、カルテの書き方などをいちいち毎度毎度教える必要はないでしょう。明らかな問題があるときだけちょっと指摘してあげればよい。

検査結果も、全例全部の検査結果をチェックするのはちょっと嫌らしいです。こういうのをアメリカでは micromanagement といって、このような「細か過ぎる指導医」は研修医からも好かれません。それに、好むと好まざるとに関わらず、多忙な指導医がすべての検査をチェックするのは容易ではありません。

かといって、全部丸投げにしてしまうと、先に紹介した例のような思わぬ見落としが生じてしまいます。

ほどほどに介入し、うるさがられることもなく、見逃すこともないという適切な距離感をおくことが指導医に求められます。そんな綱渡り的な芸当はいったい可能なのでしょうか。

まずは相手を知る

後期研修医、といっても一人一人違います。同じように扱うことは不可能ですし、適切でもありません。まずは後期研修医をよく知ることから始めましょう。

その研修医の医学知識、手技の能力、問題把握能力、問題解決能力を把握しないと、どのくらいの介入が適切なのかはわかりません。

キャラクターも大事です。キャラについては「6．ペーシングは役に立つ」ですでに説明しましたね。Dタイプとか、Pタイプとか。

それ以外にも、おっちょこちょいか、怒りっぽいか、ぼんやりしているか？　それぞれの研修医のキャラに応じて指導医がチェックを入れる項目も変わってきます。

診察をいい加減にしがちな研修医には診察所見を細かく問い詰める必要が生じるかもしれませんし、小さな問題を過大に評価しがちな研修医のアセスメントは、少し割引して考えたほうがよいかもしれません。

相手が失敗したときも、温かく「失敗は誰にでもあるよ」とコメントしてあげるだけで十分な反省と問題点の克服をしてくれる研修医がいます。こういう研修医を怒鳴りつけるのは教育上効果的ではありませんし、自分も疲れ、自己嫌悪に苦しむだけです（研修医を怒鳴りつけても自己嫌悪に陥らない指導医はちょっと困りものです）。

けれども、おだやかに指摘するだけでは全然問題点を把握も克服もできない、いわゆる「空気が読めない」研修医だっています。こういう研修医にはときどきびしっと言ってあげないと本人にとって気の毒なことになりますね。婉曲的に言っても伝わらない人というのはいて、直接ちゃんと分かるように説明するのが大事です。

大事なのは怒るか、怒らないか、という二者択一的でシンプルな議論ではありません。目の前にある研修医がどこに問題を抱えていて、その問題を解決するのにベストな方法は何か。大切なのは、アウトカムから逆算して考え、研修医にベストな教育方法を常に模索し続ける柔軟で臨機応変な態度です。

まとめると、後期研修医のスーパーバイズは必要ですが、どこまで介入するかは、研修医次第です。研修医に対するフィードバックも、研修医の能力やキャラ次第です。

最初からほったらかさない　最後にはほったらかす

人間の成長過程においては、初期段階で基本的な「しつけ」を行うのが効果的です。たとえば、熱が出たときにはこれとこれとこれの検査をやるんだ、みたいに「しつけ」ます。ある程度レベルが上がったら、すぐに答えを提供せずに「考えさせる」「議論する」ことが大事になります。

後期研修医が文献検索をして指導医よりも正しいデータを持っていることもしばしばあります。前項で紹介したように、研修医が持ってきたデータには真摯に誠実に対応します。部下が持ってきた文献を居丈高に却下するのはプライドの正しい発露の仕方ではありません。プライドは人間にとって大事な属性ですが、正しい方法で使うのが肝心です。
ただし、あまり習熟度の高くない段階で「考えさせる」と、教育と紙一重のいじめを生む可能性があります。

「教えて下さい」

「自分で考えろ」

は、ちょっといじめですよね（文脈にもよります）。

この辺は本当に紙一重なので、むずかしいところです。

「細菌性髄膜炎の初期治療の抗菌薬の選択はどうしたらよいのでしょう」

「そうだね、自分で1日調べて考えてみてごらん」

は、ある程度習熟度の高い研修医にとっては向上心をかき立てられる知的な課題になるでしょうが、習熟度の低い研修医には

「あの先生は何も教えてくれない冷たい指導医だ」

と嘆かれてしまうかもしれません。

両者の差はとても微妙で、同じ研修医であっても命題によって「しつけ」たほうがよい場合と「考えさせた」ほうがよい場合とがあります。ぼくも、両者のどちらをとるのかしばしば迷いますし、たぶん結構間違っていると思っています。反省、失敗しながら少しずつ一人一人の研修医との距離感をつかんでいくしかないみたいです。そうこうしているうちに研修医自身も成長していきますから、その距離感も常時チューニングを続けなくてはならないのですが。指導医って大変ですね。

しつける教育と考えさせる教育を行ったり来たりしているうちに、研修医も「指導医一歩手前」の成熟した段階に成長していきます（そう願っています）。ここまでくれば指導医は何をやったらよいでしょう。

それは、「見守りサポート」することです。

「先生、尿路感染で血液培養が大腸菌の患者がいました。抗菌薬を調整してアンピシリンをお勧めしておきました」

段階的にほったらかしにする

レベル1　基本的なしつけ

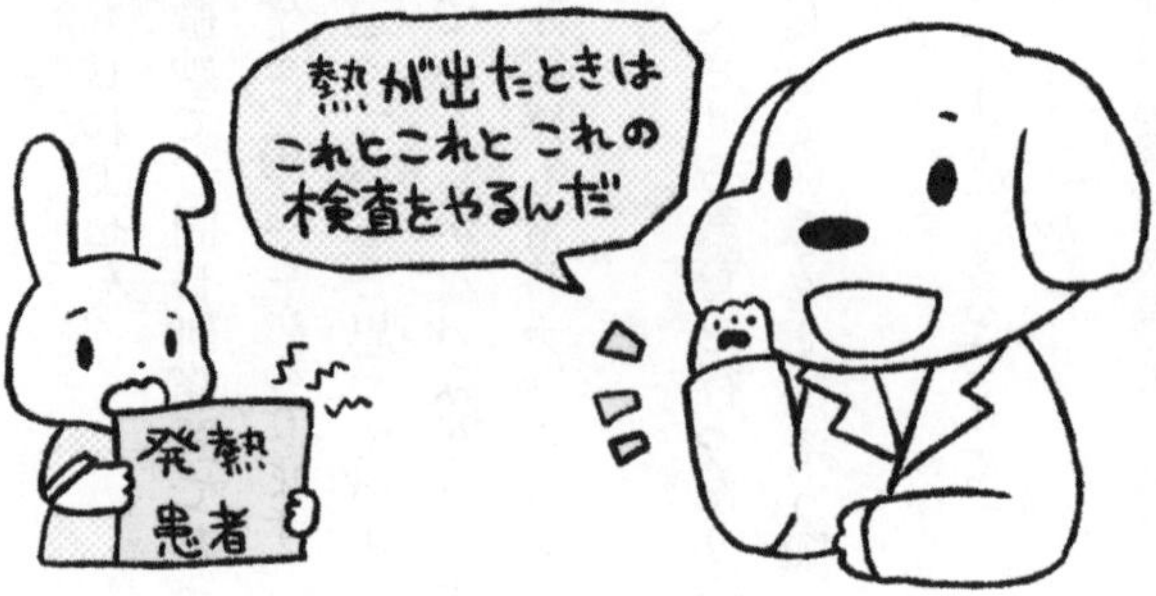
熱が出たときは
これとこれとこれの
検査をやるんだ
発熱
患者

レベル2　考えさせる

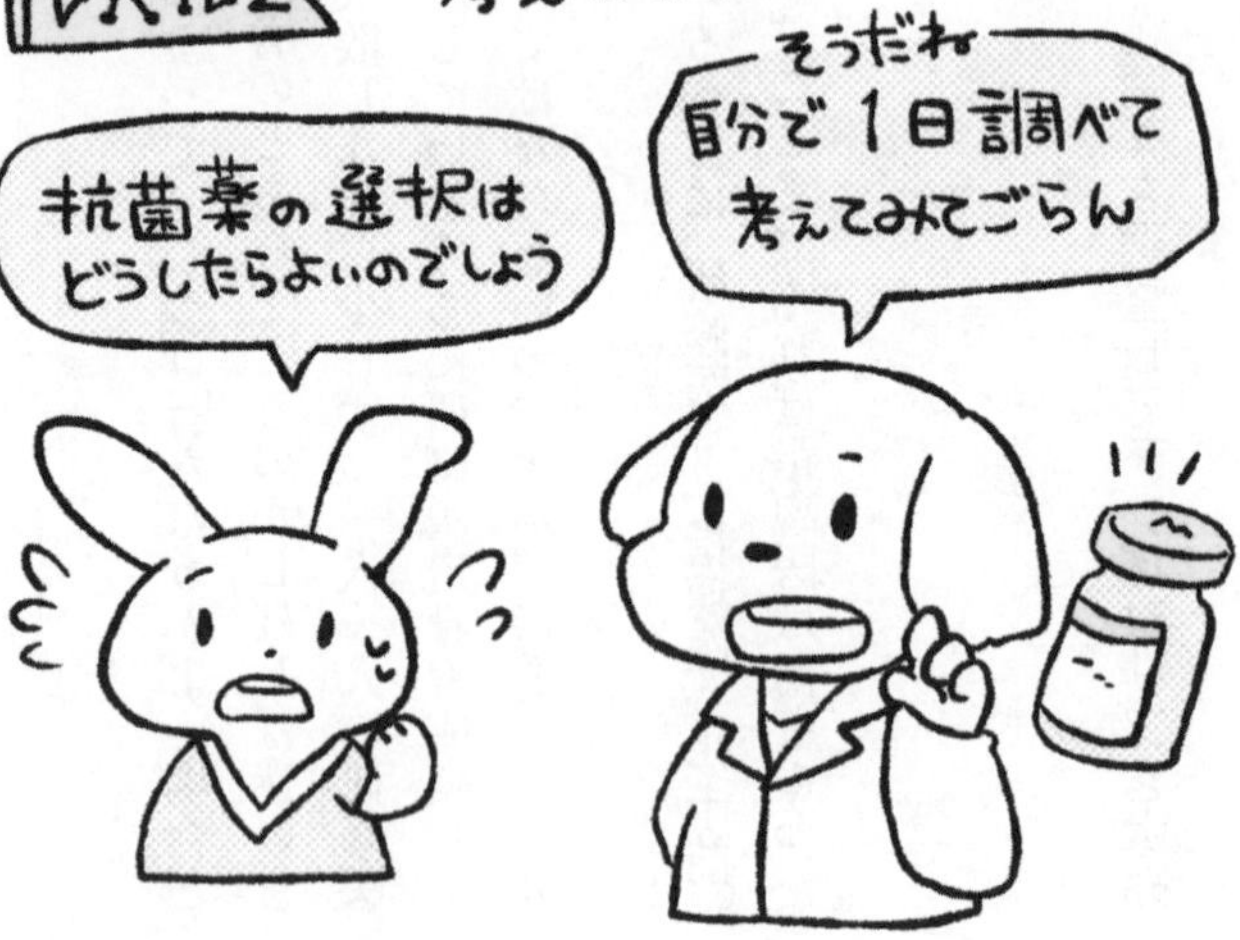
抗菌薬の選択は
どうしたらよいのでしょう
そうだね
自分で1日調べて
考えてみてごらん

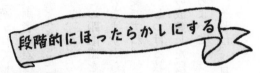

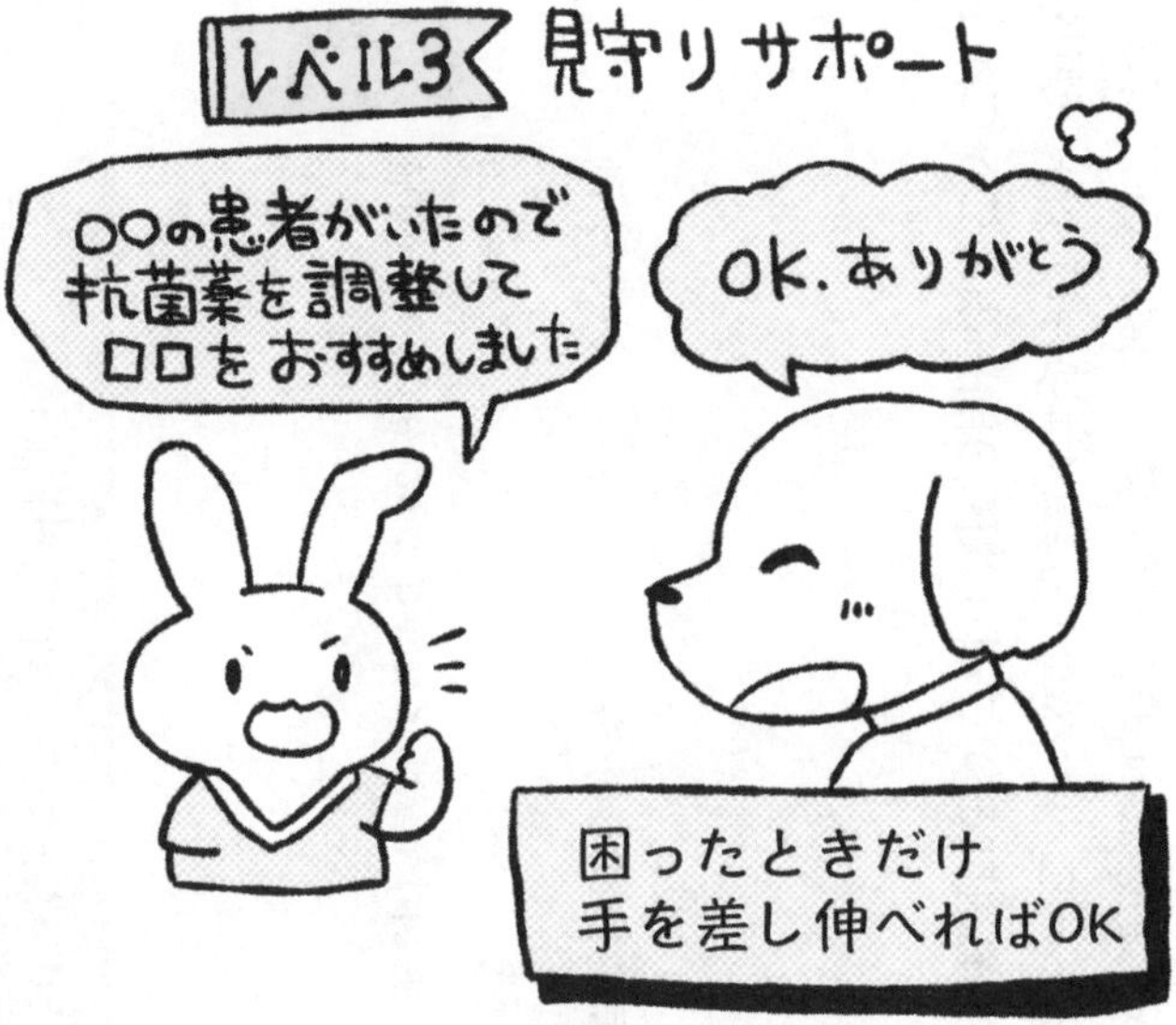
レベル3 見守りサポート
○○の患者がいたので
抗菌薬を調整して
□□をおすすめしました
OK.ありがとう
困ったときだけ
手を差し伸べればOK

「OK、ありがとう」

このレベルに達してしまえば、もう患者について細かなプレゼンを受ける必要もなければベッドサイドに診察にいく必要もありません。報告を受け、指示をし、困ったときだけ手をさしのべてやればよいのです。

教育者が研修医をほったらかしにしてはいけません。大学病院ではよくこの「放置プレイ」が研修医を苦しめています。

しかし、最終的に成熟した研修医に四の五の介入するのは気の毒です。そのときこそ、よい意味で「ほったらかしてあげる」ことが大事になるのですね。

15

縄張りとルサンチマンを越えて

Few people can be happy unless they hate some other person, nation, or creed.

ほかの人、ほかの国家、ほかの信条に嫌悪感を持たなければ、多くの人は幸せになれない。

Bertrand Russell（英国の哲学者）

「だいたい、感染症の医者っていうのは現場がわかっていないんだよ。俺たちが日夜がんばって患者のためによかれと思って尽くしているんだ。患者がよくなってほしいと思うからカルバペネムみたいに（強い）抗生剤を使っているんじゃないか。それを気に入らないのは現場がわかっていなくて、患者のことを考えていないからなんだよ」

バートランド・ラッセルほど皮肉る必要はないのでしょうが、この手の嫌味は昔はよく言われました。最近は、あまり言われなくなったなー。出過ぎた杭は、打たれない（笑）。

臨床現場の医師の多くは自らの体と魂を犠牲にしながら歯を食いしばって、死にものぐるいに仕事をしています。しかし、彼らの多くは自分たちが正当に評価されているとは思っていません（そして、されていません）。不当に安い賃金、不当に過重な労働時間、不当に厳しい世間からの誤解と差別と糾弾などなど……。ぼくたちは「周りはわかってくれない」と思いがちです。そして、実際、周りはあまりわかってくれていない。

このような過酷な環境下では、ただでさえ他人に対する憎悪、あざけり、ルサンチマンが表に出やすくなります。他者に対する無理解と批判、非難の多くは、そのような環境的なバックグラウンドが温床に（その原因のすべてではないにしても）なっているのです。

ありがちな外科系の医師の内科系の医師への非難、内科系の医師の外科系の医師への非難はその象徴的な例ではないかと思います。

ルサンチマンに抗う強さを

が、しかしです。このような他者に対する不健全な憎悪、あざけり……。そしてそれを糧に生じた不健全な優越感。そのような感情を抱きながら仕事をすることは、仕事の質を向上させません。

繰り返します。ぼくたちプロは何が何でも結果を出すのが仕事です。原因がどうであれ、非難に値する人物、物質が何者であれ、結果を出す行為こそが患者ケアという究極のアウトカムに結びつくのであり、他者との感情的な諍《いさか》いやルサンチマンはそれを阻害するのです。

仲良くすれば、いいのですか

ここで、注意が必要ですが、論争や批判そのものがいけないわけではありません。組織の中ではいい子ちゃんでおとなしくしていましょうね、という「しつけ論」をぼくは申し上げているのではありません。

必要とあれば（それは「アウトカムが出せる」という意味のことですが）論争し、批判をしてもよいことはあります。相手がまったく問題意識を持っていない場合、問題そのものを認識していない場合、確信犯的、悪魔的思考でこちらの仕事や患者ケアを阻害している場合、保身など別の基準で仕事をしている場合などがそうです。

そういうときは、「あんたの立場もわかるよ」なんて甘い言葉をかける必要はなく、「ちゃんと仕事しろ、こら」的に（直裁にそこまで言わなくても）辛口の議論を展開したってかまわないのです。たとえば、明らかにやる気のない、あるいは目指すものが明後日の方向を向いている行政担当者を相手にするときなど、ぼくはこのような方法を用います。

もちろん、診療医の中にも、問題意識がない、認識がない、確信犯的、あるいは人格そのものに問題を持つ、言わば単に社会人として問題、ほとんど人格に問題あり、という人物もいるでしょう。しかし、それはその人物個人の問題であり、内科系、外科系という立場や集団全体に対する属性としては当てはまらないと思います。

まあ、たしかに、組織全体がこういう属性を持っていることは、たとえば、一部の（すべてではありません）行政部署にはありますよね。しかし、たいていの診療医は善意をもって患者ケアに携わっていますし、そのために己の身体と魂を削っており、問題意識は十分持っているのです。内科系の医師も、外科系の医師も、患者によかれ、という感情的なベクトルは同じ方向を向いています。本来ならば、信念対立が起きるべきではないのです。

が、しかし、現実世界ではこのような諍いごとがしばしば起きるのも事実です。では、ぼくたちは、どのようにこの問題に対応し、よりよきコンサルタントとして組織内で機能できるのでしょうか。前口上がずいぶん長くなってしまいましたが、これまで学んできたスキルを応用しながら、先にあげたコメントに対応していくことにしましょう。

他人の気持ちはわからないか

「感染症の医者っていうのは現場がわかっていないんだよ」なんて言われるのは、コンサルタントとしては一番屈辱的な言葉ですよね。「なあにおうっ」と憤りたくもなります。

もちろん、オフィスにふんぞり返ってコンピューターのデータだけみて、現場をまったく知らない「感染症専門家」では困りますが。日々、現場に出張っている感染症屋であれば、このような言葉は不当、心外というところでしょう。

とはいえ、そのようなコメントは、見方を変えれば必ずしも間違った言説ではない、とぼくは思います。

なぜならば、ぼくたちは「彼らの言う現場」を完全に理解しているわけではないからです。実際にオペ場に入り、オペの所作を観察しても、オペ後の病棟の有り様を見ても、ぼくたちは実際にメスを握って執刀し、縫合する外科医の気持ちそのものはわかりません。初期研修時代に経験したことがある、程度ではだめでして、メスの動かし方はある程度学ぶことができたとしても、そのメスが患者の生命を左右している、というコンテクストで動かしたことはあまりないはずです。

術後管理にしても、単なる病棟管理というより、自ら執刀して命を拾い上げて、そのうえでの病棟合併症（たとえば感染症）というコンテクスチャルな流れではぼくは「現場」を理解していません。せっかく手術がうまくいったのだから、病棟でクラッシュされては困る、という主治医の気持ちは想像することは可能ですが、「完全に理解しているか」と問われると自信を持って「そうだ」と断言しにくいようにも思いますし、たぶん違うでしょう。

よく言う、シンパシーは持てるが、エンパシーは持てない、というやつですね。

相手の本当の気持ちはわからない

ぼくはそう思います。そして、そう認めてしまうべきだと思います。

もっと哲学的な命題に換言すると、自分以外の人の気持ちなど、本当の意味では知りようがないのです。むかし流行ったアニメ的にいえば、人と人がわかり合えるなんて……ってやつですよ。「つらさ」「献身」「恐怖」などというコトバにコードすると、わかったような気分になるだけです。F1レーサーや宇宙飛行士の本当の気持ちがわからない、というのと同じレベルで、ぼくは外科医の気持ちがわからない。そういう観点からは、**ぼくには現場がわかっていない**。

現場を知っていると思っていても、どうしてもわかりえないレベルの理解領域があるのです。そういう意味では、内科医には、外科医の気持ちはわからないと認めるのはやぶさかではないでしょう。

では、ここに打開点を見いだすことは可能でしょうか。

わからない、という認識から始める

「あんたには俺の気持ちがわかってたまるか」

「いや、わかっている」

という水掛け論をやっていても、対立したベクトルは同じ方向を向きません。いっそのこと、

「俺の気持ちがわかってたまるか」

「本当、ぼくには先生の気持ちが究極的にはわからないです」

と言ったほうが誠実で謙虚でしょう。

ただ、それだけだと話がこれ以上は進みませんから、

「けれども、なんとかわかりたいと全力を尽くしています」
「患者にベストを尽くしたい、という一点においては先生とお気持ちは同じだと思います」

後者のコメントは厳密には少し嘘が入っているのかもしれませんが、それは方便ですから気にせずに……。要するにこの部分では相手とのコミュニケーションを一歩進めることができればそれでいいのです。ペーシングとは、究極的には相手と同じ方向を向く、対立したベクトルを同じ方向に向けてやることをも意味しているのでした。

話の噛み合わないところでいくら議論を続けても水掛け論、信念対立が続くだけです。けれども、診療医にとって都合がいいのは、「患者のためにベストを尽くしたい」という決めゼリフが残されているところです。

この言葉に反論してくる医者は、そうはいません。いや、患者なんてよくならなくてもいいんだ、みたいな。だから、ここまで議論を落とし込んでやります。そうすれば、同じ土俵で議論ができるようになってきます。

もう少し深く考えてみると、この「患者がよくなる」というシンプルな台詞も軽々しく扱ってはいけないのだし、その持っている意味は各人各様だったりします。とはいえ、要するに、「患者がよくなるために」という錦の御旗を持ち出してしまえば、外科医と内科医は、少なくともその部分においては対立しようがないのです。

わからない、とカミングアウトしておくのはわるいアイディアではありません。そして「患者のためにベストを」は万国共通の殺し文句です。この部分まで落とし込めば信念対立は起きにくいのです。

このように、対立概念の起きにくい、より抽象的な議論にトピックを上げていくことを、ぼくはよく「チャンクアップ」と呼んでいます。チャンク、というのは塊のことです。コーチングでは、ある概念の抽象度をより上げていく作業をチャンクアップ、抽象度を下げてより具体的な概念に落とし込んでいくことをチャンクダウンと呼んでいますが、この応用編です。

抽象度の高い、対立の起きにくいレベルにまで議論を上げていくチャンクアップ（たとえば、人の命は大事、みたいな）をまず行い、お互いのベクトルの方向を対立している向きから、共通の向きに転じてやります。同じ方向を向くようにするのです。

人の命が大事、という抽象的な命題なら、ほぼすべての医療者が同じ方向を向けるはずです。そして、同じ方向を向いたら次に具体的にどうしたらよいか、という議論に落とし込んでやる、これがチャンクダウンです。

もちろん、総論賛成各論反対で、各論になるといろいろ異論は出るでしょう。そうしたらまたチャンクアップ。もとの「そもそもの理念」に戻ってやり、共通意識を高めていく。

こうしてチャンクアップ、チャンクダウンを繰り返すことで、対立構造を緩和していくのです。あとは、ペーシングです。同じベクトルを向いて話をすればよいのです。

わからない、は有能の証

何に対してであれ、専門家が「わからない」と白状するのは嫌なものです。そういう言い方に違和感を感じる方もいらっしゃるのではないでしょうか。

いや、ぼくも昔はそうでした。ぼくは、勝ち組負け組のはっきりしたアメリカ社会で5年も研修医をやっていましたが、「わからない」「知らない」と言うと敗北宣言をしたような気がしてとても嫌な思いがしたものです。

けれども、よくよく観察していると、そうではないことがわかりました。

実は、いちばーん優秀でいちばーん知識のある、分別のある、信頼のあるドクターこそが、「あ、それは知らないな。誰か教えてくれる?」と平気で医学生や研修医に質問していたのです。この話はしましたね。

あれは衝撃的でした。逆に、「俺はなんでも知ってるぜ」的な指導医や先輩研修医は実は浅はかな理解しかしていなかったり、とんでもないデタラメをしゃべっていることも少なくなかったのです。

よく、アメリカの学生や研修医はよく発言する、日本の学生や研修医は口を閉ざしたままし ゃべらない、と留学経験のある先生に揶揄されることがあります。そして、それは事実です。

しかし、よく発言するアメリカの学生や研修医に限ってデタラメな間違いをよく口にします。それを「間違いを恐れずに素晴らしい」と好意的にとらえることもできますが、よーく見ていると、本当に優秀なアメリカの人たちはじっと黙っています。カンファレンスで1回発言するかしないかだったりします。

それでも、誰もが彼（彼女）を優秀だと認めている。

ぼくは、だからアメリカに臨床留学をする若い先生たちにアドバイスを求められると、「日本にいるときのままでいい、とくに（表面的な）アメリカ人のマネをしようなんて思わないでいい。黙っていても、先生が優秀なことは見ている人は見ているんだから」と答えています。

話がずれました。わからない、と実直に認めることで失うものなど何もありません。むしろ、そのような誠実さと正直さはコンサルタントのcredibilityを上げてくれることでしょう。

16 オレオレ医療にさようなら

チーム医療、という言葉が幅を利かせてはや○年……とはいえ、言うは易く行うはむずかしで して、なかなか医療現場によいチームというのはできにくいものです。

問題のひとつは、縄張り意識です。これはとくに、医師とナースの職業病みたいです。他の職種ではそこまで強くない。もちろん、縄張り意識の裏返しは、縦割り、無責任、「これはぼくの仕事じゃありません」です。

日本の医療者はとても責任感が強く、その責任感の強さがプラスに作用すればよいのですが、チームとなるとしばしばマイナスに作用してしまいます。どうしても「俺が、俺が」のメンタリティーを持ちがちで、他者に任せられないのです。

もちろん、この現象は必ずしも否定的にとらえなくてもよいとは思います。なんでもかんでも人任せ、という無責任な態度よりもずっとマシだからです。実を言うと、たとえばアメリカなんて「なんでもおまかせ無責任」な医師は結構いるのです。

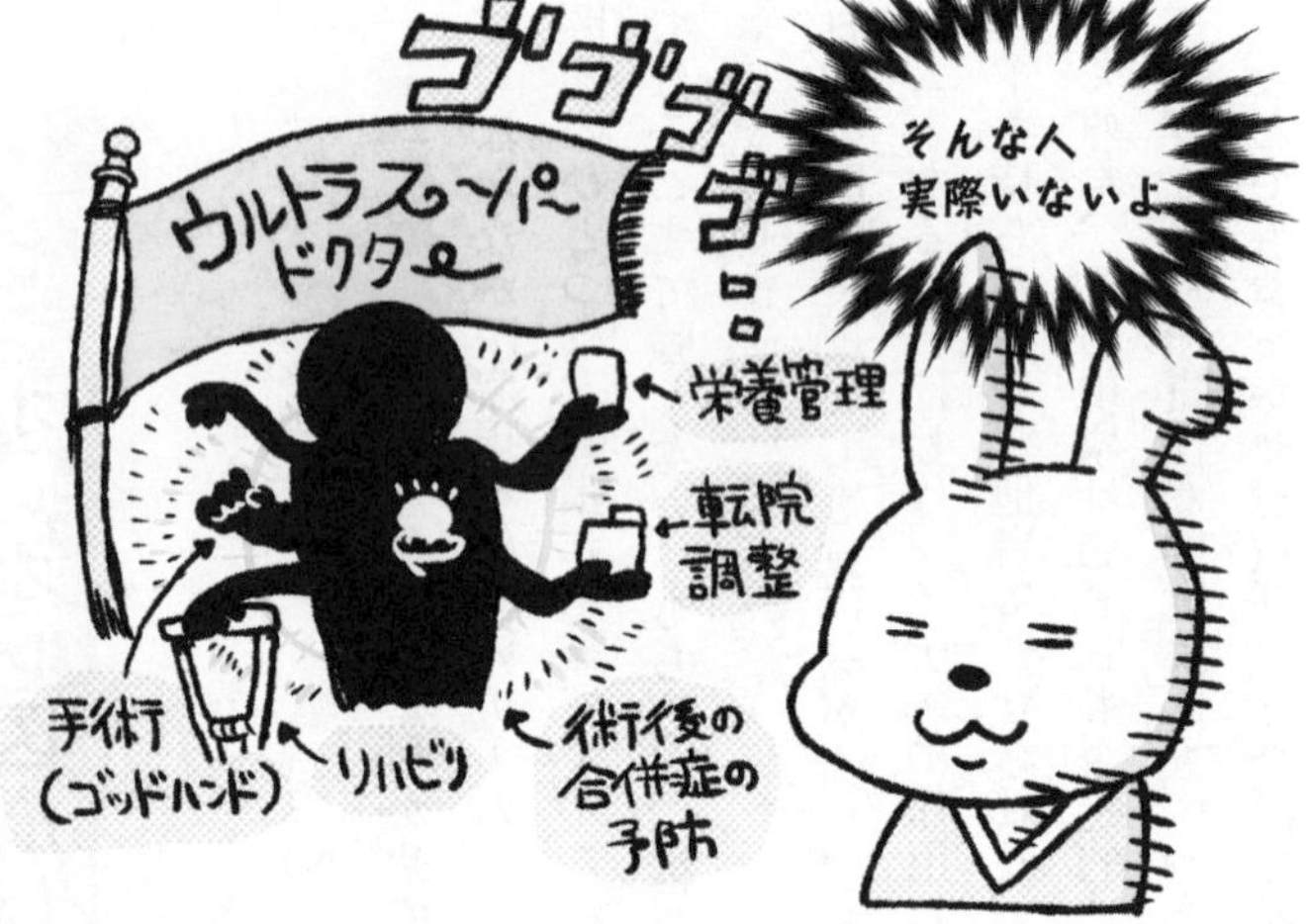
ウルトラスーパードクター
ゴゴゴゴ
栄養管理
転院調整
手術（ゴッドハンド）
リハビリ
術後の合併症の予防
そんな人実際いないよ

とはいえ、今日の医療現場では、なんでも俺が、というわけにもいきません。過ぎたるは及ばざるがごとし、ですね。どうして今日の「俺が、俺が」のオレオレ医療が通用しないのでしょう。

オレオレ医療が成立しにくくなった理由

① 医療の高度専門化

ぼくもあこがれたものです。なんでもできる、なんでも知っているスーパードクター。いまはもう、若さ故の過ち、としか認めようがありません。

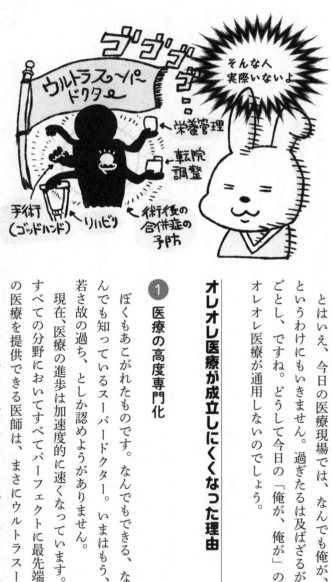

現在、医療の進歩は加速度的に速くなっています。すべての分野においてすべてパーフェクトに最先端の医療を提供できる医師は、まさにウルトラスーパードクターで、それは少なくともぼくではなく、

そしてほとんどの医師でもありません。中途半端な、あるいは時代遅れの医療を提供する分には問題ありませんが、もし診療の質を上げ続けたいのならば、その道に長けたエキスパートのアドバイスを仰がなければ、とても不可能な時代なのです。

たとえば、外科のA先生。ある特殊な手術方法を開発し、改善し、進化させて普及していきます。このようなパイオニアの医師は、とにかく手術が大好き。朝から晩まで自分の好きな、そして得意な手術に没頭していたいはずです。

ところが、術後に熱発すると熱のワークアップ、マネジメントをしなければいけません。「その手術」に関しては世界のオーソリティーかもしれないA先生ですが、「それがゆえに」その他の領域に関してはまったく不勉強、まったく無関心です。また、それくらいでなければ世界を相手に勝負できるはずもありません。

仕方がないから昔の記憶を頼りに見よう見まねで熱に対応、適当に抗生剤を選ぶ。患者はよくならないから、夜中にナースから呼びつけられる、うまくいかないから腹が立つ、ストレスがたまる、睡眠不足になる、疲れる。これでは、本業の手術に差し障りが生じます。

ゴッドハンドと呼ばれる外科医をぼくはたくさん知っていますが、ほとんどがこのパターンの失敗に陥ります。そして、「感染症はイワタたちに丸投げ」と覚悟を決めたゴッドハンドだけが、「正しい道」を歩むのです。

感染症だけではありません。栄養管理、リハビリ、退院先探し。手術といってもオペ室だけですべてが完結するわけではなく、その周辺にはたくさんの業務や考えなければならないことが山積みです。これらをA先生が「俺の患者は俺が」という高潔な、しかしやや頑迷なメンタリティーで押し通してしまうと、長い目で見るとA先生自身の持ち味である手術の腕前に支障が生じてしまうのです。

これはA先生にとっても損ですし、A先生を雇っている病院にとっても損失ですし、何より患者にとって大きな痛手です。要するに、みんなが損をする。

これが、術前の感染症予防や術後の合併症は感染症のプロにおまかせ、人工呼吸器は呼吸管理の専門家(たとえば、アメリカなら respiratory therapist)におまかせ、栄養はNST(栄養サポートチーム)に、退院までのアレンジはソーシャルワーカーにおまかせすれば、A先生は好きな、そして得意なオペに没頭できます。手術の質は高いままで維持され、患者も大満足です。A先生を病院のエースと考える病院も満足。皆が満足するわけです。こういうのを、win-win の関係というのです。

むろん、「おまかせ」主義にも弊害があり、責任が分散してしまうとエアポケットのような無責任空間がポッカリ空くこともあります。俺が俺がの主治医観はとらえ方によっては頑迷さの象徴ですが、責任感の表れでもあります。だから、各自が責任感や主治医観を失わないような形で本当に質の高いチームを作る必要があるのです。

もちろん、それはチーム医療そのものの否定とはまったく結びつかないのは言うまでもありません。

② 忙しすぎる

以前に比べて、医療業務も増大しています。かつては、カルテもほとんど無記載、外来カルテは「Ｄｏ」と書いておけばよかった。ムンテラも適当でよかった。第三者への説明責任なんてなかった、のです。

しかし、現在、医師が１人の患者に費やす時間、労力、その他はどんどん増えています。誰かの助けを借りなきゃ、やってられません。「昔は、なんでも自分でやったモンだ」とおっしゃる方もおいでですが、昔とは業務の質量ともに全然変わってしまったのです。

もちろん、過去のメンタリティーや方法論にも傾聴に値するものはあるのですが、時代が変わってしまった現在、それをそのまんま導入、というのはありえない相談です。

ま、加えて、あまり言いたくないことですが、訴訟のプレッシャーなども一因となっています。

残念なことに、というべきか、ここ数年で医療訴訟の相談を受けることがとても多くなりました。感染症関係でトラブったケースについて意見書を書いてくれ、という弁護士事務所からの相談です。なかなか残念なケースが多いです。ああ、早めに専門家にコンサルトしておけば、こんな悲惨な事故は起きなかったのに。訴訟で揉める必要もなかったのに。中途半端な知識や理解で感染症と取っ組み合い、患者の容態が悪化し、ときに死に至る。誰一人…主治医だって…望んでいなかったバッドエンドです。

そんなわけで、俺が、俺が、の医療はどうしてもアウトなのです。

オレオレ医療の医師は「個人」の問題か

オレオレ医療主義者は、自分だけが頑張ればそれでよい、と考えている節があります。このようなタイプの医師は得てして手前勝手で自己中心的な考え方をすることが多いためかもしれません。

しかし、現実にはそうではありません。病院経営者は、有効な人材は有効活用したいと思います（少なくとも、優秀な経営者であればそう考えるべきです）。

せっかく優秀な医師であってもオレオレ医療主義者であれば、その優秀さが発揮できません。トラブルや事故に巻き込まれて、貴重な時間を自分の業務以外のことに費やさねばなりません。

組織としては、人的資源（human resources）の最大活用は重要なポイントです。多くの病院が収支や人材の数合わせに注目し過ぎ、人的資源の最大活用という観点を忘れているのが問題なのです。専門性の高い医師の雑用がやたら多い病院、ま、大学病院がその典型ですが……がその象徴です。

病院という組織がその能力を発揮できていないということは、その地域の医療環境の質の低下を意味します。それは地域住民の生活環境の悪化を意味し、要するにみんなが困るのです。決して、「俺一人が頑張ればよい」というものではありません。

だから、オレオレ医療主義者の存在は組織全体の問題として認識する必要があります。「あの人はいつもああだから」「何か言うと噛みついてくるから面倒くさい」と放任してはいけないのです。

オレオレ医療主義者にどう対峙するか

まず、大切なのはコミュニケーションを切らないことです。

これが一番大事。そして、みんながやらない（笑）。なぜなら、オレオレな人とは関わり合いになりたくないから。

オレオレ医療主義者はどちらかというとボスキャラ的な人が多く、声がでかく、威圧的で、ときに攻撃的なことが多いのです。どちらかというとお付き合いしづらい、あまり関わり合いになりたくない、と敬遠されがちです。

しかしその一方、多くのオレオレ医療主義者はとても責任感が強く、患者思いで正義感が強いのも事実です。恫喝《どうかつ》的な態度を取りがちですが、悪人であることはまれなのです……本当の悪人は、実は見た目はナイスな人だったりすることも多いのですよ。

だから、オレオレを怖がってはいけません。勇気を持ち、積極的に人間関係を維持していきましょう。

怒鳴られたら、「すいません」と頭を下げてしまえばよいのです。それでおしまい。いくらなんでも殴りつけたり、夜中に無言電話をかけてきたり、新聞社に誹謗中傷の投書をするようなことはないでしょうし、その他の陰湿な嫌がらせにあうことも、まずないといってよいでしょう。そもそも、オレオレな人は、そういう陰湿な体質からはほど遠い人が多いのです。

オレオレ医療主義者の多くは、もともと正義漢なのです。最初の怒鳴り声さえやり過ごしてしまえば、それっきりです。会話を継続し、人間関係を維持し、よいことをしたら褒め、敬意をもって対応すればよいのです。

次に大事なのは、「介入」ではなく「支援」ですよ、というメッセージを出し続けること。

足を引っ張ったり文句を言ったりするのではなく、お手伝いをして相手を楽にしようと努力していますよ、というメッセージを出し続けます。最初は胡散《うさん》臭がられたり煙たがられるかもしれませんが、気にする必要はありません。

基本的にオレオレ医療主義者は人情家が多いので、最終的に人間関係さえ構築し、それを維持している限りは気長にこちらの話を聞いてくれるまで待つことが大事です。慌てる必要はありませんが、決してあきらめてはいけません。

次にチャンクアップ。議論が合意に達するところまで落とし込む抽象化の作業です。オレオレ医療主義者は患者思いのことが多いです。ですから、常に患者の立場に立っていますよ、という部分から（対立の生じないレベルから）会話を始めます。

対立している部分からコミュニケーションを始めると、売り言葉に買い言葉で口論になりがちです（これは、オレオレ医療主義者相手でなくても、そうなります）。

ですから、まずはコンセンサスの得られやすい部分まで議論を高めてやり（チャンクアップ、たとえば「患者がよくなる」みたいなとこです）、そこで合意を得たら少しずつ議論のレベルを細かく、各論的に詰めていきます（チャンクダウン）。

最後に、サクセスストーリーです。1回でも、成功体験を作っておけばよいのです。あなたの助言で患者が劇的によくなる、といったようなエピソードがあれば、オレオレ医療主義者の信頼を勝ち取りやすいのです。こういうタイプは1回信頼を勝ち得てしまえば後は実に楽で、長い人間関係を維持することもできますし、いろいろな要求も出しやすくなります。

まとめますと、オレオレ医療主義者と対峙するには、

コミュニケーションの持続
介入ではなく、支援の姿勢
チャンクダウン、チャンクアップ
サクセスストーリー
慌てないが、あきらめない

が大事なのです。

では、実際に具体例を見てみましょう。


「B先生、この患者の抗菌薬ですけど、そろそろ切ってもよいのではないかと」

「うるさいな、俺は術後の抗菌薬は7日と決めているんだ！　お前の患者じゃないだろ」

「（ペーシング）たしかにぼくの患者ではないですよね。ただ、あまり抗菌薬が続いて耐性菌の合

併症が起きると心配なものですから（チャンクアップとＩメッセージ）」

「まあ，そうだよな。でも，ずっとこのやり方でやってて大丈夫だから，いいんじゃないの？」

「わかりました。最終的には先生のご判断におまかせしますので，またご相談させてください
（慌てないが，あきらめない）」

「おお，話なら聞いてやるよ」

で，しばらくして

「先生，この発熱患者，マキシピーム（セフェピム）使っておいでですよね」

「おお，ちゃんと血培取って，培養でクレブシエラが出てるんだよ。感受性があるからな」

「患者の熱が下がっていないようですが……」

「そうなんだよ。なかなかよくならなくて困っててな」

「よくなっていないんですか。それはご心配ですね（ペーシングと共感）。実は，先生，この患者，マキシピームは一番よい抗生剤じゃないかもしれませんよ」←サクセスストーリーのために，ここぞというときには攻めに出る！ こういうときは目を見て覚悟を決めてやるのが大事。

「何？ だって感受性あるじゃないか」

「実はそうではないのです。ほら、見てください。モダシン（セフタジジム）に耐性があるでしょう。こういうときはESBLという耐性菌であることが多いんです。ESBLだと、マキシピームにSがついていても実際には耐性があることが多いんです。ぼくだったら（Iメッセージ）、ESBLに効果が期待できるセフメタゾールを使いますね」

「そうなのか？　ふーん」（基本的に患者思いなので、こういうアドバイスはパワフル）

　後日、熱が下がって、

「先生の言ったとおりセフメタゾールにしたらすぐ熱が下がったよ。ありがとう」

「いえいえ、お役に立てて何よりです」

　な−んて、そんなにうまくいくとは限りませんが、基本的なスキルを押さえていけば、戦略的に対峙することは可能だと思います。

　オレオレ医療主義者が苦手な人は多いです。よって、アンタッチャブル状態になりがちです。大丈夫、臆することなく、対峙してみてはいかがでしょう。

17

組織やシステムの改善を図る

下医は病を治す、中医は人を治す、上医は国を治す

よいコンサルタントは、個々の事例を上手にマネージしていかなければなりません。これが基本です。

ただ、同様に組織やシステム、労働環境そのもの（これが高まると、「国」となりましょう）もよくしていくようなコンサルタントこそが本当によいコンサルタントです。

ここでは組織そのものにコミットしていくコンサルタントのあり方について考えていこうと思います。

検査体制の改善はありうるか？

「先生、いまから髄液検査をできますか？」

「岩田先生、それは無理です。うちの病院では午後3時以降は髄液検査は受け付けてくれないんですよ」

「ええっ、まじですか？　それは驚いたな」

「そうなんですよ。ぼくたちも前に検査部に改善をお願いしたんですけれども、人員不足、ということで受け入れてもらえなかったんですよね」

「ふーむ。それは問題だな。髄液検査は髄膜炎の診断には必須の検査でしょ。髄膜炎はそんなに毎日診る病気ではないが、決してまれな病気でもない。それにすぐに診断してすぐに治療しなければ致死的な疾患です。髄液検査が午後3時以降できない、というのはちょっと許容できない問題ですね」

さあ、こういうとき、コンサルタントはどのようにしたらよいのでしょうか。

1 代替可能か、不可能か?

まずは自分の胸に手を当てて考えてみましょう。○○検査は絶対必要な検査か、それとも必ずしもそうでないのか……。たとえば明日の朝行ってもなんとかなる検査なのか? 外注に出しても大丈夫なのではないか?

われわれ専門家は、**得てして自分の領域を過大評価**するものです。病院全体の枠内での自分の領域と考えず、あたかも自分の領域のためだけに病院、地域、国家が存在するかのような誤謬《ごびゅう》についつい陥りがちです。

他科の先生にヒヤリングしてみてもよいでしょう。この髄液検査についてもいろいろな先生に質問してみましたが、全員「24時間いつでも検査できるようにすべき」と断言しました。準備はできました。まっとうな医療のために、髄液検査は午後3時閉店、というのは許容できないのです。

2 ○○検査はできません?

まずは、当該部署の責任者のところに行きましょう。現場の担当に言っても「わかりません」と言われるだけです。交渉ごとは**偉い人**=権力・パワー・決定権のある人とやるのが基本です。

できれば、人柄がよくて相談しやすい方が望ましいですが、そんな贅沢が望めないときもあるでしょう。とにかく決定権のない人と交渉しても時間の無駄です。時間の無駄遣いは業務の敵、と割り切るのが重要です。

「実は、髄液検査のことでご相談があるのですが」
「ほう、なんでしょう」
「髄液検査は現在、午後3時までしか行われていないと聞きましたが、それで間違いないでしょうか」
「そうですね」

常に大事なのは事実確認です。同じデータ上で議論しないと水掛け論になるリスクがあります。

「髄液検査は重要な検査で、緊急性の高い疾患には必須だと思います。大学病院で24時間できないというのはどうかと感じますが、いかがでしょうか」
「先生、私もそうは思うんですよ。でも、いま、これだけ人がいなくて予算がなくて、とてもできる状態にはありません。予算でも付けば話は別ですが」

ここで大事なのは、まずは相手の言い分をしっかり聞くことです。相手の話を聞かずに自分の主張ばかりしていても話は進まないことが多いです。

人が足りません。金がありません。は「言い訳」に用いられるもっとも手っ取り早い言葉です。しかし、何かができないとき、人がいない、金がない（もうひとつ言うと時間がない）という言い訳は、厳しい言い方をすると無能さを半ば露呈しているようなものです。

人がいて金があって時間があれば、誰だってなんだってできるはずです。それがない状態でどう工夫するかが、その人の能力の見せどころであり、その人のいる価値が問われるのです。

人がいない、金がない、時間がない、といつもこぼしている人は、誰にでもできるようなレベルの仕事しかしていません。「ぼくにしかできない」価値ある仕事をしている人は、人、金、時間を言い訳にはしないものです。優秀な人物は人がいない、金がない、時間がない環境下でもベストなアウトカムを出すための工夫に長けています。多忙な人物ほど時間の使い方は上手で、暇な人ほど時間を浪費します。また、優秀な人物は人や金を集めてきたり、時間を作ることの名人です。

相手の言い分を十分に聞いたら、「相手の言い分の論理」をそのまま用いて反駁するのが基本でしたね。そうすれば、絶対に議論は百戦百勝です。

×悪い例

「先生、そんなことを言っても人手はありませんし、とても○○検査はできません」

「でも○○検査は必要なんですよ」

「それはわかるんですが、とにかく人がいないんです」

「しかし、○○検査がないのは困ります」


ほうら、水掛け論になってしまい、これでは埒があきません。

○よい例：相手の言い分をてこ（レバレッジ）にしてそのまま返す

「先生、そんなことを言っても人手はありませんし、とても○○検査はできません」

「そうですね。人手が足りなければ、検査はむずかしいかもしれませんね。ところで、○○検査は年間何件くらい出ていますか」

「いや、そんなには出ていませんよ。まあ、月1件くらいでしょうか」

「夜間も検査を出したとしたら、どのくらいに増えるでしょう」

「まあ、多くても月2件くらいですね」

「いまのマンパワーで、月2回の検査の追加は、やはり不可能でしょうか」

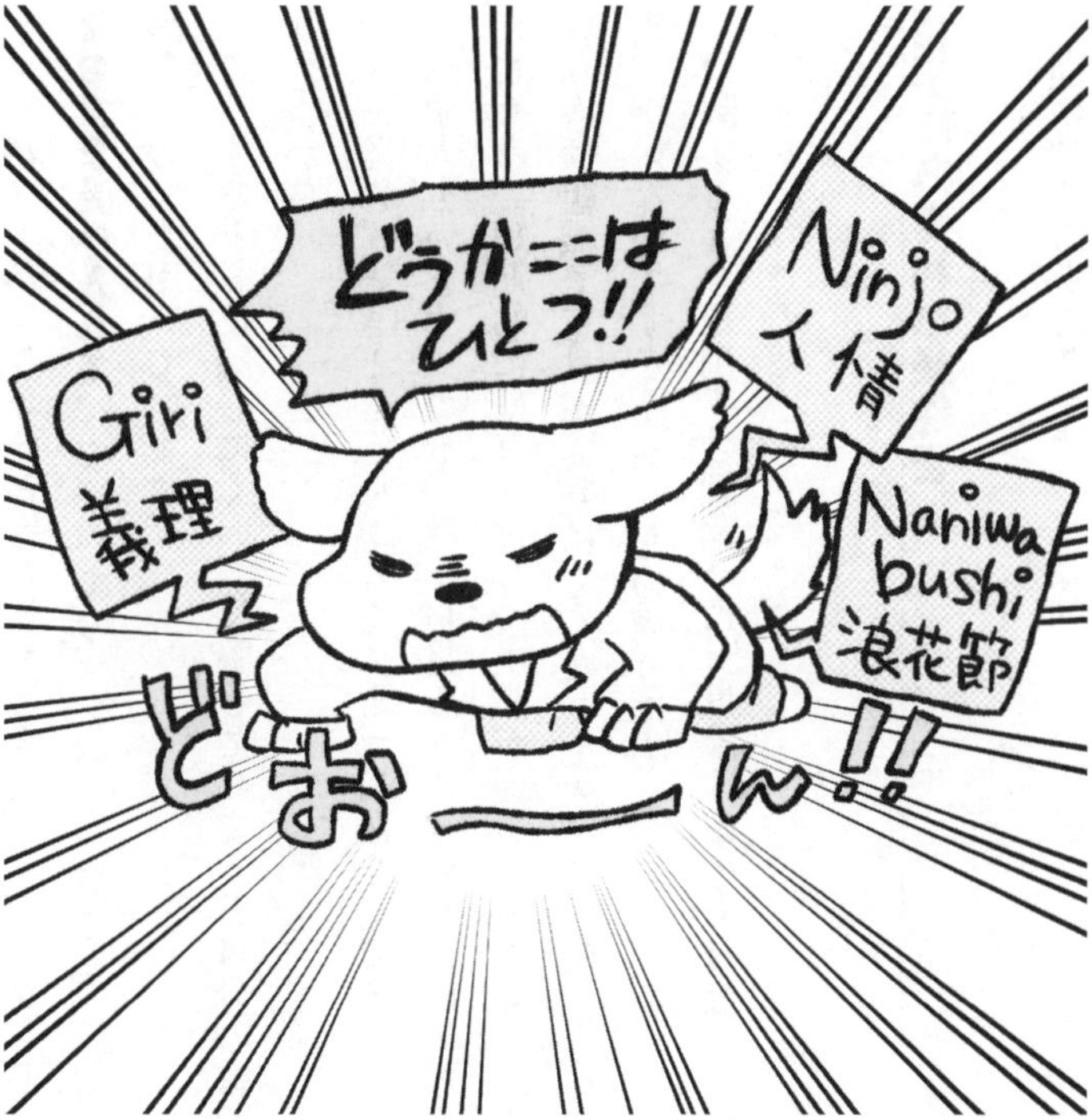

「うーん。それくらいならできるかもしれませんね」
「どうかここはお願いです。なにとぞ、ここはぼくの顔を立てて！」

と土下座のひとつでもやればよいでしょう。最後は人間、感情論です。GNNです。GNNって何かって？ 義理・人情・浪花節（Giri, Ninjo, Naniwabushi）です。GNNというのは、沖縄県立中部病院のぼくの感染症の師匠筋にあたる故・遠藤和郎先生に教えていただいた言葉です。達人コンサルタントでもありました。

マンパワーが足りないと言われたときは、マンパワーが足りないからできない、という議論を**そのまま受け入れて**、ではいまのマンパワーでできる範囲の仕事ならできますね？　と相手の議論をそのまま用いています。

こうすると、反論しにくい。反論してしまうと自分の言説そのものを否定してしまうことになりますから。

もちろん、ときどき「何がなんでも」自説を通そうとして、前言を翻してでも強硬な主張を繰り返す人もいます。でも、端から見るとこういう人は単なる「ごねる、わがままな人」にしか見えません。短期的にはゴリ押しで主張が通ることもあるかもしれませんが、長い目で見るとこういう人は組織で意見が通りにくくなります。「ああ、またあの先生が吠えてるよ」なんて評判の先生がいないですか？　あなたの周りにも。

反駁するときは相手の理論「に」反論するのではなく、相手の理論「を」用いて反論するのがスマートなのです。

相手にも有利な条件を

別のやり方もあります。

「先生、そんなことを言っても人手はありませんし、とても髄液検査はできません」

「そうですね。人手が足りなければ、なかなかうまくはいかないかもしれませんね。そこで、提案があります」

「何ですか?」

「いまやっている病院内の便培養。あれ、ほとんどが無駄な検査です。なんのインディケーション（適応）もないのに調べるために調べている。ひどいのになると、固形便なのに便培養を出したりしている」

「ええ、本当にひどいですよね。うちの技師はあれで泣かされているんです」

「今度の診療科会議で病棟での便培養は極力避けるよう提案し、固形便の培養は技師の裁量で拒否してよいことにするようにしようと思います」

「そんなことできるんですか?」

「もちろんです。事実、ほとんどの医師は思い入れや信念があって便培養を出しているわけではありません。昔から先人がやってきた習慣だから、という薄弱な根拠からきているのです。内視鏡やカテーテルなら一家言ある人も多いのですが、便培養がご専門の臨床医はまれですしね。これで技師さんも少しは楽になるんではないでしょうか」

「なるほど、それはいいですね」

「それでですね、露骨なお願いで恐縮なんですが、その代わり、ということで髄液検査をやっていただくことはできないでしょうか。このとおりです」

と、あとは土下座、GNNです。仕事を増やせ、と言って笑顔で受け入れてくれる部署なんてあるわけがありません。だから、トレードオフで対案を出してあげればよいのですね。ぶっちゃけ、恩を売って欲しいものをもらう、損して得取れ、肉を切らせて骨を断つ、なのです。要求だけでは受け入れられにくいので、何かおみやげもつけるとよいのです。

各論に拘泥《こうでい》する人々

会議って嫌ですよね。議論が紛糾すると、うっとうしいですよね。それが些末な、どうでもいいことで論争が行われているとむかつきますよね。

しかし、現実には会議はしょっちゅう行われ、議論は紛糾し、その内容は些末なことがほとんどです。現実とは厳しいものなのです。

ぼくはときどき、次のようにたとえ話を用いて話を本論に戻しに行きます。診療ならともかく、会議に無駄な時間を取られるのはなんとも不愉快なのですね。

「さて、いま行っている議論は、ここに一艘の船があると、帆をかけようか、オールを漕ごうか、はたまたモーターエンジンを使おうか、と揉めているのです。でも、大事なのは、この船で『どこに行きたいのか』ではないでしょうか。行き先も決めずに動力の議論をしていても仕方がありません。また、行き先さえ決めてしまえば、各論はあとで決めたっていいじゃないですか。風が吹けば帆をかけて、風がやめばオールを使い、燃料があればエンジンに火を点せばよいのです。まずはどこに行くのか決めませんか」

もちろん、こういうたとえ話を理解してくれるだけの知性と理性を携えた人たちでないと余計に逆ギレされてしまうリスクはありますし、偉い人の会合は得てして知性はともかく、理性は控えめな方が多いのが事実です。

とにかく、各論に拘泥すると船頭多くして船山に登るどころか、船はどこに行くのか決まらない状態が続きますので、うまく調整しなくてはいけません。

いずれにしても、船の動力は何か、よりも「どこに行きたいのか（あるいは、なぜ行きたいのか）」が肝心です。

些末な議論にこだわる人は、個人的には「いい人」が多いのです。いい人だからこそ、ふつうの人なら「まあいいじゃん」と流してしまうところが流せないのです。良心的なのですが空気が読めないのです。でも、こういう人を邪魔にしてしまうとそれはかわいそうですし、本人はいたく傷つきますから、上手に流して差し上げるのが大事だと思います。

「その問題も大変重要だと思いますが、まずは大方針を決めることが先決ですから、それを決めてから後日小委員会を設けて検討するのはどうでしょう」

なんて言うのがよいかもしれません。大体、物事を決定するのは少人数（ときに1人）に限ります。人数が集まれば集まるほど物事を決めることはできなくなるものです。

18

お呼びがかかっていないときに

外科周術期抗菌薬プログラムの導入例

私「あれ？ 侏儒都築《しゅじゅつづき》先生、この患者、アミカシンオーダーされていますが、どうしてですか？」
侏「ああ、それですか。それは明日のオペのための術前抗菌薬です」
私「ええっ？ 術前抗菌薬を今日から投与するんですか？ ていうか、なぜアミカシン？」
侏「さあ、うちは昔からそうですよ」

周術期抗菌薬は術後の創部感染症を予防するために投与します。創部感染症の原因はブドウ球菌などのグラム陽性菌ですが、アミノグリコシド単独では効果が得られません。周術期にアミノグリコシドを予防的に使用するのは「不適切」です。

通常、コンサルタントは「依頼」を受け、相手のニーズに応えて、問題解決に取り組むのが生業です。患者のハッピネスだけでなく、コンサルターのハッピネスも考慮しなくてはいけません。今回の場合、ぼくは株儒都築先生たちのプラクティスを明らかに不適切だ、と認識しています。患者にも不利益でしょうし、病院の質を高めるうえでも、このようなプラクティスが横行することは好ましくない、と考えています。

しかし、ぼくはポテンシャルなコンサルターである株儒都築先生からはお呼びがかかっていません。彼はいま困っているわけではありませんし、ぼくを頼りにしているわけでもありません。そこには顕在化されたニーズが存在しないのです。

通常のやり方では、コンサルタントであるぼくは現状を黙認、とするよりほかないのです。しかし、です。明らかに診療の質が下がり、患者に（それが「ぼくの」患者でなくても）不利益を与えているというのに、それを見て見ぬふりをするのはプロの仕事ではない、とぼくは考えます。プロは患者の不利益に対して、見て見ぬふりはしないものです。かといって、ここで株儒都築先生にけんかを売るのもおかしいですし、「先生、その抗菌薬間違ってますぜ」とぶちまけてしまうのは、大学時代の同級生か何かで、かなり強固な人間関係ができていないとむずかしいと思います。

では、どうしたらよいのでしょう。

❶ 問題を顕在化する

まず大事なのは、問題点を顕在化させることです。いまのままでは問題はぼく（＝岩田）にしか認識されておらず、ぼくだけの問題です。これを、「みんなの問題」に変換してあげなければなりません。

最初に、この問題を「ぼくと」共有してくれる人を探しましょう。それは、侏儒都築先生ご自身かもしれません。その上司、病棟医長や診療科長かもしれません。あるいは病院長といったもっと上の先生かもしれません。感染制御部といった感染管理部門の専門家かもしれませんし、抗菌薬関係ですから薬剤部？あるいは手術部？麻酔科？いろいろ選択肢はあるかもしれませんが、誰でもよいのです。あなたとこの問題点を共有してくれ、「顕在する問題」と転じてくれる人ならそれでよいのです。隠れた問題を顕在化させ、問題点を共有してくれる人を探します。

さて、ぼくはここで、侏儒都築先生の上司である診療科長の恵良井《えらい》先生に相談することにしました。このとき、いきなり

「おまえのところのあの侏儒都築な、あいつの抗菌薬の使い方、むちゃくちゃやで！なんちゅう教育しとんじゃ、おんどれは」

なんて、口が裂けても言ってはいけません。これではただのクレーマーです。
まず大事なのはなんでしょうか。それは事実確認です。

私「恵良井先生、ちょっとお時間よろしいですか」
恵「おやおや、岩田先生、どうされました?」
私「実は、ちょっとご相談したいことがあるのですが」
恵「いいですよ。なんでしょうか」
私「はい、先生の科の術前抗菌薬についてなんですが……」
恵「ほうほう、それが何か」
私「実はぼく、ある日偶然先生の科で、手術前にアミカシンという抗菌薬が使われているのを拝見したんです」
恵「はい、何か」
私「あれは、そちらの科の方針として皆さんがやっていらっしゃるんでしょうか、それともそれはたまたまその先生だけだったのでしょうか」(事実確認)

必ず事実確認は大事です。「実は、そんなことなくて」とちゃぶ台をひっくり返されてしまうと議論が噛み合わなくなってしまいます。よほど悪質な問題でない限り，当該医師の名前（ここでは侏儒都築先生）の名前は出さないほうが賢明です。ちくった印象を与えたくないからです。当事者をちくったり，ちくったような印象は与えないほうが賢明です（ただし，よほど悪意に満ちたプラクティスや，ハラスメントの場合は，ばんばんちくりましょう。そんなやつをかばう必要はありません）。

恵「ええっと，どうだったかな。普段あまり気にしていないから……」

　偉い恵良井先生は，そういう些末な問題はあまり問題点としては感じていないのです。でも，逆に言えば「俺は術前はアミカシンだって昔から決めているんだ」なんて変な思い入れがないだけに介入しやすいのですね。

　ちょっとダークな裏技ですが，現場を変えるには，現場にどっぷり浸かっていない「偉い」先生からアプローチすると反対されにくいです。変な思い入れがない可能性が高いからです。

私「実はですね，アミカシンはあまり術前の抗菌薬としてはよろしくないんですよ」

恵「ええっ，そうなんですか」

私「はい、そうなんです。術後の感染症の原因としては…（ここからアカデミックな説明）…というわけで、アミカシンは術前抗菌薬としてはむしろやばい選択ということになります」

恵「そうなんだ、全然知らなかった」

私「それでですね、ぼくのご相談なんですけれども、もしよろしかったら先生のお声がけで、貴科の術前抗菌薬見直しワーキンググループをお作りいただくことは可能でしょうか。そこでぼくのほうから、あるべき抗菌薬のあり方について、たたき台をお出ししたいのです。現場の先生にいろいろご意見をうかがって、それでみんなが納得いくやり方を模索したいのです」

恵「わかりました。もちろん、それは大事ですよね。では、病棟医長の著井恵良《ちょいえら》先生に連絡しておきますから、彼と話し合って決めてください」

私「ありがとうございます」

後日、著井恵良先生から連絡です。

著「すいません、恵良井先生から言われてお電話差し上げました」

私「はい、実はですね」

さあ、これで問題は顕在化され、議論をする土壌と必然性が生まれたのです。

2 原因を探る

私「どうして、貴科ではアミカシンを使っているのでしょう」（常に質問形式のほうがベター。「あなたの科は間違っています」というより印象がいい）

著「あれね、実を言うとあまり深い意味はないんです。昔いた先生がマニュアルにぽろっと書いたんですが、とくに理由があってのことではないと思いますよ」

私「では、現場の先生方で、絶対にアミカシンでなければダメだ、と強く主張されている先生はおいでですか」

著「いや、ぼくの知る限りでは、いませんね」

私「それではですね、よろしかったらぼくの用意したたたき台案、これではセファゾリンをメインに使うのですけど、これを皆さんでご覧になっていただけませんか」

著「ほうほう、それはありがとうございます。拝見してもよろしいですか」

私「もちろんです」

問題を解決しようと思ったら、問題点に対してクレームをつけるだけでなく、必ず「代替案」

を提出するのが肝心です。文句ばかり言って代替案が出せないコンサルタントは単なる「うるさい人」「不満ばかり言う人」になってしまうのです。

③ 共有と解決

著「ほう、術前抗菌薬ってこうやって決めるのですね。恥ずかしながら勉強したことがありませんでした」

私「先生方は、毎日手術で忙しいですもんね。無理もないですよ」（共感的態度）

著「じゃ、これどうしましょう」

私「もしよかったら、カンファレンスか何かで皆さんに配ってください。それで問題点がなければこれで合同決定ということでマニュアル化しましょう。もし問題点や疑問点があればおっしゃってください。ぼくでお答えできることについてはいつでもご説明にあがりますし、もし現場で不都合があれば少し変えてもよいと思います」

いくら成文化したマニュアルでも、他人が勝手に作ったものは現場では死文化しやすいのが現実です。多くの病院が「マニュアルの整備」そのものを自己目的化していますが、大事なのは、作ったマニュアルがちゃんと活用され、推奨事項が遵守されることです。

とくに**医師は人に命令されることを嫌う人たち**ですから、上から目線で「これがマニュアルです」といってポンッと渡してもうまくいきません。

そこで、たたき台のプロトコルをまず出して、ご意見やご質問は自由に出してもらいます。自らが意志決定に参画したマニュアルならば遵守しやすいからです。

後日。

著「先生、あれからみんなで話し合ったんですが、セファゾリン、術後すぐに切ってしまうのはちょっと不安です。できれば、せめて術後1日くらいは使いたいんですけど」

私「そうですか。実は、術後何日抗菌薬を使うかについては学術界でも議論が分かれるところなんですよね。いいですよ。では、術後抗菌薬は24時間以内に終了、と書き換えて、それでマニュアル化しましょうか」

著「ありがとうございます」

健全なコンセッション（譲歩）は大事です。100点満点を目指して0点を取るよりは、70点でもいいから確実に取る姿勢も大事なのでした。半年くらいたってからまた見直し案を提出したってよいのです。

私「恵良井先生、おかげさまで医局員の先生方に親切にしていただき、抗菌薬の見直しは完了しました」

恵「ほうほう、それはご苦労様でした」

私「よかったら、先生。今度のカンファレンスで、この改訂マニュアルを遵守するよう、若手の先生方に一言お伝えいただけますでしょうか」

恵「わかりました、やっておきますよ」

マニュアルは実行されてなんぼです。必ず最後のつめは怠らないようにしましょう。

さあ、こんな風にして侏儒都築先生たちの医局では、術前抗菌薬の見直しが完了したのでした。

このように、潜在している問題点を解決するには、当事者と問題点を顕在化することがきわめて大切になります。今回は、話がわかる恵良井先生からアプローチし、問題点を顕在化し、共有し、そして解決する、というアプローチを取りました。もし、恵良井先生の立場にある方が「話のわからない」人だったら、話のわかる別の人にアプローチしていかなければなりません。

話がわかる人がいない場合はどうしたらいい？ 不幸にして、そういう職場もゼロではありませんよね。

そのときは、しばらくは我慢するよりほかないかもしれません。我慢しているうちに、他の先生方やコメディカルたちと人間関係が形成され、話し合いのできる人が見つかるかもしれません。あるいはあるとき、不祥事が起きるかもしれません。たとえば、術後の感染症アウトブレイクが起きるとか……。

言い方はわるいのですが、不祥事が起きたときはチャンスです。このときすでに問題は顕在化されています。共有化するのも簡単です。この期を逃さず、問題解決に突っ走りましょう。問題解決の最大のチャンスは、問題が発生したとき（問題が顕在化されたとき）なのです。ピンチはチャンスです。

19 「お役所」タイプとのネゴシエーション

最初に告白しておかねばなりませんが、ぼくは「お役所」仕事は大嫌いです。もちろん、すべてのお役人が「お役所」仕事をするとは限りませんし、役所勤めでない非公務員でもいわゆる「お役所的な」人もいます。

ここでの話は、いわゆる公務員批判では決してありません。公務員かそうでないかは関係なく、「お役所的な」人たちへの対応法が問題です。

われわれは「どこにいる人」「どこに所属する人」という帰属をテーマに考えがちですが、そうではなくて、「何をする人」「どんな人」かが重要なのですね。

お役所仕事とは

では、どのような仕事のやり方が、「いわゆる」お役所的なのでしょうか。

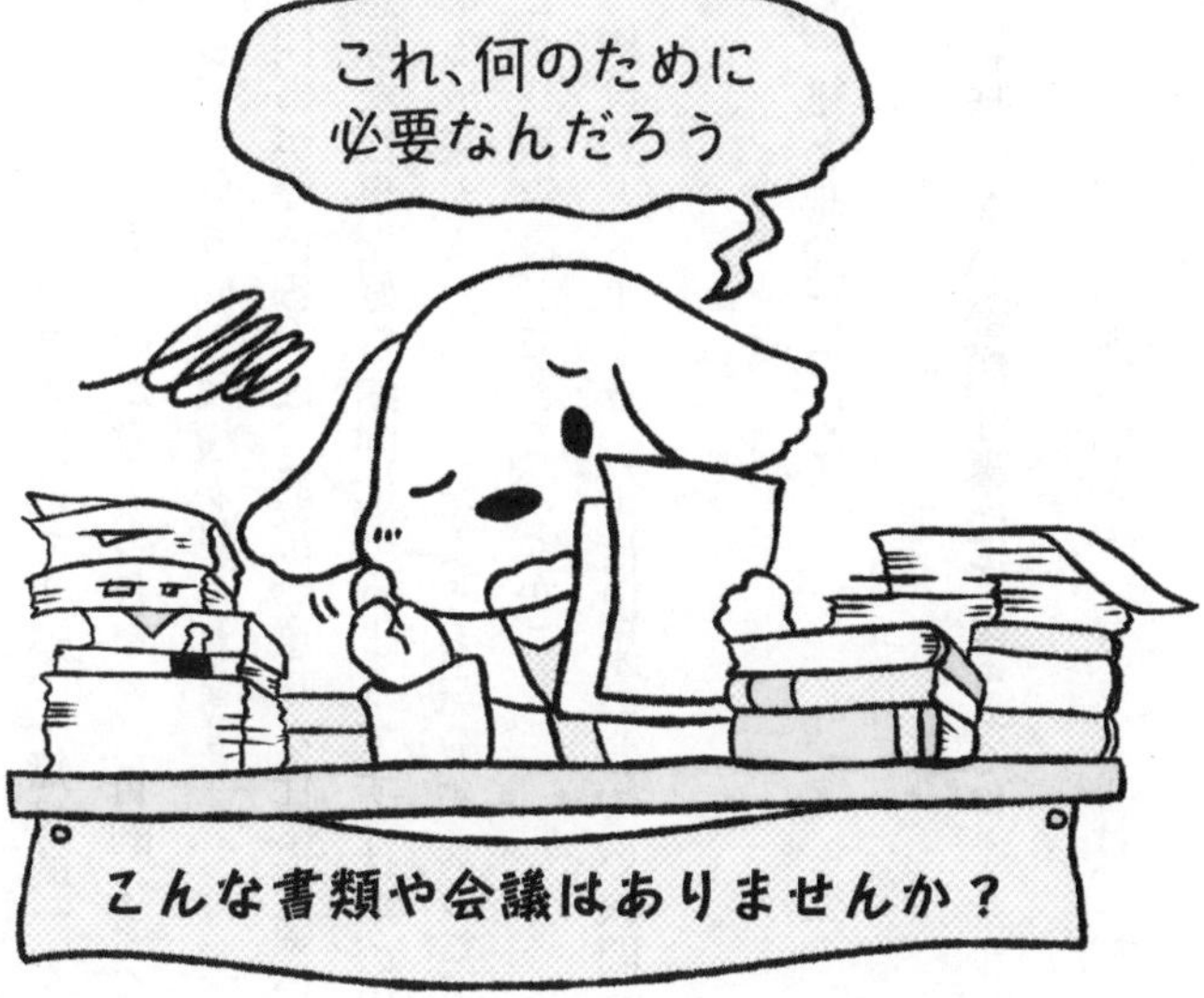
これ、何のために
必要なんだろう
こんな書類や会議はありませんか？

1 目的を見失ったトートロジー

「先生、○○の書類を提出してください」
「はあ、それって何に使うんですか」
「いえ、提出することになっているのです」
「ええっと、ですから、どうしてそういう決まりになっているか教えていただけたらと」
「そういう規則になっているからです」
「話が噛み合っていませんね」

この不毛なプロセスは、「お役所仕事」の真骨頂です。これがあまりに頻回に起きるようだと、きちんとけりをつけないと書類地獄に陥ってしまいます。書類と会議が本業を圧迫するなど、労働環境としては考えものですから、やはりここは看過してはいけません。

さて、この会話の構造ですが、「無目的」と「トートロジー（同語反復）」がキーワードです。なぜ、そうするのか考えられない。目的はそこには見えない。そうなっているから、そうなっている、という同義反復が見られます。

仕事ができる人は、通常無意味な仕事を嫌います。逆に、仕事の「できない」人は比較的、無意味な仕事を好む傾向にあるようです。仕事の出来不出来を工夫したり考えたりすることなしに、ある成果がもたらされたような気分になることができるからでしょう（たとえば、書類が揃う、とか。報告書ができる、とか）。

無目的とトートロジーは出来のわるい人間の見事なまでのエクスキュースになっているのです。

2 紙と時間について

意味のない書類仕事にさようなら

さらに、この無目的とトートロジーは、いくつかの副産物をもたらします。そのひとつがペーパーワークです。

たとえば、感染症法では、数々の感染症を「報告」させますが、その報告用紙は細かな規定があり、忙しい医師はあれやこれやの細かい情報を全部書き出さねばなりません。とくに、結核などはしばしば「学会病型分類」の記載を要求され、普段書き慣れていない先生はマニュアル片手に、あれやこれや細かい記載を強いられます。それなのに、結核審査会の偉い先生に、

「うん、レントゲンではよく見ると胸水あるねえ。これ、病期分類直しておいて?」

みたいな余計なことを指摘され、書類は差し戻され、

「先生、申し訳ありませんが、学会病型分類が間違っているので直して再提出してください」

なんて要求されるのです。

医療崩壊が叫ばれる現在、病院の医師はとても忙しく、病院はブラック体質です。「働き方改革」が叫ばれ、「無休医」いや、「無給医」が問題となるなか、体質の改善は必須です。

だから、無駄な仕事をできるだけ減らし、枯渇している人材の枠内でなんとか有効に仕事をするしかないんです。書類仕事などは、無駄で減らせる仕事のナンバーワンでしょう。

もちろん、「適切で」「必要な」カルテ記載や退院サマリー、手術記録などは臨床上重要な書類ですからきっちり書かねばなりません。しかし、お役所が要求してくる無意味な書類はどんどん減らしていくべきでしょう。

そもそも「なぜ」感染症は報告されるのでしょう。

それは把握して対策をとりたいからですよね。「書類を揃えること」そのものは目的ではないはずです。オランダでは、報告義務のある感染症に書類の提出は求められません。報告の方法は問われません。電話でもe-mailでも大丈夫。要は報告がしっかりなされて、どこでなんの感染症が何件起きたかを確実に把握でき、それを政策や対策に反映できればよいのです。

これに対して日本ではどうか。対策よりもまずは形式ありき、書類ありきです。だから、書類の不備があった場合も差し戻しがあったりするのです。変ですよね。胸部X線の解釈が異なっていれば、データベースにその旨書き加えればよいだけの話であり、「提出書類そのもの」を差し戻したり訂正を請求する理由はゼロなはずです。そんなことをして結核患者が減るとでもいうのでしょうか。

もっというならば、そもそも病型分類って感染対策上、何の役に立つのでしょう。右の結核と左の結核では感染対策、治療、隔離に違いが生じるとでもいうのでしょうか。なるほど、学術的なデータベース作りとしては左右の結核の数を調べるのは意味のあることかもしれません。でも、

それは学者が自分の研究費で自力でやるべき仕事であり、税金と現場で疲弊している医師に強制して行う事業ではないはずです。

要するに、日本の感染症法は本気で日本の感染症を減らすための法律というよりは、形式美を保ち、書類を整え、担当部署（役所）が仕事を粛々《しゅくしゅく》とやっていますよ、というデモンストレーション、アリバイ作りのために存在するのです。

その証拠に、全例報告を義務づけられているはずの4類感染症の多くは、検査で保険収載がありません。「本気で」日本のQ熱を全例把握したいのだったら、このような不合理な仕組みを看過してよいわけはないのです。

本気で感染症を減らそうとは思っておらず、とりあえず形を保ち、感染症法があるから感染症法を継続するのだ、というトートロジーに支配されているからこそ、このような不合理な仕組みが継続されているのですね。

時間はお金

時間の浪費といえば、会議です。

なぜ、会議を開くのか。

会議を開き、議事録を作り、その場にあの人、この人も参加していました、という証拠を作っておくことができ、その後、何か突っ込みが入ったりクレームが付いたとしても「アリバイ」を作っておくことができます。「○○会にかけて承認を得ました」と言い抜けることができるようになるのです。

正直申し上げて、ぼく個人もこの「アリバイ」としての会議の役割をまったく無視するわけではありません。ぼくもときどき「ちゃんと会議にかけて承認とっていますが、何か？」と逃げることがあります（ずるい）。

日本の会議は本質的な議論を行う場所ではなく、「アリバイ作り」のための形式的な手続きになっているのが問題です。もっともっと短い時間で行い、本質だけを議論すればよいのです。ある組織の新型インフルエンザ対策マニュアルを読んでいて、まずやることが「会議を開く」と書いてあったのには笑いました。これではとてもまともな対策などとれそうにありません。

お役所仕事と立ち向かう

では、このような「お役所的」仕事とどのように立ち向かったらよいでしょう。

① あきらめるか、あきらめないか、決める

お役所的な人と会話をするのは疲れます。意欲がなく、目的意識がなく、現状維持の重力に縛られ、ああいえばこういうの言い逃ればかり考えている人と10分でも会話をしていると、何か自分の貴重な時間がかなり無駄遣いされたような苦痛と疲労を感じます（ぼくだけ？）。

だから、些細な問題だったり「この人とはもう一生会わないな」という程度のまれなペーパーワークのたぐいは、あっさりとあきらめてしまったほうが時間的、精神衛生上、得だと思います。「はいはいわかりました」とあっさり負ける。損して得する、というやつです。

ただし、これを恒常的な、日常的な、頻度の高い問題に応用してしまうと、むしろ損してやっぱり損する、みたいになってしまいます。何ごとも程度問題。度を超えた迷惑にはどうしたらよいでしょうか。

② 退路を最初から、断つ

退路は断つ。現状維持は認めない。これが、まず効果のある方法です。

「この書類仕事、面倒なわりには実利が少ないですね」

「まあ、そう言われればそうかもしれませんね」

「やはり、システムを改善しなくてはダメかと思います」

「なるほど、そうかもしれません」

とまあ、「総論」の段階では、お役所的な人たちもそれほど抵抗してきません。しかし、具体的に動こうとすると現状維持の重力が強くのしかかってきます。

「先生、でも本当にいま、変更する必要があるのでしょうか」

みたいに言ってきます。ですから、最初に釘を刺しておくことが重要です。

「先日、この書類プロセスでこのような具体的な実被害がありました。能率がわるくて、周りに迷惑がかかる。この書類プロセスには明らかな不備があります。ですから、改善をしましょう。そのときに、ひとつ決めておきましょう。現段階で明らかな問題があり、改善を必要とします。ですから、皆さんが今後どのようなご意見を出されるにしても、現状維持を許容するような発言はお控えください。その選択肢はなしにして、それ以外のどれか、を目指しましょう」

③「もし何かあったら誰が責任をとるんですか？」

これもお役所的な人が発する常套句です。2種類の答え方があります。

> a「あなたも含めたぼくたちが責任をとるんです。プロが仕事をするんですから、誰もが責任を持ちながら仕事をしています。仕事はするけれども責任はとりませんよ、なんて話は通るわけがありません」

まあ、これが正攻法であり、正論です。相手は反論できない可能性が高いのですが、「そのとおり　だから余計に　腹が立ち」という川柳もあるように、ルサンチマンを醸造してしまうおそれはあるでしょう。もう少しマイルドかつ有効なのは、

> b「『何かあったら』の何か、とは具体的にはなんのことですか」

とメタ・モデルでいきます。多くの場合、これでみんな黙り込みます。

みんな、実際のところ「何」について深刻には考えていません。とりあえず責任をとるのが嫌だから、「何かあったらどうするんですか」というコメントを出してみただけなのですね。お役所的な人でなくても、この「何かあったら」は無批判に頻用されます。

もう1つ、病院でよく無批判で使われる言葉があります。

それは、「○○の可能性は否定できない」です。どちらも、よく考えてみるとまったく意味をなしていない言葉であるのが特徴です。何かあったらどうするんですか？には、「何かって何？」と質問を質問で返すのが有効なのです。

無駄の多い組織、「書類のための書類」「会議のための会議」が多い組織は脆弱で、成長の可能性がありません。「なぜ」やるのか、「そのやり方で有効か」、問いかけ続けることが重要です。

その丁々発止《ちょうちょうはっし》のやりとりから、プロフェッショナリズムの萌芽が生じることもありますから。

20 サボタージュを許容しないために

「まったくもう、やんなっちゃうよ」

あれあれ、後期研修医の城間締《きまじめ》先生が憤慨して言っています。

私「どうしたの、頭から湯気を出して……」

城「先生、掛槍《ぼんやり》先生の患者、昨夜発熱したんです。で、熱の原因を調べてほしいってコンサルトがあったんですが、掛槍先生、血液培養出してないんですよ。掛槍先生、何度言っても血液培養出してくれないんですよ。もう今月これで4度目ですよ。こないだも直接言ったのに……」

私「なるほどね。それでむかついていたんだ」

城「岩田先生、おかしいでしょう。なんでちゃんと血液培養取ってくれないんだろ。もう」

生真面目な城間締先生はかんかんです。

私「なんでなんだと思う？」
城「え？？」
私「いやさ、先生が3度も言った血液培養、どうして掛槍先生は取ってくれないんだと思う？」
城「？？？？？」

「けしからん」ではなく「なぜやらない？」

生真面目な城間締先生は、「掛槍先生が血液培養取ってくれない。けしからん」という一点張り。そこで思考停止に陥っています。たしかにむかつく気持ちはわかりますが、ぼくに八つ当たりしても永遠に問題は解決しません。

ここで大事な考え方は、

「やっていない、けしからん」

ではなく、

「やっていない、なぜやらない?」です。

では、どうすればよいか。

そう、本人に直接聞けばいいんです。

私「掛槍先生、ちょっといいですか」

掛「はい、岩田先生どうしました」

私「実は、ちょっとウチのものにきいたんですが、先生のところのあの患者、昨日発熱したそうじゃないですか」

掛「ええ、そうなんです」

私「で、血液培養が取られてなかったと聞いたんですが、それは事実でしょうか」(事実確認)

掛「はあ、そうですね」

私「前にコンサルトがあったときも、先生血培取らなかったと聞きましたが、そうなんですか」

掛「ええっと、そうだったかな」

事実関係の確認は重要です。「言った、言わない」「やった、やらない」という水掛け論を避けるためです。ここで、「いえ、血液培養はちゃんと取りましたよ」なんて、ちゃぶ台ひっくり返すようなコメントが返ってくることがあります。要はこちらの研修医の事実誤認だったんですね。そういうときは、

「ああ、そうだったんですか。ぼくの認識が誤っていました。どうもすいません」

とあっさり謝罪してしまえばよい。この事実関係の確認を怠ったままで議論をするとろくなことがありません。

もし、「ええっと、そうだったかな」と相手が覚えていない場合には、

「ええ、そうですよ。ほら、電子カルテの4月4日と5月30日、この日にたしかにコンサルトかけてるでしょう。このとき先生、血液培養取ってません」

なんて追求する必要はありません。ここでの目的は追求、糾弾、処罰ではないからです。糾弾、処罰は悪魔的な確信犯、どうしようもない人のためにとっておきます（絶対やらない、というわ

けでもないんですねえ。ふふふ)。

事実確認は常に大事です。しかし目的を大事にしましょう。ここでは血液培養がきちんととられることが目的であり、犯人捜しではありません。目的を設定し、それに対して最良と考えるプランを採り続けるのが大切なのです。

私「掛槍先生、それでうちの研修医が困っててですね。まあ、以前にご説明したのにまた血液培養を取られていない、というのはショックなんですわ」↑適切な感情の表明は有効。困っています、とこちらからメッセージを出せば、ふつうの医者は親身になってくれます。医者は基本的に頼りにされるのが好きな、お人好しが多いのです(だからこの仕事を選んだんでしょ)。

掛「ええ、まあそうですね」

私「どうして、血液培養をお取りにならないんでしょう。何か問題でもあるんでしょうか」

掛「いや、別に問題とかはないんですが」

私「もし、取ろうと思えば取れると……」

掛「まあ、そうですね」

私「わかりました。お時間取らせてすみません。では、次回からよろしくお願いします」

掛「はい、どうもすみませんでした」

目的は行動変容：引き際が重要

さて、よく行われるリスク・マネジメントの領域では、通常ここでは止めません。原因を明確に追求すべく、

「取ろうと思えば取れるのに、どうして取らなかったんですか」

とあくまで原因追及します。root cause analysis（RCA）です。ぼくも、部下が失敗したときには原因追及をすることが多いのです。再発を防ぐのに原因分析は重要だからです。

でも、ここでは原因分析よりも拇槍先生の行動変容のほうが重要な課題です。目的を明確にする、というのはそういうことです。

「質問する」のも、原因追及をしたいというよりも、それをきっかけに行動変容を促したいのですね。もし、原因追及をがんばりすぎてしまい、拇槍先生から反感を買ってしまったり、逆ギレされたり、より防御的になって「いちいち細かいことで追求しやがって。感染症のコンサルトはもう呼ばん」みたいになったら、本末転倒なわけです。あくまでも目的に沿った形での、目的に合致した方法論を採用することが大事です。

なーんて、こむずかしいことを書きましたが、要するに人間は引き時が大事、やり過ぎは禁物、で相手の顔色を見ながら、相手の顔色が変わってきてこれ以上言うとやばいなあ、と思った時点で撤退モードに入ります。要するに、普段の人間関係と同じです。医師—患者のコミュニケーション、医師—医師のコミュニケーションといっても身構える必要はありません。これらは一見、特殊なコミュニケーションパターンのような気がしますが、実は通常のコミュニケーションの延長線上にあるものに過ぎないのです。引き際が肝心、やり過ぎは禁物。すべてのコミュニケーションに応用可能な、ユニバーサルなアドバイスですよね。

まあ、この「引き時」「引き際」は個人個人の先生によって違いますから、言うのは簡単ですが、実際に見極めるのはなかなかむずかしいのです。

いつもつきあっている先生なら経験上、人間関係のチューニング、微調整ができていますから、

「あ、そろそろこの先生は、これ以上言うとまずいかもしれないな。むかつかれたりするかもしれないな」というタイミングを見極めることができるかもしれません。

でも、コンサルタントはたくさんの医療者を相手に仕事をしなければなりませんし、医療機関は人の入れ替わりが激しいので、全員の人柄・性格・キャラクターを完全把握するのはむずかしいかもしれません。しかも、一見、冷静そうに見えていた人が突然ぶち切れ、相手に頭突きをしちゃったりすることもありますから（覚えてますか？）、現場でやるのはなかなか大変です。

けれども、相手の顔色を見ながら、目的に合致した形で、という部分を意識しながら質問していく、質問を重ねていくことで相手に気づきの機会を与え、理解のチャンスを与え、そして「自ら」行動変容の必要を理解してもらう……この戦略はけっこう役に立ちます。キーワードは、

①顔色を見ながら
②目的に合致した形で
③質問をして
④相手に気づいてもらう

です。

もちろん、こちらが切れてしまっては仕方がありません。コンサルタントは相手を叱責しないのが大原則です。そういうときは、相手が明らかな悪意を抱いてこちらに敵対してきたとき限定です。

行動変容はうまくいくか?

実際のところ、組織で一番むずかしいのは行動変容を促すことです。これは実にむずかしい。KAPのGAP。知っていても、態度が伴わない。態度があっても、できない。

「俺は肌の黒い人間は大嫌いだ」

なんて公言する人は、まともな社会人であれば皆無でしょう。しかし、実情は異なります。

どこかの本で読んだ話です。あるアメリカの出会い系サイト（どこの国にもこのようなものはあります）での話です。参加者はどんな相手が好みなのか、登録するんだそうです。で、好きな肌の好みをきかれると、

「別に肌の色は関係ない」

とほとんどの人は書くそうです。ところが興味深いことに、実際に相手を選ぶときには、90％以上の白人はやはり白人を選ぶんだそうな……。

また、よく、匿名のウェブ上の掲示板で一定の国の人や集団などをこき下ろしているコメントを目にします（とても醜い行動だと思います）。しかし、あのような下劣な発言を、その国の人の目の前で行うガッツのある人はそうそういません。やはり、そんなことを名前と顔を出して言えばまずいことくらいはわかっているのでしょう。

言っていることとやっていることは別物で、ここには常にダブルスタンダードが存在します。医療機関でも同じです。手洗いをしましょう、カルテを書きましょう、患者には誠心誠意、親切に振る舞いましょう。全人的な医療をしましょう。病気を診ないで患者を診ましょう。どの医療者にきいたって「そのとおり」と答えるに決まっています。しかし、それが実際にできているかどうか、というと……。

言っていることとやっていることは別物です。行動変容はかくもむずかしい目標なのです。ところが、多くの医療機関では「行動変容」を本気で目的にはあげていません（建前では、もちろんあげますが）。マニュアルを作り、ガイドラインを作り、やるだけのことはやりましたよ、という「アリバイ」を作っておしまいです。前項で出てきた「お役所的仕事」の特徴ですが、アリバイだけ作って、あとはおしまい。結果が出ないダブルスタンダードなのです。

行動変容は、われわれの業界で一番むずかしい仕事のひとつといえましょう。ほら、患者の行動変容だってむずかしいじゃないですか。酒をやめろ、タバコをやめろ、もっと運動しろ、薬を飲め、と。

われわれすべて、わかっちゃいるけどやめられない人たちなのです。

ですから、コンサルタントとしての介入も、すぐに行動変容を求めていらだっても無意味です。だって、もともとむずかしいんですもの。そんなに簡単に結果が出るという虫のよいことを考えてはいけないのだと思います。

で、ぼくの大事にしているメンタリティーですが、

① ゴールはぶれないこと。目標は常に明確にしておくこと
② ほどほどに手を抜いてやること。すぐ結果が出ないからといって焦らないこと
③ 笑いを忘れないこと。ユーモアセンスは常に大事
④ けれども、決して、決して、決してあきらめないこと

この最後の「あきらめない」が大事です。短期的には笑って許しても、長期的には忘れたりなかったことにしたり、あきらめたりしない。

いつも行動変容を期待し、待ち続ける。この往生際の悪さが、コンサルタントには必要なのです。

21 勇気、そしてリーダーシップについて

勇気とは何か

「勇気」ってなんでしょう。それは、「強さ」というものにも関連していると思います。『はじめの一歩』というボクシングマンガがあります（森川ジョージ、講談社）。いじめられっ子だった高校生の主人公が、ボクシングと出会って成長していく話ですが、主人公の最大のテーマも

「強いってなんだろう」

でした。主人公は「本当の強さ」を求めてボクシングの日本チャンピオンになるのですが、それでも本当の強さはわかりません。強い相手に勝つことが、強さを教えてくれるわけではないよう

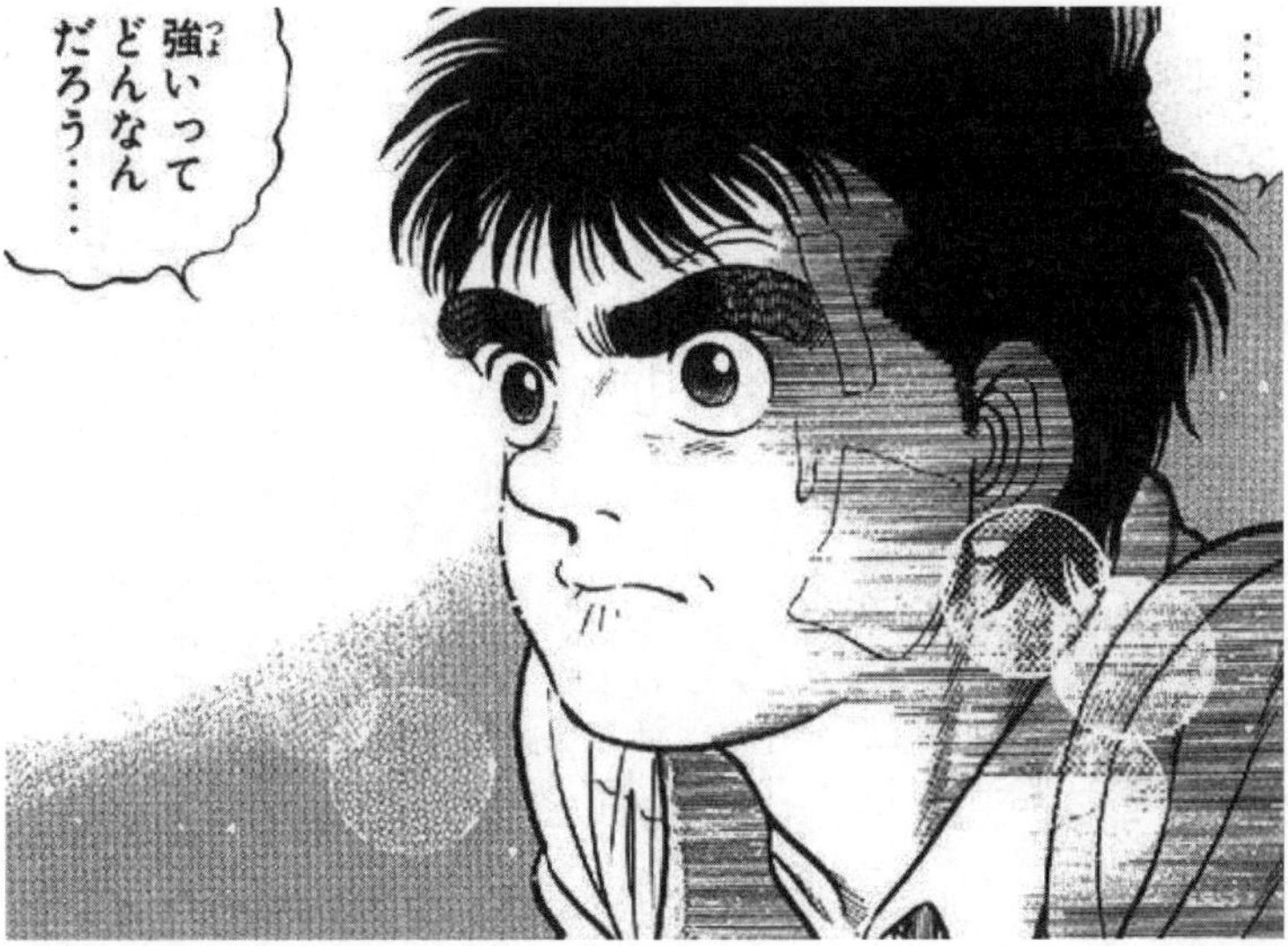

〔© 森川ジョージ／講談社，「はじめの一歩」より〕

です。

「強いってなんだろう」

という言葉は、

「勇気とはなんだろう」

という問いに呼応していると思います。つまり、本当に勇気を持つ者こそが強いのだと。『はじめの一歩』で言われている「強さ」とは「勇気」とほぼ同義語のように思います。

　では、勇気とは一体何か。

　勇気とは、恐れ知らずの荒くれ者の属性ではないと思います。力あるものが力を行使しているだけの場合、ぼくたちはそれを「勇気」とは呼びません。つまり、「はじめの一歩」で言っていた「強さ」も強者であるとか、腕力が強いとか、ボクシングの試合で百戦百勝、といった意味ではない。権力といった非物理的な属性を持つパワーとも違う。

勇気とは、逆境に震え、不安におののき、絶望感に苛まれながら、「それにも関わらず」歯を食いしばり、必死に震えをこらえて顔を上げて物事に取り組む態度のことではないか。それが、ぼくの考える勇気の意味です。

だから、勇気は「力ある者」の属性ではありません。

力がある人が力を行使できるのは当たり前であり、それをさせるのは力そのものがもたらす安心感です。決して勇気ではありません。こういう人は、自分よりもっと力がある人の前では萎縮して力に簡単に屈してしまうだけなのです。力ある者の属性は逆説的ですが、勇気と言うよりも怯懦《きょうだ》なのです。

勇気とは「力がないにも関わらず」あきらめない態度のことを言うのでしょう。これを英語では、determination、「断固たる決意」と言います。ぼくの大好きな英単語のひとつです。

ですから、臆病と勇気は対立関係にあるように思われがちですが、そうではありません。臆病者「でないと」勇気は出せないのです。

臆病な自分を自覚しつつ、その弱い心を痛いほど認識しながら必死に二本の脚で立ち続けるその態度こそが勇気だからなのです。臆病者にしか勇気は出せないとは、そういう意味です。恐れをまったく感じていない者には、勇気は出しようがないのです。恐怖感がなければ勇気は必要と

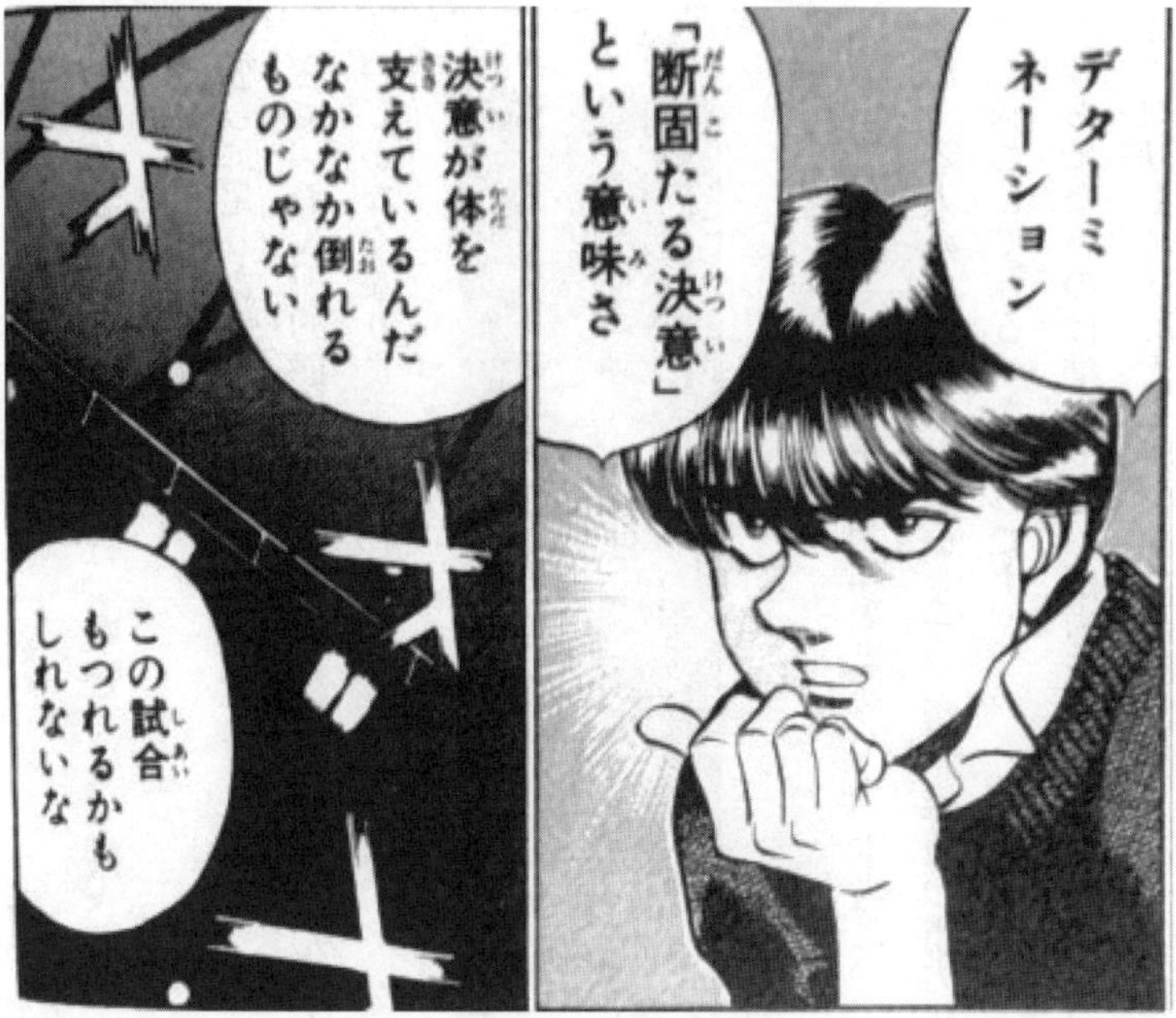
デターミネーション
「断固《だんこ》たる決意《けつい》」という意味《いみ》さ
決意《けつい》が体《からだ》を支《ささ》えているんだなかなか倒《たお》れるものじゃない
この試合《しあい》もつれるかもしれないな

〔© 森川ジョージ／講談社,「はじめの一歩」より〕

しませんから。

だめです、無理です、できません

「お役所的態度」に支配されている人たちは何を欠いているのでしょう。

知性でしょうか。想像力でしょうか。いえいえ、彼らはなかなか優秀な頭脳を持っています。想像力でしょうか。たしかに想像力に欠けた人が多いのは事実ですが、これが根源的な問題なのではないと思います。勤勉さでしょうか。世界中、いろいろな国のお役人をみてきましたが、実は日本の役人が一番勤務です。霞ヶ関に行けば、夜遅くまで煌々《こうこう》と明かりがともっているはずです（ブラック体質！！）。

彼らに足りないもの、それは勇気です。

さて、「お役所的態度」に支配されていると、だんだん語彙《ごい》が貧弱になってきます。最終的には、3つしかなくなります。それは、

●だめです
●無理です
●できません

です。

「だめです」「無理です」「できません」。本当に、この3つしか語彙がないんじゃないの？　そう思える人たちがたくさんいます。現状維持の重力に魂を奪われ、「その日を過ごすためにその日を過ごしている」人たちです。

彼らにないのは権力でも、能力でもありません。日本の「お役所的態度」に支配されている人たちは決してインテリジェンスを欠いていたり、怠慢な人たちではありません。ただただ、彼ら

には勇気がないのです。

大学病院でコンサルタントをしていて、とても気になるのが「勇気のなさ」です。各所各人はそれなりの能力を持っていますが、勇気を欠いているために、現状維持の重力に引きずられっぱなし。いつまでたっても以前のまま。残るのは現場の不平不満だけです。

しかし、不平不満を言っているだけでは、飲み屋でおっさんがくだを巻く以上の価値は得られない。なぜ、不満があるなら不満の原因を打破しようとしないのでしょう。なぜ、不満があるなら現状を変えようとしないのでしょう。どうせ変える勇気を持たないのなら、不平不満を言わないほうが、まだ美的にはましだとすら思います。


「外来のブースが使いづらいので、直すべきだと思うんですが」

「できません」

「いや、まあ話だけでも聞いてください」

「無理です。もともとこういう仕組みになっているんです」

「でも、その仕組みを変えればいいんじゃないですか」

「だめです」

はい、まったくうんざりしますよね。こういう人たちを相手にするのは。「お役所的態度」に支配された組織は、たいてい毎日こんな感じです。これでは人のやる気がそがれ、背中が曲がり、眼《まなこ》が濁ってくるのも無理はありません。

けれども、ここであきらめない。それが勇気です。決してあきらめてはいけないのです。勇気とは、どうしようもない、絶望的な環境、苦しい逆境**にも関わらず**背筋を伸ばし、眼差しに光をたたえて逆境をひっくり返そうとする態度にほかならないのですから。

もちろん、冷めた相手に激高してもあまり効果はありません。ただ怒りをぶつけるだけでは、「まったあいつが吠えてるわ」と冷笑されておしまいです。

ユーモアのセンスを失わず、口元には笑みをたたえ、けれども基本路線は真摯に真面目に誠実に、ただただあきらめずにあの手この手で問題解決を目指します。

「あなたも、いまの外来に満足しているわけではないんでしょう」

「それはまあ」

「外来に問題点があることは、わかっているのではないですか」

「それは、いろいろ問題があることはわかっています。でも先生、ここにはここの文化というものが……」

「文化というのは肯定的な表現です。患者にとって、医療者にとって使いづらい環境を作っておいて、それを看過しておいて、それを文化なんてきれいな言葉に置き換えるのは卑怯な態度です。甘えてはいけません」

「……」

「いいですか。現状がわるいと知っていながらそれを看過するのは甘えなのです。甘えを許容してはいけません。現状維持も許容しません。患者に『ああ、ここにくると安心する』と言ってもらえるような外来を作りたいと思いませんか。誰だって、自分の仕事場の評判がわるくて、それでよいと思っているわけではないでしょう。あなただって自分の職場の評判がわるいよりはよいほうがうれしいでしょう。違いますか」

「ええ、まあ」

「では、変わりましょう。変えましょう。具体的なプランはこれから提示します。でも、まずは現状維持を容認しないという覚悟を決めてください。そうしないと一歩もここから動けませんよ」

こと、勇気を問題にする場合、議論は正面突破です。コーチングなど、これまでのコンサルテーション・スキルで開陳してきたテクニックはあまり役には立ちません。

もちろん、スキル、戦略、戦術は大事です。けれども、現状維持の重力に引っ張られたお役所的な人たちと対峙する場合は、断固たる決意、determination と勇気を示し続けていくほかないのです。

不平不満を言っても、「お役所的な人たち」がいなくなったりはしません。日本の社会では、こうした態度を完全には排除できないのです。

お役所的な環境では降格やリストラは（めったに）ありません。首を切って有能な人物にすげ替えるのも現実的ではありません。

となると方法はひとつだけです。彼らそのものを変えるしか、他に手だてはないのです。そのためには、勇気のなさを問題にし、勇気を伝えていくしかないのです。

どうしてかというと、勇気は伝染するからなのです。

勇気を伝染させ続ける人のことを、ぼくたちはリーダーと呼びます。そして勇気を伝染させる態度こそが、リーダーシップなのです。

勇気についてもう一度まとめておきましょう。

●勇気とは、恐怖に耐える気高い態度にある。臆病でなければ勇気は持てない
●勇気を伝染させ続ける人を、リーダーという

●勇気を伝染させることこそが、リーダーシップである

リーダーとは

リーダーとは単なる上役、上司、権力者のことではありません。leader とは lead するもの、すなわちぼくたちを導いてくれる存在をいうのです。

では、具体的には、何を指すのか。

Example is leadership.

といったのは、アルバート・シュバイツァーでした。そう、模範を示すことこそリーダーシップ。リーダーとは自らロールモデルとなり、お手本を示し続ける人たちのことを言います。命令や指示を出す人のことではないのです。

そして、お手本を示し続けると言うことは、常に勇気ある態度をとり続けることと、ほとんど同義なのです。お手本には勇気が必要なので、勇気を必要としない態度や行動は決して理想的な

態度ではないのです。だって、勇気なくしてできることは誰にだってできるんですから、決して模範にはならないからです。

示された勇気は伝染します。勇気が伝染していけばしめたものです。そこで組織は根底から変わるのです。

リーダーの存在、リーダーの勇気ある態度は組織を根底から変えていくもっとも手っ取り早い方法です。古来、数多くのリーダーがいましたが、彼らは勇気を伝染させ、絶望と現状維持の圧力で打ちひしがれていた人たちに勇気を与え、濁っていた眼は輝きだし、「自分たちから」積極的に動くように「し向けた」のです。決して無理矢理やらせるのではなく、です。

模範を示すのがリーダーです。Example is leadership。そのリーダーの典型例をぼくたちはどこで見つけたらよいでしょう。

ぼくの中では模範となるリーダーは、医療団体、パートナーズ・イン・ヘルス（ＰＩＨ）の創立者であるポール・ファーマー氏です。かつて、彼について書いた原稿があるので、改稿してここに再掲します。雑誌「総合診療」２０１８年10月号（医学書院、28巻10号、p1394-1396）に寄稿したものです。

パーフェクト・ドクター、ポール・ファーマー

ポール・ファーマーは1959年、マサチューセッツ州の貧しい家庭6人兄弟の2番めとして誕生した。苦学の後にデューク大学で医療人類学を専攻。このときハイチを訪問、その貧困、医療問題と戦うことを決意してハーバード大学医学校に進学した。ハーバード大学医学校で医学博士、人類学博士の両学位を取得し、ハーバード大学の医学と医療人類学の教授となる。ボストンのブリガム・アンド・ウィメンズ病院で感染症医として診療する一方、ジム・ヨン・キム（元・ダートマス大学学長の公衆衛生専門家。現・世界銀行総裁）らとともに国際医療NGO、パートナーズ・イン・ヘルス（PIH）を設立。ハイチ人の妻、ディディ・ベルトランドと3人の子供とともにルワンダ、ハイチ、レソト、マラウイ、メキシコ、ロシア、ペルー、リベリア、シエラレオネなどで医療・公衆衛生活動を展開。多剤耐性結核治療に関する論文をNew England Journal of Medicineに発表するなど研究業績も卓越している。

幸運なことに恩師には恵まれている。行く先々で「恩師」と呼べる先生方から薫陶《くんとう》を受ける僥《ぎょう》倖《こう》を得た。一方、ポール・ファーマーは恩師ではない。ロール・モデルでもない。

ポールは、ぼくにとっては完成された医師の理想像なのだ。目指すモデルにするには高くて、大きすぎる。

なぜ、ぼくがポールを医師の理想像と思うのか。それは医学・医療に絡みつくあらゆる二元論をポールが凌駕しているからだ。

ポールは医師だが、医療人類学の専門家でもある。理系と文系という二元論を凌駕しており、著作も医学的見地と人類学的見地を巧みにミックスさせ、広く深く医療問題を論じている。日本で「文系」というと安易な文明批判、科学批判に走る「イタい」議論をしばしば目にするが、ポールにそのような脇の甘さはない。

ぼくがシエラレオネでエボラ対策をしていたとき、同地である文化人類学者が世界保健機関（WHO）のコンサルタントとして派遣されていたが、「隔離だ、治療だ言う前にまずはシエラレオネの文化歴史的背景を理解しなければならない」と毎日（！）熱弁をふるっていて周りを当惑させていた。ポールは「ああいう人類学じゃだめなんだよね」とぼくに目配せして言ったものだ。そもそも、医療と医学も二元論に陥りがちだが、ポールは「患者を見ずに病気を見る」みたいなつまんないことは言わない。患者の幸せを願い、多剤耐性結核の治療戦略を論文化する。ジェネラルなプライマリ・ケアもとんがったエボラ治療も区別しない。要はアウトカムをしっかり出せばよいわけで、そういう些末な議論やイデオロギーには与しないのだ。

逆に、日本では「数」の問題に集約されがちな公衆衛生施策にも、必ずコンテクスチャルな配慮を示せる。

シエラレオネは三角貿易、黒人奴隷、植民地、内戦と英国支配と白人による差別の長い歴史を持っており、ただ先進国の白人が上から目線で物資と金とヒトを送るだけでは感染対策にはならない。ポールは何千というエボラの死者を減らすべくオーセンティックな公衆衛生対策に従事する一方、エボラ出血熱罹患後生存した「サバイバー」たちを夕食に招待し、仕事を与えるなど細かな配慮で疾患流行時の危機の隙間に零れ落ちそうな問題を丁寧に拾い上げていた。

先進国にありがちな相対主義＝まあ、アフリカの貧しい国なんだから人が死ぬのは仕方ないよ…とも断固として戦い、「どんなに貧しい国の人でも健康に生き、まっとうに医療を受ける権利がある」と主張する。

公衆衛生と臨床も二元論化されやすいが、これとてポールには意味のない二元論だ。「ポールは演説するとき、まるで『自分だけに話しかけているように』話す」とＰＩＨのメンバーが言っていた（そのとおりだった）。ポール・ファーマーにとってマスと個人は対立概念ではない。かようにポールは医療・医学の理念を追求する徹底的なアイディアリストだが、頭にお花畑ができている観念論者ではない。貧しい人を救うためには自分も貧困状態にいなければならない、とすら思わない。彼は移動するときに常にファースト・クラスに乗っているし、滞在地でも一流のホテルに泊まる。もっとも、２０１０年のハイチ地震のときには余震に揺れる公立病院で寝泊まりしたり、現地診療で肝炎に罹患するほど前線にもとどまるが。政治家や財界も敵視せずに積極的に談判し、資金を調達する。

シエラレオネでぼくらが消毒剤やテントの調達に四苦八苦しているとき、ポールは訪問した初日に「ここには学校が必要だ。毎年医師と看護師を育てれば、エボラ問題は解決する」と宣言して周りを驚愕させた。実際、PIHはあちこちから多額の資金を集めてルワンダやハイチに最新の医学校と附属病院を作り、そこで医療者たちを育て上げたのだ。

文系と理系、医療と医学、先進国と途上国、個と集団、ジェネラルとスペシャル、富と貧困、すべての二元論を軽々と凌駕し、結果を出し続けるポール・ファーマー。シエラレオネのコノ県でエボラ対策をしていたとき、一緒に仕事をしていたPIHのメンバーが「今度、ポール来るよ」と教えてくれたときは舞い上がったものだ。

「日本のドクターで、あなたの本を日本語訳した感染症医ですって」と紹介してもらい、大喜びのポールとその後何度も食事をしたり、お茶を飲みながら会話したりした。空港に行くまでのボートもいっしょだった（シエラレオネのフリータウンでは船がないと空港に行けない）。エボラ問題で四苦八苦しているときに一介の日本の医者に何時間も付き合うなんて普通はありえない話だが、そういうことをなんの外連味《けれんみ》もなくやるのがポールであり、ぼくらが話をしている間にもボートを操縦している少年や空港のラウンジで飲み物を出す女性にもさかんに話しかけていた。「そういえば、昨日見た結核の患者はどうなったかな」とさかんに携帯をかけて訪問地のフォローもしていた。まあ、なんたるバイタリティー。よくもまあそこまで四方八方に魂を振り向けられるものだ。

ぼくははっきり言って旅は嫌いだ。クロード・レヴィ＝ストロースではないが、自宅に引きこもっていたほうが快適な人間だ。人とのコミュニケーションは苦手だし、会合も演説も嫌いだ。ぼくのレクチャーは、客観的に申し上げてわりと上手だが、あれは苦手で嫌いなことを自覚したがゆえの訓練の賜《たまもの》である。ある問題についてかかりきりになっているときに、他の問題を考えるような度量はない。要するに小さな人間なのだ。

よって、ポール・ファーマーは断固として理想の医師像であり、目標とするロール・モデルではない。

フィリップ・マーロウはレイモンド・チャンドラーが作り上げた架空の人物で、欺瞞《ぎまん》に満ちた人間社会、カリフォルニアで「こんな人がいたらいいなあ」という理想像を小説化した偶像の騎士だ。そのおとぎ話のナイトが、現前している。チャンドラーの小説を読んで薄汚れた現実世界と対峙するささやかな勇気を得る多くの一般庶民同様、ぼくもポールの存在を心の支えに、たとえば神戸大学とか神戸市とか兵庫県とか諸学会とか霞が関での薄汚れてくだらない現実的な問題と、小物っぽく戦っているのだ。

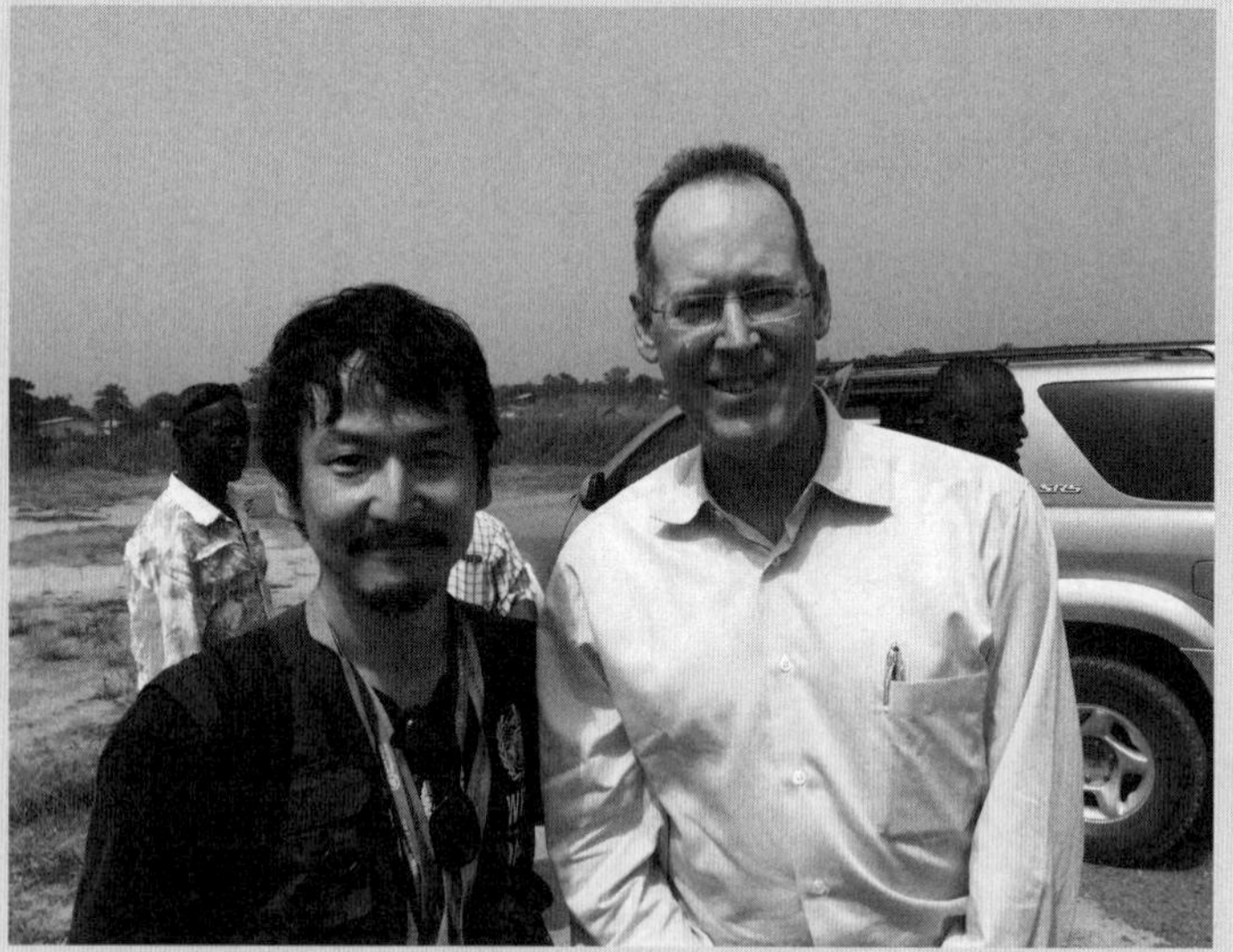

エボラ出血熱対策のためシエラレオネにいたときお会いしたファーマー先生とぼく

参考文献

・トレーシー・キダー（著）、竹迫仁子（訳）：国境を越えた医師，小学館プロダクション，2004

・ポール・ファーマー（著），光橋 翠（訳）：世界を治療する―ファーマーから次世代へのメッセージ，新評論，2016

・ポール・ファーマー（著），岩田健太郎（訳）：復興するハイチ―震災から、そして貧困から医師たちの闘いの記録2010–11，みすず書房，2014

・Mitnick C, Bayona J, et al. Community-based therapy for multidrug-resistant tuberculosis in Lima, Peru. New Engl J Med. 2003；348(2)：119-128.

22

リーダーシップをもうすこし考える

感染管理看護師（ＩＣＮ）のキャリアディベロップメント講座で、「リーダーシップ」についてワークショップを行いました。

リーダーシップ論は学問領域のひとつとなっており、その「専門家」が研究をしている領域です。ぼくみたいな素人がリーダーシップをどう語ればよいの？？？　いろいろ悩みました。リーダーって何？　リーダーシップとはどんなこと？　そもそも、どうしてリーダーシップ？　いろいろ考える機会を持ちました。あれこれ本を読んだり考えたりして、なんとかまとめました。ワークショップもまあ、楽しく取り組んでいただけたと思います（信じます）。今回は、そのときの考察をもとに話を展開させていこうと思います。

まあ、ぼくらは専門家ではなく、現場の人間なので学問的なリーダー分類はすっ飛ばして、もう少し実践的なところを考えてみたいと思います。

リーダーというと誰を思いつきますか？

２０１０年の大河ドラマの主人公は坂本龍馬。日本でリーダーシップを語るとき、必ず出てくる人物でしょう。それから、アメリカのバラク・オバマ前大統領。彼なんかもリーダーといえばすぐに思いつく人物なのではないでしょうか。アメリカの歴代大統領にはリーダーの代表として名前のあがる人物がたくさんいます。フランクリン・D・ルーズベルトとか、ジョン・F・ケネディとか。もちろん、誰とは言わぬがどこかの最近の大統領みたいに「いけていない」お方もおいでですが。

残念ながら、わが国の首相で「これぞリーダー」というイメージを持てる方はそんなに多くない。近年の首相ではまったくない、とすら思います（個人の感想ですが）。

明治安田生命保険は毎年新社会人に「理想とする上司像」のアンケートをとっています。２００４年のアンケートでは、男性上司部門では圧倒的に星野仙一でした（女性上司では黒木瞳）。そういう時代だったのです。

スポーツ選手や芸能人は露出も多いしイメージもつかみやすいから、こういうときに例示されることが多いようです。

理想のリーダー像はむずかしい。何しろ、賞味期限が短い。

星野仙一は阪神タイガース監督時代、厳しい叱咤激励で弱小チームを立て直し、誰もが認める名リーダーと認識されました。日本代表の監督に選出されたのがその証左です。

ところが、北京オリンピック（２００８年）でこけてしまったものだからその評価は急落しました。後に出てきた埼玉西武ライオンズの渡辺久信監督は、逆に褒めて育てるリーダー像を前面に出し、日本シリーズを制しました。これが「理想のリーダー像」とメディアは持ち上げる。もっとも、２００９年はその西武もパッとしません。で、渡辺監督もリーダー像として取り上げられることはなくなりました。

その後、星野監督は東北楽天ゴールデンイーグルスの監督になります。これが２０１０年のシーズン後のことです。そして、２０１１年3月11日に東日本大震災があり、エースの田中将大選手の大活躍もあって楽天イーグルスは２０１３年、日本シリーズを制して日本一になります。星野監督は阪神時代と違って激しく叱咤激励するタイプではなくなっていたそうですが、要するにスポーツの世界は結果がすべてでして、彼の名誉はV字カーブで回復します。２０１７年には野球殿堂入り（エキスパート部門）、翌年の２０１８年にすい臓がんのため亡くなりました。

「いま勝っている」「いまうまくいっている」人をモデルにしても、そのリーダー像は「負けて」「うまくいかなくなった」時点で評価は一転してしまう。また結果を出せば、評価は回復する。これは芸能界でもビジネスの世界でも、政界でも（たぶん医療の世界でも）同じです。

つまり、です。「いまうまくいっている人」をモデルにしてもリーダーのあるべき姿＝一般化できるモデル、とは呼べないのです。リーダーシップという概念がいかにわかりにくいかが、ここからも分かります。

リーダーと人格

リーダーは人物的、人格的にも優れている人、というイメージがあります。

単に仕事ができるだけでなく高潔な人物でなくてはいけない。それは、ある程度は本当でしょう。

リーダーとして優れていると思われていた人物が女性やカネの問題で「リーダー失格」の烙印を押されてしまうことがあります。リーダーの賞味期限はとても短いのです。もっとも、タイガー・ウッズのようにスキャンダルで一回評判が地に堕ちても、奇跡の復活を遂げる人もいます。アメリカ人はこういう「復活して這い上がる人」が大好きみたいで、スキャンダルでボコボコに叩くわりには、復活時には大好きになるという節操の無さです。

高潔で無謬《むびゅう》な人物でなければ優れたリーダーとは言えない、と決めつける必要はないかもしれません。

たとえば、落語の故・立川談志。お世辞にも高潔とはいえず、どちらかというとはちゃめちゃな人生を送っておいでです。国会議員になったり、いきなり辞めてしまったり、その手の破天荒なエピソードには枚挙にいとまがなく、彼の人生そのものが「落語」のような印象すらあります。しかし、立川流「家元」として多くの若手落語家を魅了し、弟子から敬愛され、そして彼の一門からは数多くの優れた落語家が育っています。理想のリーダーとしての一面も持っているのです。

くだんの坂本龍馬も潔癖高潔厳格な人物ではなく(司馬遼太郎が作ったイメージかもしれませんが)、むしろ奔放で破天荒な人物としてのイメージが強い。優れたリーダーには愛嬌がある。愛される属性がある。まあ、一種のフェロモンがある。

リーダーと倫理

優れたリーダーが必ずしも「人格者」である必要がないと立川談志の例をあげて述べました。しかし、リーダーには優れた倫理観が必要だとは思います。談志にも談志なりの倫理観があると思います。凡人には理解しにくいだけで、多分。

高いリーダーシップを持っていても倫理に欠ける人もいます。しかし、そこが魅力というか、

「フェロモン」だったりするわけで。

アドルフ・ヒトラーを倫理的で高潔と呼ぶ人はさすがにいないでしょうが、彼は当時不況にあえぐドイツで圧倒的なリーダーシップを発揮し、ドイツ人の心を鷲づかみにしました。みな、望んで彼についていったのです（少なくとも初期は）。優れたリーダーシップのダークサイドともいえましょう。

逆に、高潔な倫理観を持っていればよいリーダーかというとそうでもないようです。乃木希典《のぎまれすけ》は、非常に高い倫理観を持った将軍でしたが、彼が戦った日露戦争の旅順《りょじゅん》では、その愚直な戦法のためにたくさんの無益な戦死者を出したと言われます。明治天皇が亡くなったとき、彼が殉死したのは有名な話で、夏目漱石の『こころ』にも取り上げられていますね。むしろ、高潔な倫理観があるがゆえに、一度間違うと修正が効かない。こちらもリーダーシップの危うさでしょう。

師を見るな、師の見ている先を見よ

団塊の世代くらいの方になると、「リーダー」というと企業のトップを想起される方も多いでしょう。本田宗一郎、松下幸之助、井深 大《まさる》などなど。いまでも松下幸之助の「リーダーとしての言葉」などは、箴言《しんげん》となってＰＨＰ研究所などから紹介されています。

ぼくは彼らと時代をあまり共有していないこともあって、そのリーダーシップを肌では感じませんが、たとえば松下幸之助に心酔して心酔して、といった人たちにお会いすることはあります。彼らは松下を崇拝し、彼の言葉を一字一句暗記し、その逸話を遠い目をして嬉々として語ります。まあ、この気持ちはぼくにもわかる。

ただ、松下を崇拝した彼らから、「第二の松下」が出ない。本田、井深についても同様です。

「師を見るな、師の見ている先を見よ」

という言葉があります。松下の言動を一字一句暗記し、それを忠実に愚直に実行しても、松下にはなれない。コピーはオリジナルを超えることは絶対にないのです。

松下の言葉を暗記するのではなく、彼の見据えている眼差しのあり方を理解し、自分の頭で考え、自分で咀嚼し、自分なりのオリジナルを作ることこそが松下の「精神」であるとぼくは想像します。リーダーのいうことに服従しているだけでは、「論語読みの論語知らず」でしょう。

リーダーにはフォロワーがいる。フォロワーがリーダーの価値を決める

たった一人だけでリーダーになれることは絶対にありません。リーダーにはついていく人が必要です。

ついていく人のことを英語ではフォローする人、フォロワーと呼びます。フォローする人と言っても、ついていく（フォローする）人のことで、けっして上司の失敗を繕ったり、よいしょしたり、ツイッターを読む人のことではありませんよ。

フォロワーなしのリーダーはありません。そして、リーダーシップとはリーダー単独のあり方のことではなく、リーダーとフォロワーの関係性からできています。リーダーの振る舞いに対して、フォロワーがどう振る舞っているか。この関係性こそがリーダーシップの価値を決めているのです。

オペの天才、カリスマ的な「ゴッドハンド」たる外科医がいます。彼を崇拝する部下たちが彼についていく。強制されなくてもついていく。そして、フォロワーたちも優秀な外科医になっていく。この部局はすぐれたチームワークを発揮する。このときこのゴッドハンドは優れたリーダーです。優秀なリーダーとフォロワーの関係性が作られているからです。

別のオペの天才、ゴッドハンド。でも、部下からは蛇蝎《だかつ》のごとく嫌われている。「あの人はオ

ぺはうまいんだけどねえ」と陰口をたたかれている。チームはいつも陰鬱とした雰囲気でパフォーマンスも上がらない。こういう関係性では、この「ゴッドハンド」は優れた執刀医であるかもしれませんが、優れたリーダーとは呼べません。

同じ「ゴッドハンド」でも、部下との関係性のあり方次第で優れたリーダーかどうかが決まります。優れた診療能力はリーダーの一要素ですが、そのすべてではないということです。

逆に、執刀能力がそこそこでも優れたリーダーであることは可能です。自らが部下より優れたパフォーマーでなくても、部下がよりよいパフォーマンスを発揮できれば優れたリーダーなのです。たとえば、ザ・ドリフターズのいかりや長介みたいに……このたとえで通じるのか？

フォロワーは「自ら」リーダーについていくことを選んだ人たちです。だから、「あの人が上司だから」言うことをきいている場合は、フォロワーとは言いません。「単なる部下」です。役職や肩書きを失ってもついてくる人がいれば、その人はリーダーでしょうが、定年退職したら誰もついてこないような人は優れたリーダーとは呼べない。単に「かつて偉かった人」に過ぎないのでしょう。

フォロワーとは、単に忠実な部下というわけではありません。優れたリーダーの下にいるフォロワーは自律しています。自分の頭で考える。必ずしもリーダーの真似ばかりしているわけではありません。異なる表現形を持っています。場合によってはリーダーに反対意見も述べる。優れたリーダーは部下に反対させる余地を残しています。度量というやつです。

フォロワーこそがリーダーを作る、大事なのはフォロワーですよ、という意見もあるようです。さらに発展させて、フォロワーに尽くすのがリーダーである、というサーバント・リーダーという概念もあるようです。

フォロワーが大事かリーダーが大事か、というのは卵か鶏かの関係みたいです。ま、「大事か?」という命題はあまり意味がありません。もちろん、リーダーもフォロワーも大事です。

言葉とリーダー

リーダーを語るのに大事な要素はたくさんあります。たとえば、言葉です。周囲の勇気を鼓舞するような言葉の使い方。

ただ、雄弁であることがリーダーの条件というわけでもないようです。西郷隆盛は優れたリーダーでしたが寡黙で、どちらかというと口べタだったようです。

雄弁であれ、寡黙であれ、優れたリーダーの言葉には魂がこもっています。

リーダーを生むリーダー

本当に優れたリーダーは自らの功績もさることながら、後進がさらなる活躍をしてくれる人のことをいいます。自分だけではなく、自分の部下が活躍する。

そういう意味では部下の足を引っ張る上司なんてリーダーの風上にも置けない、論外な存在ですね。日本でも外国でも部下の活躍を妬んだり拒んだり、ひどいのになるとその功績を盗んだりする輩がいますが、こういう人はリーダーたる資格を持っていません。

リーダーを生むリーダーとしてぼくがすぐに思いつくのは、吉田松陰です。幕末に長州藩で松下村塾を開いた松陰は、後進に高杉晋作、木戸孝允《たかよし》（桂小五郎）、伊藤博文などたくさんの偉人を輩出しました。松陰自身はさしたる功績もないまま、30歳という若さで死罪になっています。

しかし、本当の偉人とは死してなお物事を動かすのでしょう。

23 教育は不平等である、という話

考える力を奪ってしまう管理型教育システム

日本の学校教育は、文部科学省と教育委員会がその箸の上げ下ろしまで細かく規定する管理型です。

そのマニュアルが、学習指導要領です。これは法的拘束力のある、かなり強いマニュアルです。ですから、学校の先生もこれに従わなければいけません。

学習指導要領に管理された教師は自分の力でものを考える力がだんだん失われていきます。考えることのできない先生に教わった生徒に、「考える力」がつくわけがない。文部科学省も「主体性を」涵養《かんよう》しようとあれやこれやの政策を考えているようですが、そもそも教師たちを上から目線で管理しようという底意がミエミエな状態で、主体性もへったくれもないのです。主体性のない教員が、主体性を促す教育を生徒にできるわけがないのですから。

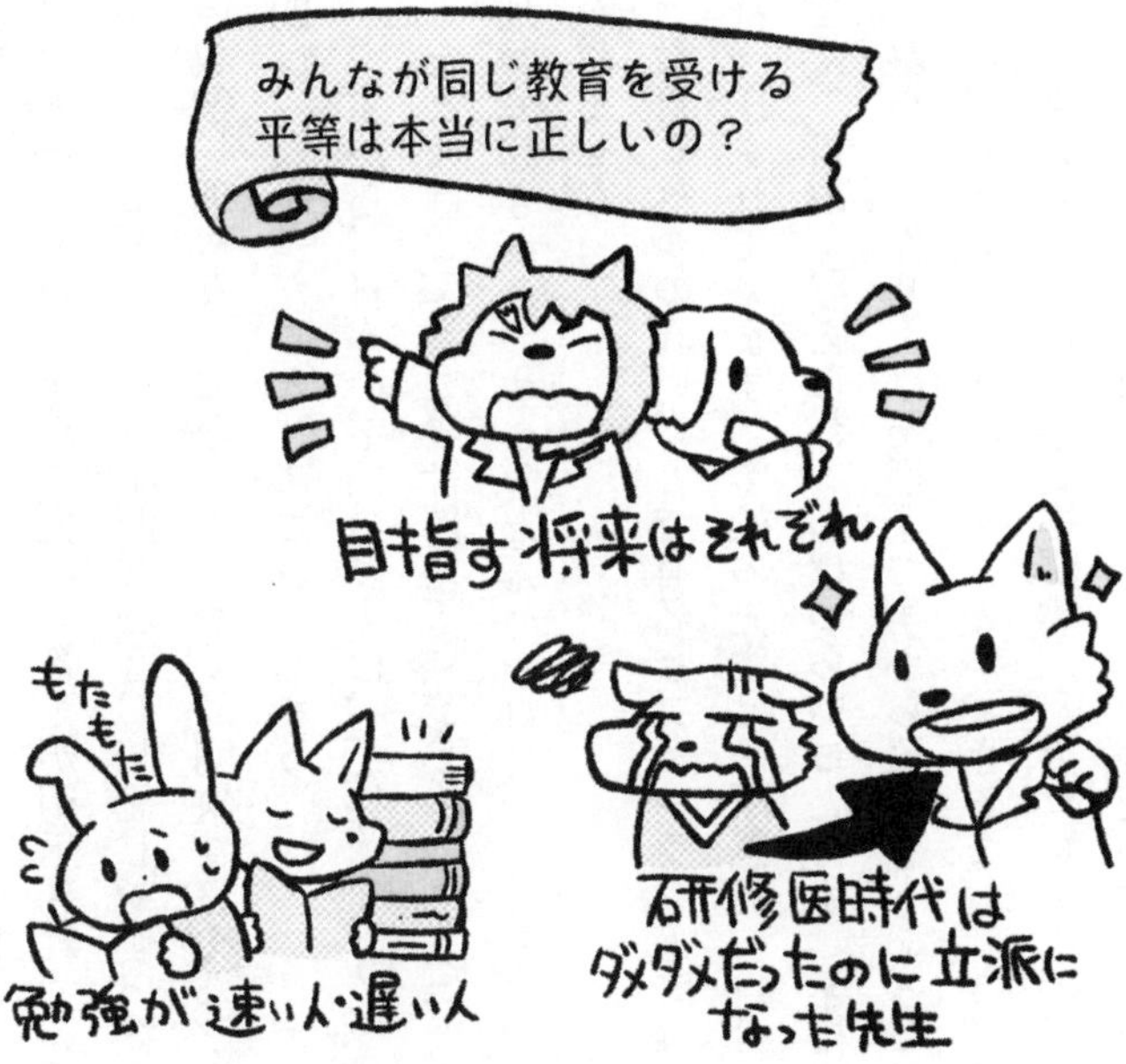
みんなが同じ教育を受ける
平等は本当に正しいの？
目指す将来はそれぞれ
研修医時代は
ダメダメだったのに立派に
なった先生
もたもた
勉強が速い人・遅い人

日本人は「自分でものを考える」力が弱い。学校では習い、学び、覚えるのが仕事で、「考える」「疑問を持つ」ことはありません。大学院で英語で授業をしていても、質問してくるのはほとんどが外国人留学生で、日本人の大学院生はなかなか質問できません。

もちろん、質問を想起していても皆の前で発言を控えている、というキャラの問題もあるでしょうし、日本人大学院生の英語力が低いせいもあるでしょう。でも、それを差し引いても「問いの立て方」があまり得意でないことは、長くコミュニケーションをとっていると容易に察せられるのです。

理由は簡単です。日本では、小学校から

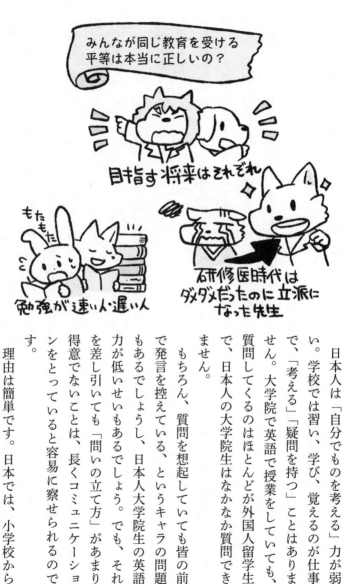

高校卒業まで、「問いの立て方」を学ばず、「問いに対する答えの見つけ方」しか教えないからです。また、その行き着く先は「答えが明示されている問題しか提示されない」ことであり、したがって、重要視される学問領域は、暗記しやすい社会科、英語や、答えに議論の余地がつきにくい数学、理科などになってきます。明快な答えなど出しようのない哲学的、倫理的、道徳的な命題は「なかったこと」にされてしまう。

ですから、日本の学校の多くは、「なぜ、そうなるのか」は教えません。

たとえば、「応仁の乱は何年に起きた」ことを覚えることをよしとされ、「先生、なんで応仁の乱って起きたんですか」なんてきけば、「うるさい、それはテストには出ない」なんて答えられかねません。

教育レベルの高いことで有名なフィンランドでは、基本的に学校の先生に授業の内容ややり方は一任されています。学校の先生は一所懸命「自分の力で」授業のやり方を考えなくてはなりません。自由を与えられるのはつらいことです。学校の先生は大変だと思いますが、自ら創意工夫を凝らして作り上げた授業ですから達成感もあるでしょうし、常日頃から「考えている」先生だったら、考え方を生徒に示すことができるでしょう。これがロールモデルというものです。

フランスの大学入学資格試験（バカロレア）の最大の難関は哲学の試験です。もちろん「デカルトが、我思う、故に我あり、と言ったのは何年でしょう」なんてくだらない問いの立て方はしないでしょう。その試験は平等でも公平でもありえないと想像しますが、フランス人は他人との平等、公平を担保しながら大学受験をするのではなく、あくまでも個人主義的に「自分は果たして大学で学ぶ資格はあるのか」という観点からバカロレアという制度を設計しているのでしょう。

ゆとりか、詰め込みかの不毛

さて、学習指導要領は、かつて「ゆとり教育」を指向しました。で、これが学力低下になる、という批判を受けてあわてて「ゆとり否定」の学習指導要領に改訂しました。場当たり的なやっつけ仕事ばかりしている官僚が、いかにも考えそうなことです。小学校算数の円周率について現行の「3・14を用いるが、目的に応じて3を用いてできる」という規定を「3・14を用いる」に戻したりしました。

ばかばかしい。こんなもの、現場で決めればよいのです。こんな細かいところに現場を知らない、子どもも知らない役人が口を出すことではありません。

問題は3・14が正しいのか、3でよいのか、ではありません。科学的命題は根拠の拠り所の置き方が問題なのであって、「どちらが正しい」という「正しさ探しゲーム」に陥ってしまうと議論が不毛になります。当然、場面とコンテクストによって、円周率が3・14が妥当な場合もあれば、「大体3」でも話が通ることもあります。ていうか、円周率はいくつにするのが妥当か、生徒に考えさせたり、シミュレーションさせるのが一番教育的だと思うぞ。

大切なのは「ゆとり」か「詰め込み」か、ではありません。

重要なのは死ぬまで学び続けることです。これができないことが、日本の教育レベルに暗い影を落としています。医学・医療の世界でも、それ以外でも。

「ゆとり」教育を受けた人たちは、勉強する習慣を持っていません。よって、勉強ができません。できないことがデフォルトになっていて、ずっとそのままです。

では、第二次ベビーブーマー、受験戦争世代のぼくらのように「詰め込み」教育を受けていたら勉強を継続するかというと、そうでもありません。受験に代表される「目的」のための「手段」として勉強を強制されていると、いざその「目的」を達成してしまえばとたんに勉強しなくなるからです。大学入学とともに勉強しなくなる。本当は、大学は勉強するために存在するんですけど、日本では「大学生は勉強しないのが当たり前」であり、社会人になってもそうなのです。

よって、大切なのは「ゆとり」でも「詰め込み」でもなく、勉強を手段ではなく、目的として学ばせるという目標設定の問題なのです。

不平等こそが正しい

文部科学省の考えの根底には、「日本では教育は等しく同じものを同じように同じだけすべての人に提供するべきである」という思い込みがあります。

余計なお世話なのです。なぜ､平等にしなければならないのでしょうか。すべての人にとって、生きる目的、目標、ゴール、ヴィジョンは異なるはずです。教育者の目指すべきは、各生徒の目的、目標、ゴール、ヴィジョンを把握し、その達成のために全力で支援することです。その態度は平等でなければなりません。

Aくんの教育には一所懸命で、Bさんには適当にやりすごすということがあってはいけないでしょう。でも、AくんとBさんに同じ教育を提供してはいけません。AくんとBさんは生きる目標もヴィジョンもゴールも異なるのです。同じ教育をしては､どちらかが（あるいはどちらもが）そのための支援を受けることができなくなります。

そして、各人の目的、ゴール、ヴィジョンに、今度は国として成長してほしい人材、「ニーズ」を見極めます。文部科学省は日本人にどのように育ってほしいのでしょうか。どのような人材が生まれてほしいと願っているのでしょうか。おそらくそこまで考えている官僚はあまりいないと思います。

われわれ医師も同じです。Aという医師とBという医師に同じ教育を提供する必要はないのです。

世の中にはスローラーナーとファーストラーナーがいます。学びの遅い人と、速い人です。スローラーナーに慌てていろんなことをさせようとすると消化不良を起こして早晩勉強嫌いになります。ファーストラーナーに「みんなに合わせて」勉強させると、こちらも飽きてしまって勉強嫌いになります。

スローラーナーにゆっくり勉強させるのは別に差別でもなんでもありません。その人に適したスピードで勉強させればよいのです。

そして、こういう人がずっと後塵《こうじん》を拝しているかというとそうでもない。突然、ジャンプして伸びる医者は少なくない。研修医時代にパッとしなかったのに、ある日あるとき急に「目覚めて」大躍進し、大活躍する。そういう教え子はたくさんいます。逆に、学生時代、研修医時代は非常に鋭く、切れ味が良かったのに、その後は伸びなくなる人もいます。

そもそも、「平等」というのは他人との比較を前提とした概念です。しかし、他人と比較することは必然なのでしょうか。各人のパフォーマンスを最適化するためにベストを尽くすほうが、全体としては良くなる可能性は高いと思います。

24 研修医の採用はいかにあるべきか

採用試験と入試は違う

仕事柄、研修医や勤務医の採用面接を行います。そのとき、受験者の方からいろいろと要望を受けることがあります。たとえば、採用基準が明確でない、とか。

もし、これが大学入試であれば、まっとうな言い分でしょう。あるいは医師国家試験でもそうかもしれません。これらは「受験者のために」行われる試験です。受験者にとっての不公平さや不公正さは（できるだけ）取り除いておいたほうがよい。

しかし、採用試験は違います。採用試験が平等であったり公平である必要はまったくないのです。

それは、採用試験は、「採用者のため」に行われる試験だからです。受験者のためではないのですよ。

病院にせよ、あるいは世の中のどの組織にせよ、まっとうな組織であれば、採用者は「自分が欲しい」人を採りたいと思います。そして、そうする権利もあります。

たとえ、「ぼくはペーパー試験でこんなによい成績でした」とか「履歴書の実績はナンバーワンです」といっても、採用者が「こいつとは一緒に仕事をするのはごめんだな」と思えば不採用になります。

そんなの不公平？　たしかにそうかもしれません。でも、それでよいのです。採用者の目的は、一緒に仕事をしていて、より成果を上げやすい人を採用すること、そのこと以外にはないのですから。もっとも知識を持っている人が採用される保証はないのです。

ぼくの採用の仕方

ぼくは、初期研修医でも後期研修医でも履歴書はさらっとしか読みません。出身大学を覚えていなくて、採用した研修医に、後で「ところで先生どこの大学出てたっけ」とかきいて、よくひんしゅくを買うことがあるくらいです。

採用試験の点数もほとんど見ていません。さすがに零点だと学生時代の過ごし方がよほどひどかったということが察せられ、眉をひそめますが、60点の人よりも70点の人を採用する、という気にはなりません。両者に本質的な実力の違いがあるかなんて、わかりっこないでしょう。もちろん、これが入学試験であれば、70点の人は合格し60点の人は落ちるのです。

そう、入学試験や資格試験とは、本質的に考え方が異なるのです。

指導医の仕事は研修医に教えることです。知識がないのは願ったりかなったり、こちらがどんどん教えていけばよいのです。もし知識がなければ教えればよい、ということが織り込みずみな状態での採用なのです。だから、採用試験の点数がちょっとわるかったくらいでその人を落とすなんて、もったいないのです。施設としてはよい人にたくさん来てほしいはずなのに、大学病院などでは公平性、公正性をあまりに重要視するために、「公平であれば出来のわるい研修医でもかまわない」みたいな本末転倒が起きている。ある大学病院では、採用試験の点数の高い順番に配属部署を決めていました。そのようにしないと「公平性を欠く」からなのだそうです。これはまったくナンセンスです。このような公平性を過度に重視するばかりに組織のパフォーマンスをわざわざ落としてしまって、どうしようというのでしょう。

感染症の後期研修医の採用に際して、ぼくは感染症学の知識や過去の学会発表、論文執筆の実績はほとんど採用の条件に加味していません。そういう側面は、ぼくが後からじっくり教えればよいだけの話なのです。教えることができないこと、教えることがむずかしいことのほうが採用時にはずっとずっと重要な案件になります。

第一印象と推薦状

では、履歴書も見ない、採用試験も気にしなくて、どうやって人を選ぶのでしょう。ぼくの場合は、第一印象と、推薦状です。これでほとんど勝負が決まります。

そんないい加減な？　それでは不公平？

いいんです。いい加減であろうと、不公平であろうと、それでよい人材を発掘して、成長してもらえばよいのですから。

1 成長力を見極める

候補者に会ったとき、一番、重要視するのは成長力です。2年、3年とぼくたちが教えることで、どこまで成長してくれるだろう、あるいは後期研修終了後、10年経ったらどのくらい伸びてくれるだろう、という成長力を見極めます。これは知識、態度、キャラ、体力などあらゆる側面から、そうです。後に大化けしてくれる要素を十分持っていさえしてくれれば、極端な話、頭は空っぽでもかまわないのです。

その成長力を見極めるのには、会って話をする以外にはありません。たいていは5分も目を見て話していればわかります。そこで「こいつなら教えがいがある」とか「これはちょっと」と峻別します。

ぼくの場合、5分の後は単なる時間つぶしです。たとえ採用できなくても、候補者は今後同業者になる大事な人たちですから、あとは気持ちよく将来の夢などをお話ししてもらって楽しく帰宅してもらうよう気を遣うだけなのです。「この人は採ろう」と決めている人については、もうやることがないので、逆に態度はぞんざいになっているかもしれません。

面接のときにする質問も、だからあまり意味はありません。「どうして医者になろうと思ったんですか」「10年後には何をしていますか」などは日本でもアメリカでも面接でよくきかれる陳腐な質問ですが、これらの質問がなんであっても、あまり関係ないのです。ぼくにとっては単なる時間つぶしでしかありません。

真剣に答えている候補者の人が読んだら怒るかもしれないけれど。だいたい、自分を振り返っても、10年後に何をやっているかなんてわかりっこないし、10年前の自分はいまの自分をまったく予見できていませんでした。予見する必要もないでしょう。

❷ 推薦状はなぜ大切か

推薦状をぼくはとても大事にします。自分が信用している人物が「こいつだったら大丈夫」と太鼓判を押してくれるくらい、安心できることはないからです。また、いい加減な推薦状を書いて評価を落としてしまうと、困るのは推薦者自身ですから。

ぼくも昔一度だけよく知らない、ちょっと見学しただけの医学生の推薦状を書いてひどく叱られたことがありました。こんなひどい人を推薦して…と。そのときは平身低頭で謝り、大いに反省もしましたが、今となってみると非常に感謝しています。言われなければずっと気づかずにいいかげんな推薦状を書き続けていたかもしれません。推薦状は、書いてもらう相手も大事ですが、ちゃんとした人だけ推薦するのも大事です。

余談ですが、長く英国で経済学を教えていた故・森嶋通夫氏は、英国（ヨーロッパだったかな）の推薦状は候補者が中身を読むことができないので信用できるが、アメリカの推薦状は候補者が読んでしまっていることが多く、どうしても甘めの推薦状になる、とどこかで書いていたように思います。

間違った人事が組織をおかしくする

残念ながら、多くの医療機関の人事は、とくに大学などの人事は、「どういう人が欲しいか」という目的に照らし合わせて人を採用できていない。みんな、人事の話は大好きなのに、ひとを選ぶのは下手というこの諧謔《かいぎゃく》（笑）。

採用人事でも、履歴書の「形式」ばかり気にして、中身は全然見ていない、という最悪のパターンもわりと多い。「あ、ここは全角フォントに統一するべきなのに半角にしている」とか「ここは西暦ではなく、平成と書くのが正しいんじゃないんですか」みたいなどうでもよいことばかり気にする人たちがいます。

せっかくの採用人事をそういう基準で議論されるのはとても困ります。どっちみち、書類なんぞ穴が空くほど眺めても、よい人がとれるかどうかなんてわかるわけがありません。要するに、欲しい人材が手に入れば、それでよいのだ、と割り切る考え方が重要なのです。履歴書の書式にこだわる「形式主義」を貫いていると、その組織にはよい人物は入りづらくなります。組織は人ですから、それは組織そのものの脆弱化を意味するのです。

このようなシンプルな理屈も通らない。なかなかむずかしいですね。

似たような「形式主義」にはこんなものもあります。ある人物は素晴らしい、こいつを採用したいと思い、これを会議にかけるとしましょう。ところが、ある大学では「その人をそのまま採用しては公平さを欠くから、ちゃんと公募をかけよう」なんてことを言われたりするのです。仕方がないので、できるだけ誰も立候補しないようなむずかしい雇用条件で公募をかけます。他に候補者が出ると審査しなければならなくなり、意中の人物の採用にも悪影響を与えかねません。

で、公募期間が終わり、「幸い」対立候補も出ず、そのますんなり採用か、と思いきや、ここでまたクレームが出ます。「対立候補が全然出ないのは公正とは言いがたいから、もう一度公募をし直してはどうか」。もうここまでくると常軌を逸しています。

人事はきわめて大事です。人事を尽くして天命を待つ、というくらいですから（笑）。

25

知識がないのが、問題なんじゃない

「感染症診療がどうしてもうまくいきません」

研修医が悩んで相談してきました。アセスメントやマネジメントがうまくいかず、落ち込んでいるらしいのです。ぼくが聞きます。

「どうして、うまくいかないんだと思う?」

「それは、知識がないからです。もっと勉強したいんですが、時間がなかなか取れません。先生、週に1回は研修日ということにして臨床のデューティーを減らしてもらえたらちゃんとできるようになると思うんですが……」

「先生、もし先生が知識の欠如をいまの問題の原因と考えているうちは、この問題は打破できないんだよ……」

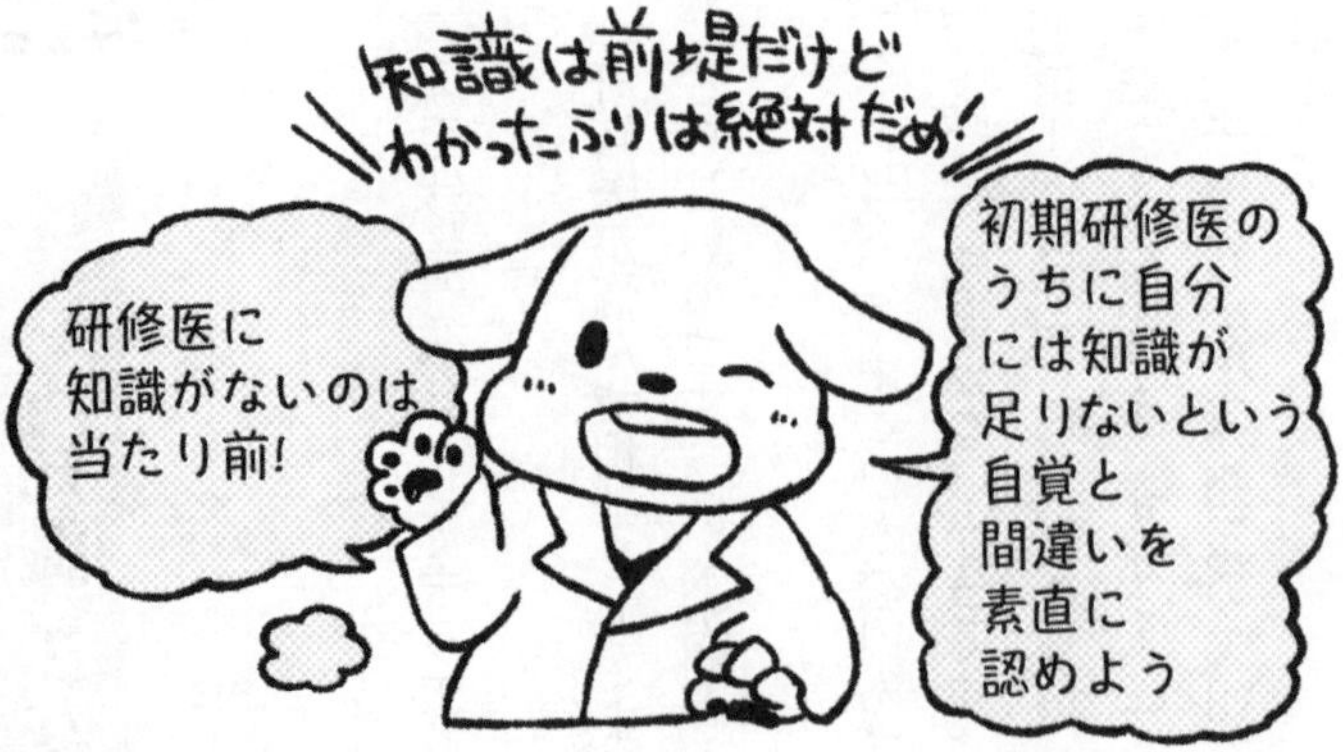
知識は前提だけど
わかったふりは絶対だめ!
研修医に知識がないのは当たり前!
初期研修医のうちに自分には知識が足りないという自覚と間違いを素直に認めよう

「はあ……」

さて、この研修医、どこになんの問題があったのでしょう。

知識がないのが問題なのか

コンサルタントをやっていると、多くの研修医から相談を受けます。

いろいろな研修医がいます。パフォーマンスが素晴らしいスーパー研修医もいれば、ぱっとしない研修医もいます。やる気満々の研修医もいれば、朝から遊ぶことばかりを考えている研修医もいるでしょう。

世の中は決して平等にはできていません。いろいろな研修医がいることは当然であり、必然であり、そして自然なことです。みんな同じようなパフォーマンスを行う研修医ばかりでは、ある意味、気持ちがわるいでしょう。

あと、研修医の興味・関心がそのときのパフォーマンスに影響します。たしかに、医師は誠心誠意患者に尽くすことが大事なので、この科を回っているときは手を抜いてよい、ということは建前上は許されないのですが、そうはいってもどうしても興味の持てない領域、関心の持てない診療科というのはあるものです。そういうところをローテートしているときは、どうしても研修医のパフォーマンスは落ちます。このことは、ある程度仕方のないことだと思います。そのローテート期間をできるだけ有効なものにするには（最初から不毛な結果を生まぬよう、より工夫した、より価値の高いローテートを組む、という本質的な解決策を除けば）、指導医と研修医がよくよくコミュニケーションをとって、適切な目標の立て直しを行うことが一番妥当でしょう。

もちろん、どんな研修医にも調子のよいときとわるいときはあり、寝不足のとき、落ち込んでいるとき、彼女に振られたときはパフォーマンスは落ちるでしょうし、その逆のときはパフォーマンスは上がるのでしょう。

それにしても……どうしてもパフォーマンスのわるい研修医というのがいるのもまた事実です。こういう研修医に「もっと頑張れ」と叱咤激励してもあまりよいことはありません。

どうしてかというと、その研修医はその研修医の**与えられたスペックの中で、一所懸命やっているから**です。多くの場合、そのような研修医は、いわゆる態度がわるいのではない。インテリジェンスも、そんなにわるくない。少なくとも、大学受験と医師国家試験、という両方のハードルを乗り越えてきた人間ですから、情報処理能力というか、演算能力というか、そういう部分が極端に、医師として機能できないくらいにわるい人はめったにいません。

それでも、パフォーマンスがわるい。アセスメントはことごとく見当違い、アクションをとれば常に裏目に出てしまう……そういう研修医というのは、多かれ少なかれ、どこに行っても、いるものです。

問題は、研修医のうちにある

このような場合、何が一体原因なのでしょう。

指導医のせいでしょうか。それもあるかもしれません。しかし、ローテートしている初期研修で、1人の指導医が与えることができる影響などたかがしれています。もし指導医が全面的にわるい、ということになれば、その病院はダメ指導医ばかり、ということになるでしょう。また、もしダメ指導医ばかりの病院であるがゆえに研修医のパフォーマンスがわるい、ということになるのであれば、その病院の研修医はことごとくパフォーマンスがわるい、言わば悲惨な病院である、という結論になってしまいます。

そんなことはふつうは考えづらいですね。研修医全員のパフォーマンスがわるいのであれば指導医や指導体制の問題は必ず（それだけではないにしても）あるものですが、ある特定の研修医だけパフォーマンスがわるい場合、やはりその問題の核心は、その研修医の内なるどこかに潜んでいるのです（逆に、パフォーマンスのよい研修医がいても、指導医の指導の賜物というよりは、その研修医の内なるもののおかげだったりしますけどね）。

そのような研修医は、指導医がまるでやる気がなくて、ほったらかしにしているのでなければ（残念ながらそういう例もめずらしくはありません）、必ずこれまでにも誰かにそのような指摘を受けてきたはずです。パフォーマンスの問題は、直接指導医や卒後研修センターからフィードバックを受けているはずですから……。

でも、うまくいかない。やる気はあるのに、どうしてもうまくいかない。いったい何が原因なのだろうか。ぼくは医者には向いていないのだろうか。

医者に向いている、と思った瞬間その人物は何かの勘違いをしているか、本当に医師の適性を欠いた人物ということになります。

ぼくは医者に向いていないんじゃないか、という悩みは臨床医なら必ず一度や二度は……いやふつうはもっとたくさん反芻《はんすう》した体験のはずで、それ抜きで医者をやっているアブナイ医者にはかからないほうがよいのです。件《くだん》の研修医が、自分の適性の向き不向きを悩むのは、まことに健全な態度といえます。

では、それだけ悩み苦しみ、そして能力的にも必ずしもポテンシャルを欠いているわけでもないのに、それでもうまくいかないのはどうしてか。

それは、頑なな思い込みと勘違いが原因であることが多いのです。

頑なに間違えてしまう

人間が間違いを犯すのは、全然問題ではありません。というか、ぼくもよく間違いを犯します。いや、しょっちゅう間違えている（笑）。間違え続けています。それが人間というものでしょう。間違えることそのものは問題なのではありません。問題なのは、頑なに、頑なに、その間違いを認めようとせず、自らを変えようとしないその態度にあります。初期研修医のときにこのような習慣を付けてしまうと、今後の医師人生に大きな大きな問題点を残すことになります。「自分はちゃんと頑張っているのに」と思い込んだ瞬間、この研修医の成長はそこからぴたりと止まってしまいます。

初期研修医のときになんといっても教え込まなければいけないのは、人間はしばしば間違える、という大切な真実です。そして、間違えることが問題なのではない、間違えてもそれを謙虚に、誠実に直視して、それを繰り返さぬよう努める真摯な態度なのだ、と教えることなのです。間違いを素直に認めて修正することこそが、初期研修医において**実に大切な態度教育**ということになります。

これが、3年目、4年目になるとむずかしくなる。とくに、初期研修医のときにそのような訓練を受けていないと、自らの過ちを認めて修正するのが苦痛になってきます。

とくに、3年目あたりは**妙に根拠のない自信**が付いてくるころです。あれやこれやの日常の問題ごとには苦もなく対応できるようになっています。したがって、このころの研修医は生意気で、跳ねっ返りが多くて、そして人の言うことを聞きません。俺もそうだったけど。

3年目あたりから生意気になってくる研修医の存在そのものは、実はあまり問題なのではありません。むしろ、3年目くらいのときはそのくらい粋がっていたほうが将来、伸びる可能性が高い。

それにどうせ、そのように鼻息荒く診療をしていても、たいていは壁にぶつかります。失敗があります。一生思い出したくないような大失敗もします。挫折があり、後悔があり、劣等感があり、絶望があります。自信が強ければ強いほど、その喪失感は巨大なものになります。すべて、今後の成長のための大切な糧です。だから、しくじることは若い研修医にとってどうということではないのです。

3、4、5年目あたりでたくさんの失敗をするようになって、そしてようやく自分の矮小さに気がついてきます。病棟業務を苦もなくこなしている「程度」では本当のプロとはとうてい呼べないのだ、という世界観の広さが少しだけ、岩に一点の隙間があって、そこから光が差してくるみたいに見えてきます。世界は広い。医師の精進にはきりがない。プロの世界の奥行きは深い。質の高い診療医は、何気なく医療行為、医療判断をやっているようで、その裏には大変深遠な奥義が隠されている。上っ面をまねして「わかったふり」をしていても、それは似て非なるものである。そのように気がついてくるのです。間違いがこっぴどければひどいほど、その目覚めは明らかなのです。

技術には無限の段階があり、完璧な技術というものに人間は達することができない。このことはどんな道でも、プロなら必ず初心者に教えるはずのことです。どんな領域であれ、「この道を甘くみちゃだめだよ」というのがプロが初心者に告げる第一声です。そう言わなかったら、その人はプロではありません。

［内田 樹（著）：「先生はえらい」筑摩書房・ちくまプリマー新書、2005より］

研修医教育は駅前の英語学校やそろばん教室とは違います。

医師を育てるというのは、1人の独立したプロフェッショナルを育てる、ということです。望むらくは、一流の、超一流のプロを育てるということです。面白おかしく、楽しく駅前勉強などということは「ありえない」のです。

通常、3、4年目くらいの「挫折の季節」を通過すると、そのことに気がつきます。ワシントンマニュアルを読みこなし、UpToDateを使いこなし、中心静脈ラインを入れたり、気管内挿管したり、心エコーを当てたり、アッペを取ったりして勝ち得た医師としての自信ですが、それはまだまだ手習いのレベルでもがいていただけ、ということに気がつくのです。また、これに気がつかなければ、一生勘違いの医者で終わってしまうのです。そして、残念ながらそういう勘違い医者も、決してめずらしくはありません。

初期研修医のときに、間違いを認める素直な心を得ることができず、3、4年目以降の後期研修時代に事物の深遠さと自らの矮小さを悟ることができないと、その後の医者人生は暗澹《あんたん》たるものになります。

6年目、7年目……歳月を追うごとに向上心は薄れてきます。自分を内省するのが面倒くさくなります。間違いを認めるのが恥ずかしくなります。人の話を聞いたり質問をするのが苦痛になります。こうして、ダメな医者がまた1人、育っていき、そしてそれは15年も経つと完璧に修正不可能になってしまう、irreversible damageを与えられてしまうのです。

では、そのような悲惨を回避するためにはどうしたらよいのでしょう。

そのためには、「無知の知」を理解すること、できるだけ研修医の早い時期に獲得しておくことだと、ぼくは思います。「単なる」医学知識ではないのです。

知らないことを、知ること

断っておきますが、医学知識は大切です。知識を得ずしてまともな診療行為などありえません。教科書も読まずに我流の医療を行ってのほほんとしているようでは、医者である資格はありません。

しかし、知識は前提であり目標ではありません。医者というプロが知識を持っているのは当然であって、それでよしと思ってはならないのです。

研修医には知識がありません。当たり前です。「だから」研修医なのです。研修医が十分これ以上必要ないくらい医学知識を持っていれば、そのときからその人は研修医である理由はないのです。研修医の知識が足りないことくらい、こちらは織り込みずみなのです。

だから、ぼくは研修医を「知識がない」ことを理由に叱責することはありません。そうではなく、「知識がないことに無自覚」、つまり、知らないことを知らない、「無知の無知」の状態を叱責するのです。そして、その「無知の無知」の状態をほったらかしにしてよしとする態度も、よろしくありません。

例えば、実習に来ている医学生が、カンファレンスで議論されていることが理解できないことがあります。略語が分からないとか、病名を聞いたことがないとか、薬の名前を知らない、とか。それはいい。学生だから、知らないことはたくさんあるでしょう。

しかし、問題はそれをほったらかしている学生が非常に多いことです。知らないことを、放置している。

知らなかったら、調べればいいのです。幸い、今はみんなスマホを持っています。スマホで検索すれば、カンファで分からないことくらいは、たいてい分かるようになります。それでも分からなければ、質問すればいい。

「カンファ中にスマホなんていじりやがって」と怒り出す指導医がいるのは知っています。しかし、ぼくに言わせれば、「カンファでスマホもいじらずぼーっとしている」ほうが罪なのです。

研修医でも、

「熱が出ている患者がいたんですが、よくわかりません。まあ、状態が安定していたのでそのまま経過観察しました」

このような台詞をしれっと吐くようになったら要注意です。

経過観察そのものに問題があるのではありません。しかしそれは、「未知の患者」を扱っている恐怖、明日この患者がどうなるかわからない不安感、ためらい、躊躇、そういったものを胸に刻み込みながら、初めての「経過観察」なのです。自分が患者を理解していない、把握できていないのに、わかったふりをしてはいけないのです。

26 ことば、時間、そして空気

研修医のパフォーマンスがわるいのは知識の欠如ではなく（それは前提で、織り込みずみ）、知らないことを知らないからだ、という話をしました。このことをもう少し説明して、そしてなぜ、そういうことが起きているのかを掘り下げてみたいと思います。

それは、おそらくは研修医の中にある「ことば、時間、そして空気」の感覚が希薄であり、それをきちんと学んでいないからなのだと思います。

なぜ、知らないことに気がつかないのか

「先生、感染性心内膜炎の患者ですけど、今週退院したいっておっしゃっているんですよ。あと2週間点滴治療の予定でしたが、経口抗菌薬に変えて帰してもいいですか」

「感染性心内膜炎だと、経口抗菌薬はまずいな。点滴で治療を完遂したほうがいいんだけど」

「でも、患者が帰りたいって……」
「で、どうして患者は帰りたいって言っているの？」
「そ、それは……」

このような問答は研修医との間でしばしば交わされます。

彼は、表面的な「患者が帰りたい」という事実を知ってはいますが、「なぜそうなのか」というところに思いが至りません。だから、「患者が帰りたいと言っているんだから、標準治療ができなくったってしようがないじゃないか」とあきらめてしまうのです。

患者の希望というのは、医療の世界における錦の御旗みたいなものです。これはオールマイティーのジョーカーのような切り札で、これさえ出してしまえば、どんな偏屈な指導医だって文句は言えまい、とずる賢く考えることすら可能です。

患者が希望している、という表面的な「反駁《はんばく》しようもない事実」を突き詰めてしまえば、それ以上考えなくてもすみます。楽になります。人間、考えることはつらいことなのです。患者について考えることすら、苦痛なのです。だから、何も考えなくても話がさらっと通ってしまう状態に人は満足します。

メリル・ストリープが主演した、重厚な映画に『ダウト～あるカトリック学校で～』というものがあります（2008年）。ケネディ大統領が暗殺された1960年代のアメリカ。カトリック学校において、ある司祭が子どもに性的な誘惑を施したのではないか、という疑いがシスターである校長（メリル・ストリープ）にわき起こります。司祭は、問い詰める校長にそんなことはしていない、と疑惑を否定します。無垢で人を信じやすい若いシスターはこれをみて「よかった、司祭は無実だった」と喜びます。しかし、校長は、そのような態度を取れば自分が楽になるから、真実にフタをしてしまうのだ、と若いシスターをたしなめるのでした。

この若いシスターを含め、ぼくたちは安易に「納得しようと」します。それは、誰もが持っている甘美な誘惑なのですが、たとえ先にしんどい道が待っていたとしても、表面的な説明や「事実」と呼ばれるものに満足してはいけないのです。

ことばへの感受性を高める

「患者が帰りたい」

この言葉は何も説明していません。ぼくたちは、まだ患者を全然理解できていません。この時点では。

よく、**患者に共感的な態度を取りなさい、と言われます。あれは、ウソです。**共感できない患者は必ずいますし、少なくとも、唐突に「帰りたい」と言う患者に共感なんてできるわけがないのです。できるのは、「共感するふり」をするだけ。でも、そういうのは、本当は共感的な態度とは呼ばないのでした。


「先生、本当につらいんです」

「そうでしょうね、わかりますよ」


なんて言えば、「この先生、ほんまにわかってんのかな」と思われてしまうかもしれません。

「わかったふり」であることに自覚的であればよいのですが、それがいつしか「わかったつもり」になってはいけません。病気のことが、患者のことが、医療のことが、「わかったつもり」になったとたんに、その医師の成長は止まります。「家に帰りたい」患者のことを、件《くだん》の研修医は全然「わかっていません」。そのとき、「患者が希望しているから」なんてしれっとわかったつもりになってはいけないのです。

これが、ことばに対する感受性です。感受性を高く保つって大切なんです。

わからなければ、訊けばよい。「どうして唐突に帰りたい、なんて言うんですか」と理由を聞けばよい。家族の世話が必要なのかもしれないし、お金の問題かもしれないし、仕事の問題かもしれません。いずれにしても、自分が納得することばが得られるまで、「わかったつもり」になってはいけないのです。

そして、問題を掘り下げていき、「ああ、なるほど。それならたしかに帰りたくなるわな」というまで掘り下げていきます。

そして、そのとき初めてぼくたちは患者に共感できるのです。共感できるまで安易に共感（したふりを）してはいけないのは、それをしてしまうとことばが止まってしまい、本当に共感するチャンスが失われてしまうからなのですね。

ことばにおける無知の知。ことばの感受性を高く保ち、自分が知っていることと知らないことをうまく線引きする。

知らないことは、全然問題ではない。でも、自分が知らない領域に対して無自覚であってはならない。研修医に伝えなければならないのは、知識ではなく、「知らない領域」に自覚的である感覚そのものなのです。

これはきわめて感覚的な問題なのです。

時間の感覚

時間の感覚も鋭敏に保つ必要があります。

「先生、患者が頭が痛いって言っています」
「いつから？」
「ええっと、訊いていません。でも、ボルタレン出しておきました」

これでは困ります。痛い患者に痛み止めを出しても、臭いものにフタをするだけでなんの問題解決にもなっていません。

頭痛の原因はたくさんあります。緊張性頭痛なのか、偏頭痛なのか、側頭動脈炎なのか、急性副鼻腔炎なのか、くも膜下出血なのか、緑内障発作なのか、虫歯なのか、それとも単なる二日酔なのか。原因によって当然治療は異なりますし、ボルタレンだけで流していては、かなりまずい頭痛もたくさんあります。

「いつから？」

というマジックワードで、その鑑別をかなり絞ることができます。3年前から？　3日前から？

それとも今朝の8時34分突然（これはまずい！）？……時間の感覚には鋭敏である必要があります。

検査もそうです。血液検査、心電図、画像検査、すべてその時点での異常値ばかり見ていてもだめで、「以前はどうだったか、いつからこうなったのか」が大切になります。「いまの」血圧が「正常値」でも、普段の血圧が 210/100 mmHg だったら、それはショックなのかもしれません。時間の感覚も、研修医に教えなければならない大切な「感覚」です。これは知識ではないのです。

「先生、患者もいつからか覚えていないって言っています」

はい、この研修医はまだまだことばと時間の感覚が鋭敏ではありません。「患者も知らない」で満足してしまっている。表面的な知識でチャラにしてしまっているのです。

たしかに、患者の多くは「覚えていません」と言ってくる。でも、それならそれで、やりようはあるのです。

「では、昨日からですか？」

「いや、そんなではない」

「10年前もありました?」

「いや、そのころはなかった……」

「1年前?」

「うーん、どうだっけ」

「5年前は?」

「そんなに前じゃない」


このようにこちらから「極端な数字」を投げてあげることで、ある程度期間をキャリブレートし、限定することができます。

臨床的には頭痛のオンセットが12か月前だろうが、24か月前だろうが、そんなに大きな問題ではありません。でも、10年前からの頭痛持ちではなく、今朝急に起きた危ない頭痛でないこともわかります。どんどん鑑別は狭まっていき、「なぜ、この患者は頭が痛いのか」の謎の核心にどんどん迫っていくことができます。

時間の感覚に鋭敏でなければなりません。それは、時間厳守することではなく、時間に対する感受性を高く保っていくことなのです。これも、感性の問題だとぼくは思います。

空気の感性

ここでいう「空気」とは空間とか、雰囲気ということばに置き換えてよいかもしれません。KY（空気読めない）なんてことばが昔、流行りましたが、その空気に近いかもしれない。

「末期がんの患者が呼吸不全になって、モルヒネで緩和ケアに移行しようといま家族と会議を開いたところです」

「なるほど」

「で、今朝熱発したので、血液培養2セット取って、ゾシンを使おうと思うんですが」

「どうして???」

ここでは、患者とその家族、そして医療チームが向かうべき道筋と発熱へのアプローチが完全に噛み合っていません。空気が読めていないのです。

たしかに熱発に血液培養2セットは教科書的には正当な行為ですが、この場合は完全にその文脈を外れてしまっています。「正しさ」を追求することは、ある命題を「正しい」か「間違っているか」という観点から切り取ることは、医療において必ずしも妥当なアクションとは言えません。正しさ探しゲームには要注意です。

この場合には、むしろ熱で苦しんでいる患者にデカドロン（デキサメタゾン）などを入れて楽にしてあげることが妥当なアクションなのかもしれませんね。

その場の空気を感じ取り、目指している方向を読み取り、それに合致したアクションを取ればよいのかもしれません。

原因のわかっていない発熱患者にステロイドは一般論としては御法度です。ですが、このような原理・原則は個々の患者に応用するために存在するのです。原理・原則を知っておくこと、「知識」があることは当然重要ですが、それは前提にすぎません。原理・原則は活用されるために存在するので、活用されるため「だけ」に存在します。

空気の感性。これも感覚の問題で、知識の問題ではありません。教科書には書いていない、カルテにも文字化されていない、ことばにも出されていない、そのような「空気」を感じ取るのは感性の問題です。

研修医に教えるべきは、このような感性です。知識はあくまでも、その後に付いてくるべきものであり、感性に従属する事物なのです。

ことば、時間、空気の感性を取り戻すために

このような感性を教えるためには、何より指導医自身がことば、時間、空気に対して鋭敏な感性を持っていなければなりません。

認めたくないことですが、ある程度はこの感覚はセンスの問題であり、天与のものであります。もともとことば、時間、空気の感性に長けた、感受性の鋭い人というのはいるものです。こういうのは天が与えた才能でして、ぼくたち凡愚《ぼんぐ》が逆立ちしてもかなうものではありません。

では、天与の才を与えられていないぼくたちはどうしたらよいのでしょう。

ここで、古典的な教育方法が、実は生きてきます。それは、感性豊かなロールモデルを見つけ、そしてその「背中をみる」ことです。

「背中をみて育つ」教育方法は古くさい、と否定されがちですが、そんなことはまったくありません。とくに、感性の問題は、レクチャーや教科書では何も得られません。ことば、時間、空気の感覚を一緒に背中をみてつかんでいくよりほかないのです。

もし、身近にそのようなロールモデルがなければ、感性を磨くために必要なものは病院の「外」にあるのかもしれません。

ことばの感覚をつかみ取るには、よい文章を読み、よいことばに耳を傾けるのが一番です。そ

れは詩や小説かもしれませんし、歌謡曲や映画かもしれません。美味しい料理やお酒、美しい風景、草花、建築物がそれを提供してくれるかもしれません。スポーツや武道で身体を動かすことがそれをもたらすかもしれませんし、恋をすることがそうなのかもしれません。自分自身で、ことば、時間、空気の感性を取り戻すこと。そのことが医師の研修において、医療においてもっとも大事なバックボーンなのではないか。最近、そう感じているのです。

27 休養のすすめ

われわれ医者は、患者には適度な休養を薦めるくせに、自分たちは頑なに休養をとりたがらない不思議な人たちです。本当に変——。

休みもとらず、食事もとらず、睡眠をとらずに日夜がんばる医師の姿に、ぼくたちは逆説的な快感を覚えています。こんなにがんばってる、俺。こんなに自分を犠牲にしている、俺。俺ってすばらしい。

でもこれ、不健全な快感ですよー。

コンサルタントとしても、ふつうの労働者としても適切で健全な休養は必須です。ぼくたちが患者にいつも言っているとおりです。今回は適切な休養についてのお話です。

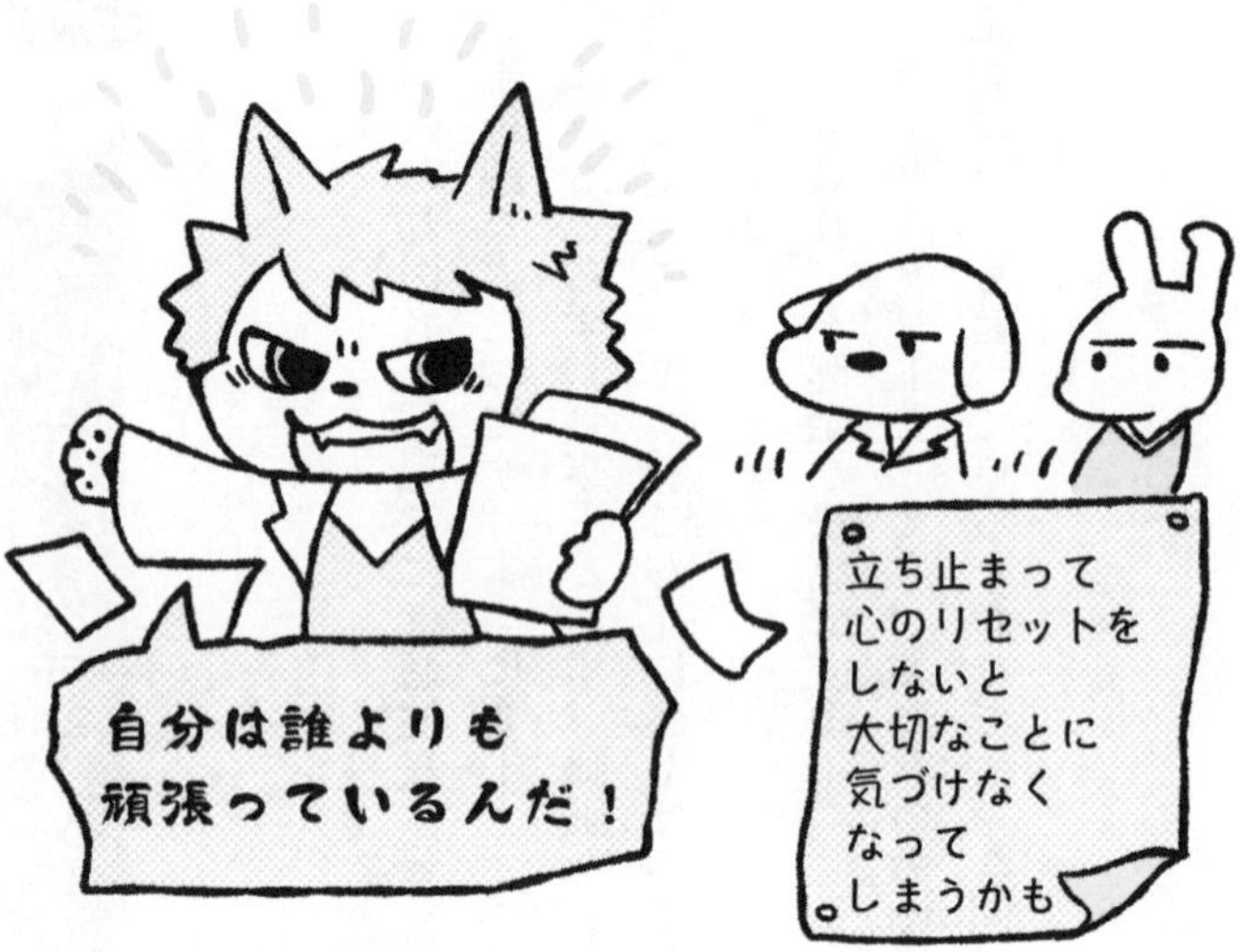
自分は誰よりも
頑張っているんだ！
立ち止まって
心のリセットを
しないと
大切なことに
気づけなく
なって
しまうかも

ぼくも苦手な、適度な休養

白状すると、ぼく自身、適切な休養をとるのが苦手な人間です。何というか、臨床医に向いてないな、といつも思います。

臨床医に必須な能力はたくさんありますが、そのひとつに、いつでもどこでも寝たり食べたりすることができること、というのがあると思います。ところが、これがぼくには欠けているのです。

ぼくの起床時間はだいたい朝4時から5時半のあいだのどこかに収まることが多いのです。学生のころから、もう20年以上もこんな感じです。どんなに遅くまで起きていても、起床時間は同じなのです。これでは疲れてしまいます。

おまけに、ぼくは昼寝が苦手です。昼間にぐうぐう眠っている研修医を見るととても羨ましくなります。こういうのって才能だなあ、と思います。もっとも、最近は会議中にこっくりこっくりと、舟をこぐこともできるようになってきました。疲労が蓄積しているのか、体力が衰えているのか、はたまた会議があまりに退屈なのかは、読者のご想像にお任せします。

適度にちょびっとでも、お昼寝ができるようになったら、これはすばらしいことだと思っています。

リセットしないと煮詰まってしまう

さて、ある仕事に没頭します。朝から晩まで没頭します。悩みが生じます。議論が起きます。こういうとき、気をつけなければならないことは、「煮詰まってしまう」ことです。

会議などで、同じ議論がぐるぐる繰り返されていることがあります。「さっきも同じこと言ってたやん」「先月も同じこと言ってたなあ」と結構うんざりしてしまいます。同じサイクルがぐるぐる回るくらい、無意味なことはないからです。こういうサイクルに陥ったときに妙案が浮かび上がる可能性はきわめて低く、ただひたすら徒労感が増していくばかりです。

暇人にとっては、会議に没頭して「仕事をしている感」を味わうことができてよいかもしれません。会議以外にやることがない「寂しい人」には格好の時間つぶしでしょう。けれども、本当に忙しい人にとって、会議とはたいてい時間の無駄遣いですし、このような「踊ってしまう」会議は時間の無駄遣い以外の何者でもないのです。

こういうとき、ぼくだったら方法論の転換を促します。

「ひとまず会議を止める。30分後に再集合」
「ひとまず延期。来週再集合」
「この問題は、先送り。いまは決着つけない」
「他の人の意見を聞く。セカンドオピニオン」
「誰か別の人に決めてもらう」

など、いろいろなやり方がありますが、煮詰まってしまったときは、とにかく少し方向性を変えてみることが大事です。ある方法で30分続けてやって、同じ方法で次の30分で解決する可能性は低いと思うからです。そう、手技なんかもそうですよね。何回かやってうまくいかないときは、しつこく粘ってがんばるよりは、あきらめる、人を変える、方法を変える、など少し「ずらした」ほうがうまくいくものです。

ぼくは、譲歩できる程度の軽い案件だったら、「○○さんに任せて決めてもらいましょう」と会議以外に手っ取り早く決定する方法を提案します。

もともと、会議なんてものを決めるのに有用な手段ではないわけで、どうでもよいことはさっさと良識ある人に決めてもらうのが一番なのです。決定者を決めるプロセスでコンセンサスが得られていれば、それは決して独裁でもなければ非民主的でもありません。会議の構成員は、一所懸命考えている人と全然考えていない人と、その中間から成り立っています。多くの場合、一所懸命考えている人の案がまっとうなことが多いのです。その人に、些細な案件は任せてしまえばよいのです。

話がずれましたが、煮詰まった議論には休養、ポーズがおすすめです。原則、30分以上議論したら、もう議論は続けないのが一番です。

考えるのをやめる。一般的には「思考停止」は良くないのですが、煮詰まるまで考え続けていると、同じところをぐるぐる回るだけで実質上、「思考停止」と同じことが起きています。よって、下手の考え休むに似たり。一回、考えることを放棄して、休んだほうがいい。

この名人はマーガレット・ミッチェルの小説『風と共に去りぬ』の主人公スカーレット・オハラです。彼女は人生における様々な苦難に遭遇します。戦争、家族との死別、失恋、貧困、飢え。そのたびに彼女は「今考えるのは止めよう。このことは考えても仕方がない」と意図的に「思考停止」になって、前向きに生きていこうとするのです。

高校時代に初めて映画『風と共に去りぬ』を観たときは、あまりに身勝手なスカーレットに「なんでこんな女がいいんだろ」と思ってましたが、いま原作小説を読み直すと、スカーレットの前向きで強い生き方に非常に感動します。

このように、以前はよくないと思っていたものも、時間を経て「良い」と判断できるようになるのも人生の面白いところです。よって、映画でも小説でも、その他の本であっても初見でいいとか悪いとか決めつけないほうがよいです。あなたのほうがまだ、「準備ができていない」だけなのかもしれないのです。Amazon とかで星を安易につけている人たちにもぜひこのことはお伝えしたい（笑）。

マインドセットを変えるために

ある程度まとまった休暇も大切です。こういうときは、自分の普段の環境とはまったく異なるところで異なることをするのがよいでしょう。

そのために一番よいのは、やはり旅行でしょう。しかし、旅行も人混みやら手続きやら移動やらで疲れるものです。旅行そのものが疲労の原因になってもしようがありません。旅そのものが面倒くさければ、家でごろごろしていてもよいと思います。

要するに普段の頭の使い方をごろっと変えてみることが大事だと思います。われわれは思いのほか、同じ頭を使い過ぎて疲労し、煮詰まっている。

旅行先では、できるだけ何もしないか、あまり目標を立てないのがよいでしょう。ここに行って、ここでこれを食べて、これを聞き逃しては、なんてプランでいっぱいにしたら疲れてしまいます。

ふらっと立ち寄ったレストラン、ふらっと立ち寄るジャズバー。偶然の邂逅《かいこう》を楽しみたいものです。当然、旅行は気のあった、性格が親和している仲間と行くべきで、趣味や性格が合わない人と旅行に行ってもそれは苦行なだけです。苦行たる旅行が正当化されるのは、修学旅行くらいなものでしょう。

「でも、勤勉は大事だ。最近の若い奴らは、二言目にはサボることばかり考えていやがる」

こんな苦言も聞こえてきそうです。

なるほど、月月火水木金金的な生き方にも、美徳な部分はあります。

しかし、このようなサイクルを続けていると、間違いに気がつきにくくなります。「俺のやり方だけが正しい」という誤謬《ごびゅう》に陥りやすくなります。一所懸命働けば働くほど、体力も気力もつきるまでがんばればがんばるほど、修正が効かなくなってきます。他人の助言にも「うるさいな、俺はこの件に関しては誰よりもがんばっているんだ、おまえに言われたくない」という意固地さを惹起したりもします。がんばっているという自負心は、そのがんばりがゆえにマイナスに作用し出すとやっかいです。1日も休まず働きづめ、という人の多くは（全部ではないですが）、人の話を聞かない人です。

だから、どちらかというと、自分よりもがんばっている人をいつも見つけておいて、ファインチューニングしたほうがよいと思います。「ああ、俺もがんばってるつもりだけれど、あの人にはとうていかなわん。がんばっているなんて恥ずかしくて、とても言えん」という人を、です。こういう人は見つけておくと自分を謙虚にするのに便利です。決してその人よりがんばって乗り越えてやろう、なんてよこしまな気持ちを持たないほうがよいでしょう。常にへりくだる立場に立ちます。そして、頭を垂れる対象として自らを戒めるために必要なのです、そういう人は。

そして、自分の弱さを認めて休暇をとります。休みのあいだに、いろいろくだらないことを考えましょう。いつもと違う感じ方をしましょう。多くの人と出会ってもよいですし、誰にも会わないというのもよいでしょう。

ぼくが沖縄県立中部病院の初期研修医だったときは、本当に休みなしで馬車馬のように働いていた時期がありました。武勇伝ではありません。だって反省してるんですから、そのときのこと。

あのころのぼくは全然患者に優しくなく，「私中心」の医療を振り回していました。何しろ，こんなにがんばっているのだから，患者も家族もぼくの都合を優先させてくれるのが当たり前じゃないの，ととんでもなく不遜《ふそん》なことを考えていたのです。

そんな研修病院の最大の楽しみは年に2週間だけもらえる「バケーション」と呼ばれる休暇でした。この2週間だけが楽しみで，毎日歯を食いしばっているようなものでした。

さて，ある日あるとき，ぼくの友人がこのバケーションから帰ってきたのでした。さぞ楽しい時を過ごしただろう，と思って旅の思い出を聞いてみたら，意外な答えが返ってきました。患者との関係性について，とても反省した，というのです。

この研修医は欧州を旅行していて，旅先での人の親切にふれたのでした。ふだんの，ドガチャカした喧噪《けんそう》から離れたゆったりした心で，余裕のある頭でその親切心にふれたのでした。

そのとき，彼女は思ったのです。

自分はこれまで毎日やってきたプラクティスがなんと親切心を欠いていたものであったのかを理解した。忙しいからと患者にぶっきらぼうにしか話をせず，十分に時間をかけてケアをせず，コメディカルにもきつい物言いになっていた。それが当然と思っていた。そして，時間の余裕を持った休暇中にこのことを反芻《はんすう》し，反省するきっかけを得た。

というのです。

これが毎日の喧噪を続けていて、休暇を取らず、立ち止まる機会を持たないままであったならば、この研修医はずっと毎日勤勉に働き続け、患者やコメディカルに冷たいままでいたかもしれません。

心のリセットはとても大切だと思います。流れに乗ってしまうと、ぼくたちは大切なことに気がつかなくなります。「こんなものだ」と思ってしまったときに成長が止まるのです。

休暇をとってリフレッシュすれば、当然だと思っていた教育方法、診療態度、診療システム、考え方や哲学、道徳心、そして「常識」をすべて洗い流し、もう一度新しいフレッシュな目で見直すきっかけとなります。ぼく自身、このような心のリセットというきっかけを得てこれまで「当たり前」と思い込んでいたことの多くが、実は自分の独りよがり、思い込みであったと悟る体験を何度もしています。

結局はタイムマネジメント

ところで、休暇をちゃんととろうと思ったら、もちろんその時間を捻出しなくてはなりません。タイムマネジメントが大切になります。

ぼくも、休暇のあいだにたまった仕事を片付けて、なんてよくやっていましたが、これは最近反省しています。まあ、「ミニ休暇」とでも呼べる週末の早朝などにこのような仕事や研究はできるだけ回し、本当の休暇のときはできるだけ仕事関係を持ち込むことはゼロにしています。さすがにゼロは無理だろ、と思っていたのですが、人間やってやれないことはないようで、なんとか時間をやりくりしてこのようなことが可能になっています。

休養の効能

そのもたらした効果は絶大でした。

やはり、仕事仕事で煮詰まっていると、自分で自分を冷静に見つめ直す余裕がなくなります。がんばっている自分によって、傲慢になります。忙しくて焦っているので、仕事が雑にもなります。ワンテンポ、休みを取って振り返ると、目を三角にして1オクターブ高い声の、醜い自分が立っています。

醜い自分を正視するのはつらいものです。しかし、そのような醜い姿をさらしたままにしておくのはもっともっとつらいことです。ここで大いに反省し、改善し、新たな気持ちでやり直すのがよいでしょう。

休暇でやってはいけない、自分探し

ところで、休暇中の反省、改善はあくまで元の自分に帰ってくるからこそできる「反省」「改善」です。いわゆる自分探しの旅とは違います。

自分探しの旅とは、「いまの自分ではない、もっとよい自分がどこかにあるはずだ」という旅です。しかし、いまある自分以外の自分など、どこに希求してもあろうはずがなく、結局このような「旅」は袋小路に迷い込むしかない。

生涯研修医、と呼ばれる人がいます。あるいは自称される方もいます。これには2種類あって、

①ある自分のあり方に芯を作り、その周辺で生涯自己研鑽《けんさん》していく、という意味での『生涯研修医』

②「いや、もっとこんなことも勉強してみたい」「この領域もおもしろそうだな」と、あっちへふらふら、こっちへふらふらの青い鳥を探し求める『生涯研修医』

前者はいまの自分に満足せず、謙虚に研鑽を続けていく良い効果をもたらしますが、後者は八方美人になりやすく、なんでもできるんだけど、何も「できて」いない不全状態に陥りがちです。

休暇中はだから、「自分探し」をするのではなく、「自分に帰ってくることを前提に」一回心をリセットする（概念的な）旅なのだとぼくは思います。そこで自分に対する変化も生じますが、それはいまの自分を少し開示させ、少しリラックスさせ、そして少し成長させるためのきっかけです。いまの自分を否定して、新たなどこかにある（本当はどこにもない）自分を希求するのとは意味が違うのです。表面上はこの両者はとてもよく似ているのですが、根本的に異なるのです。この些細な、しかし根本的なところで間違ってしまうと、休暇という「旅」は単に迷いや煩悩を増やすだけのやっかいな時間になってしまうでしょう。

28 評価のコストを考える

「岩田先生、研修医の評価を入力してください」

「ほおほお、どうすればいいんですか」

「EPOCというシステムを使って入力するんです。マニュアルがここにあります」

「わかりました。ところで、この評価をやって、研修医はどのくらい成長しましたか？」

「……」（この先生、なんでそんな変なこと訊くんだろ）

EPOCの使用中止

神戸大学病院では初期研修医の評価に、ＥＰＯＣというシステムを用いていました。しかし、このＥＰＯＣ、使用者にものすごく評判がわるいのです。入力しにくい、活用しにくい。実は、ぼくの勤務する施設では、ＥＰＯＣで集めたデータも、卒後研修の改善にまったく活かされていませんでした。過去にこのデータを読んだ人は皆無だったわけで、まったく意味のないデータ入力でした。

いちいちインターネットから入力しなければならないEPOCは研修医にとっても指導医にとってもユーザー・アンフレンドリーです。その証拠になかなか研修医も指導医もEPOCに入力してくれません。

評価というのは「生もの」で、熱いうちに消化してしまう必要があります。思い立ったときにすぐにできるのが肝心なのですが、コンピューターは遠くにありて、なかなかおっくうです。1週間遅れ、2週間遅れます。そのように、なかなか入力しない1人に、ぼく自身もいたのですが。で、ずっとほったらかしているうちに、ついに研修修了間際になってしまう。このときになってあわててつじつまを合わせるように入力を迫られます。もう1年前にローテしていた研修医のことなんかあまり覚えていない。だから、うろ覚えで適当なことを書きます。まるで8月31日に慌てて書き連ねる「夏休みの絵日記」のように。

EPOCの開発者は言うでしょう。あれはいろいろ分析にも使える便利なツールである、と。たしかに、分析ツールとしてのEPOCは優れていますから、「データがきちんと入力されている限りは」それは分析、統計、研究のツールとして有用でしょう。

でも、考えてみてください。うろ覚えで入力した情報は妥当性にも乏しいのです。妥当性に乏しいデータの蓄積は妥当性に乏しい分析しかもたらしません。ゴミの集積はゴミの山に過ぎないのです。

ＥＰＯＣのデータを入力するのは多忙な研修医と指導医です。指導医はそのデータを活用することはありません。するのは「研究者」だけなのです。ユーザーはＥＰＯＣを使って研修医の動態や常態を分析なんかしない。99％の指導医は、しない。ひとつは忙しいから。ひとつは面倒くさいから。そして、最大の理由は、研修医の常態は研修医を直接見て判断するのがふつうで、通常はそれで十分だからです。

要するに、ＥＰＯＣとは、医学教育専門家たちによる指導医の搾取なのです。この「搾取の構造」に気がつくことが大事です。医者はいろんなところでいろんなものに「搾取」されています。たとえば、医局とか。が、案外、みんなそのことに気づいていない。

役に立たないことを続けていても時間と資源の無駄遣い。ぼくはＥＰＯＣの使用中止を進言しました。最初は、保守的な人たちに反対されるかな、とおっかなびっくりだったのですが、誰一人反対しませんでした。ＥＰＯＣは研修医にも指導医にも愛されていない、哀れな評価システムだったのです。

頭の中で作り上げては

愛されていない、というのがキーワードです

思うに、ＥＰＯＣは専門家が「頭の中で」考えたシステムだったからうまくいかなかったのでしょう。たしかに理念的には、評価に必要な項目を網羅し、まっとうなことをやっているように見えるのですが、現場の感覚ではうまくいかないのです。

これと同じようなものをぼくは何度も見たことがあります。エイズ・ＨＩＶ感染の患者データベースの共有が試みられたことがあります。莫大な予算を用いて、アメリカで研究してきたこの道の先駆者の叡智を尽くして。しかしこれも観念的な「頭の中で考えた」システムだったので、いつの間にか廃止になってしまいました。

記憶に新しいところでは、２００９年に発動され、そして、まあ、空振りに終わった新型インフルエンザ対策があります。当初厚生労働省が作った行動計画も、現場の感覚をまったく欠いた、「頭の中で作った」「机の上で作った」ものだったために、まったく現場では機能不全を起こして、早晩改訂を余儀なくされたのでした。

このように、理論的、理念的には正しいと思われることも、実際蓋を開けてやってみるとうまくいかないことはたくさんあります。

しかし、専門家は現場の声を聞くのが苦手です。何しろ、自分が誰よりもよくそのことについて知っているという信念の持ち主だからです。そのような信念なしでは専門家にはなりえないのです。でも、その領域の専門知識のあるなしと、ユーザーが使っていて使いやすいか否かは、別問題なのです。

そうそう、それで思い出しました。かつてぼくが使っていたアップル社のMacBook。電源の接続部位は磁石になっていました。そして、コードに脚を引っかけたりすると、ポロッとその接続部が簡単に外れるようになっていたのです。昔のモデルは、脚を引っかけてこの部分をひん曲げたりした苦い経験がありますが、こういうところが改善されていたのです。とてもすてきな改善です。

さて、ある雑誌を読んでいたら、この磁石誕生秘話が載っていました。これは、ユーザー、つまり素人の視点から開発した技術なんだそうです。専門家、玄人ばかりを集めてしまうと、脚がコードに引っかかる、接続部がひん曲がる、という事象を見ると、「もっと強度の強い接続部へ」という発想になるんだそうです。ひん曲がる、さらに強靭な接続を、さらにひん曲がる、さらに強く…という直線的な思考です。

でも、それだと「さらに」より強い刺激には耐えられずに結局ひん曲がってしまいます。そして、さらに接続部強化。専門家だけで一直線上に対策を考えていると、このような感じになるんだそうです。

もっとも、現在はMacBookそのものが存在しなくなり、現存しているノートブック型のMacBook Airもバッテリーのもちが極端によくなって、「そもそも電源につなげない」のをデフォルトにするようになりました。これもひとつの「発想の転換」でしょう。スティーブ・ジョブス亡き後も、アップルの挑戦は続くというところでしょうか。

ＥＰＯＣを開発した人たちはユーザーの意見を十分に聞いたでしょうか。おそらく、答えはノーでしょう。でなければ、かくも皆に愛されていないシステムがそのままの形で具現化するなんて、ありえないからです。

こういうことを書いてしまうと、必ず次のような反論がきます。「いやいや、ＥＰＯＣにもよいところがあって、それは○と×と△と……」。たしかにぼくもＥＰＯＣによいところがない、とか欠点ばかり、と言っているわけではありません。

ぼくが申し上げているのは、ＥＰＯＣは長所のないだめなシステムだ、と言っているのではなくて、ＥＰＯＣがそのたくさんある長所にも「関わらず」ユーザーには愛されていない、すなわち、長所をオフセットしてしまうくらいの瑕疵《かひ》を抱えているシステムなのだ、ということです。だから、「ＥＰＯＣにもこんなよい点があるんだ」という主張を何百万回やったって、それがＥＰＯＣの存在・普及・継続を正当化するわけではないのです。これは、「お役所」的な精神に魂を乗っ取られた人たちが、自分たちの仕事を正当化するとき、よく陥る誤謬《ごびゅう》です。

後に、このＥＰＯＣも新しいバージョンになって使いやすくなったと聞きます（QRコード参照）。しかし、あまり使いやすくなったようには見えない……ん……だけど。

評価のコストを考える

多分、ＥＰＯＣを開発した人たちは、当初新型インフルエンザの行動計画を立てた人たちとまったく同じ誤謬を犯してしまったのだと思います。それは、**資源と時間の有限性を無視してしまった**、ということです。

仮に無限に時間があれば、ＥＰＯＣはよいシステムでしょう。しかし、医療現場にそんな仮定はありえません。研修医も指導医もとても忙しいのです。われわれの資源も時間も実に有限なのです。そこが、「頭の中で考えた」世界と実際の世界との違いなのです。新型インフルエンザ対策でも、無限の医療者、無限の薬、無限の検査キット、無限の検査技師を想定したので、「そんなの無理」な行動計画が立てられ、「患者を疑ったら検査して指定医療機関に入院させて、治療」なんて線形、シンプリスティックなプランができあがったのでした。一見瑕疵のなさそうな話でしたが、それが無謬であるためにはおとぎの世界に生きていなければならなかったのです。

研修医も指導医も、「評価の時間」に長々と関わっていられるほど暇ではありません。忙しくて評価の時間を先送りにしてしまうと、それはそれで問題です。評価は「生もの」です。ローテートしている熱い時期に、時間を逃さずホットな評価を行うから意味があるのです。2、3か月経って振り返っても、そんなときの評価は賞味期限が切れてカビが生えています。研修医と指導医がそれぞれお互いのあり方を評価するためには、鉄は熱いうちに打て、なのです。教育とはホットな生ものなのです。

ぼくらは代わりに、『研修医手帳』というポケットに入るものを用意しました。経験した項目は「その場で」チェックを入れ、指導医がカウンターサインを出します。カーボンコピーがあって、ページが埋まったら即座に研修センターに提出します。研修センターの事務方がこれを入力します。事務方が大変だって？ 事務系の仕事は事務が、臨床的なことは臨床屋がやるのが正しい仕事の振り分けの仕方です。臨床医が事務仕事をやっている病院はうまくマンパワーが利用されていないことが多いのです。タイムマネジメントのうまくいっていない医療機関ほど、医者が事務仕事をたくさんやらされるのです。もちろん、事務方をいじめたいわけではありません。誰も読まない報告書作りなど、いままで漫然とやっていた「無駄」な仕事はどんどん手抜きをして、有効な仕事のみを残していきます。

神戸大学開発の『研修医手帳』はぼくのオリジナルではありません。ぼくがアメリカで内科研修医をしていたときに使っていたものをそのままパクリました。経験値を積んでいき、手帳が埋まっていくのは結構楽しかったことを覚えています。ちょっとしたロール・プレイング・ゲーム（RPG）をこなしていくようなものです。達成の度合いが手元ですぐに確認できるのも、よいのです。他の研修医とも比較しやすいためインセンティブを高めるのにも有用ですから。EPOCには、このダイナミズムがない。人間の性《さが》、心理をよく理解できていないのです。

なぜ、なんのために評価をするのか

なんのために評価をするのか。

それは指導医が成長し、研修医が成長し、研修システム、研修病院が成長するためです。あくまでも成長の糧としての、システムです。

教育界では、フィードバックはすぐしなさい、という教えがあります。「3か月前のおまえの発表、ありゃなんだ？」なんてフィードバックは最悪で、ほとんど八つ当たりと呼んでもよいでしょう。手技のフィードバック、患者対応のフィードバック、アセスメントのフィードバックはその場でやるのが一番なのです。

評価もまったく同じこと。タイミングを逃した評価表は、要するに紙仕事で「こんだけ業績が出ました」というアリバイ作りにしかならないのです。アリバイ作りは「お役所的」精神に魂を乗っ取られた人たちにとっては最重要な問題かもしれませんが、ぼくらにとってはどうでもよいことなのです。

健全な手抜きを

こういう紙仕事は、実は手を抜くのが一番です。

たとえば、「一般目標」、「行動目標」。GIO、SBOと呼ばれているものです。指導医講習会に参加したとき、「これはGIOというより、SBOなんじゃない？」なんて言われてうんざりしたこと、ありませんか？

どのみち、こんなもの、たいていは「お題目」になってしまうものです。「適切に診断・治療ができるようになる」なんて当たり前のことしか言えないのです。その言説は無謬ですが、無謬なコメントとはたいてい意味のない言葉のことが多いのです。「世界平和は大事」「患者中心の医療」なんていうのと同じです。無謬であるがゆえに、具体性も条件・制限もないため、「意味のない」言説になります。

まあだから、このようなものは何時間もかけて一所懸命考えるのではなく、とりあえず提出して体裁のよいきれいごとを書いておけばよいのです。ここに時間を費やすのは、あきらかにタイムマネジメント的には時間の無駄です。計画書など、体裁を整えることそのものが目的化しているようなペーパーワークは、誰が読んでも問題なさそうな美辞麗句をまとめておけばよいのです。

指導医講習会で必ず出てくる悩みが、「教える時間がない」です。そうです。われわれはすべて忙しく、教育は大事でも教える時間がないのです。だとしたら、どこかで手を抜かなければ、時間を確保することは不可能なのです。ぼくだったら、観念的な美辞麗句が並ぶ可能性の高い一般目標・行動目標で手を抜きますね。そして、浮いた時間で研修医を一所懸命教えればよいのです。

大事なのは、ビジョン

一般目標、行動目標なんかよりずっとずっと大切なのは、研修医が成長していくうえでの「ビジョン」です。この研修医は10年、20年先にどんな医者になりたいんだろう。どんな医者になるべきなんだろう。

ビジョンがはっきりしないと、そこから振り返り、逆算して「いま」何をしたらよいのかわからなくなってしまいます。

たとえば、将来思春期医療をやりたいと思っている精神科医志望の研修医がいたとしましょう。彼（彼女）に、「安全に中心静脈カテーテルを挿入できるようになる」のような目標を立てることにどれだけ意味があるでしょうか。ぼくだったら、「どういうときに中心静脈カテーテル挿入の適応があるか判断でき、また経験値が少ない手技は自分でやってはならないのだという理性を発揮できるようになる」ほうがこの研修医のビジョンに合致した目標だと思います。

これが、集中治療の専門医志望の研修医であれば、「いつでもどこでも徹夜明けでもどんなに体重が大きな患者でも鼻歌を歌いながらでも中心静脈カテーテルが挿入できる」が目標になるかもしれませんね。

各人の持っている自分の将来像（ビジョン）から逆算して目標を立てるのが、一番モチベーションを高め、まっとうな研修にする方法だとぼくは思っています。そうすると、将来像がそれぞれ異なる場合、当然還元される目標も各人各様であるべきなのです。

だから、ローテーションの最初に、研修医にヒアリングをします。「あなたは将来どうありたいの？ そのためにいまここで何をしたらよいと思う？」。このとき立てた目標は観念的ではなく、とてもリアルで強烈な匂いを発する、「生きた」目標になります。お題目ではなくなるのです。こういう目標こそ、大切にすべきだとぼくは思います。

そう考えると、最大公約数的なプログラムの一般目標、行動目標なんて意味がないのは自明ですね。指導医講習会で、あれを何時間もかけてがんばって作っている指導医の先生たちを見ていると、とても悲しい気分になります。50人が参加して3時間かけた場合は、50×3で150時間の時間のロス。なんたる、無駄遣い。

29 わかっていないことを①

「おまえは何もわかってない」

「うるせえな、ちゃんとわかってるよ」

　これは典型的な親子げんかの売り言葉に買い言葉。一方は「わかっていない」と主張し、他方は「わかっている」と返します。よくある話です。

「おまえは何もわかってない」

「うるせえな、ちゃんとわかってるよ」

「いいや、わかってない。わかってないことはおれがちゃんとわかっている」

「そんなことない。ちゃんとわかっている。俺がわかっているということが親父にはわかっていない」

「そんなことない、お前は全然わかってないということが俺にはちゃんとわかっているんだけれど、そのちゃんとわかっている俺のことをお前はちゃんとわかっていないのにわかっているように思っているところがわかっていない」

ま、こんなところでくだらないジョークをかましても仕方ないですが、要するに「わかる」という主観は何も保証していない、という話です。

ぼくたちはしばしば「わかっている」ということばを使います。しかし、「わかっている」のレベルは各人各様です。お互いがお互いの信じているレベルの「わかっている」という言葉を振り回して会話をするので、実は話は噛み合っていないのでした。わかっている「つもり」ってやつです。

もっとも、ぼくたちはお互いの言うことを理解していなくても会話を継続させる素敵な能力（勘違いを許容する能力）を持っていますから、日常ではこのことはあまり問題にはならないのですが。

研修医を教えるとき、ぼくたちはしばしば研修医がこんなことができるようになった、あんなことができるようになった、と「できること」に着目します。これは一見するとふつうのことのように見えます。ぼくも昔はそう思っていました。

けれどもいま、ぼくはそうは考えていません。研修医が「できるようになったこと」に着目してもあまり成長はしない。意味がまったくないとは言わないが、きわめて小さい。むしろ、「いまだできないこと」「わかっていないこと」に着目したほうがよいのです。

では、どうして「わかっていないこと」のほうが重要なのでしょうか。

厚生労働省の初期研修評価制度の問題点

初期研修制度は研修医に一定の義務を課しています。行動目標と経験目標を定め、これこれを経験しなさい、そうしないと研修修了できませんよ、というルールを定めています。

こいつが問題です。

とくに問題なのが「経験目標」の「経験すべき症状、病態、疾患」です。厚生労働省はこの表に掲げてある「特定の」疾患「すべて」経験しないと研修修了としない、とルールを定めています。そして、経験目標にある疾患を経験したかどうかチェックするシステムを医療機関は持っています。その多くはＥＰＯＣなどのコンピューターによる入力システムです。

この「経験目標」そのものに大きな問題があるとぼくは思っています。非常に怪しい代物です。

たとえば、統合失調症。「統合失調症」は経験する必要がある疾患である、と厚生労働省は定めています。

でも、医師たるものがなぜ全員、例外なく、絶対に、「統合失調症」を経験しなければならないのか、について厚生労働省からは説明なしです。根拠は提示されず、ただ「やれ」と結論のみを示される。現場の思考停止を促す、もっともわるい形の行政干渉です。経験しなければならないから、経験しなければならない。これは一種のトートロジー（同語反復）ですね。

まあ、とは言うものの なんにもないというのも不安でしょうから、「経験目標」たる疾患リストを作るのは「方便としては」必ずしもわるくはないと思います。でも、せいぜいこれを努力目標とするかすればよかったのです。「必須化する」という硬直的な判断が現場のしなやかさを奪います。

誰がどう考えたって、「すべての医者が」統合失調症や角結膜炎を「経験しなければならない」という言説には根拠がない。還元すると、統合失調症や角結膜炎を経験したことのない医者は医者たる資格を持たない（初期研修とはそういう最低限のラインを示してますからね）と主張しているのですから。そう主張するからには、それなりの実例でもあるのでしょうか？ あいつは統合失調症を経験しなかったがゆえにとんでもない藪《やぶ》医になっちまった、みたいな。

脱線ついでに続けますが、この「経験目標」リスト。ぼくの専門たる感染症になるとさらに惨《さん》憺《たん》たるものになるんです。紹介しておきますね。

B 〔1〕ウイルス感染症（インフルエンザ，麻疹，風疹，水痘，ヘルペス，流行性耳下腺炎）
B 〔2〕細菌感染症（ブドウ球菌，MRSA，A群レンサ球菌，クラミジア）
B 〔3〕結核
〔4〕真菌感染症（カンジダ症）
〔5〕性感染症
〔6〕寄生虫疾患
※B 疾患については，外来診療又は受け持ち入院患者（合併症含む）で自ら経験すること

経験すべき感染症リスト

［厚生労働省HP：臨床研修の到達目標 <https://www.mhlw.go.jp/topics/bukyoku/isei/rinsyo/keii/030818/030818b.html> より］

２０１９年9月に再チェックしましたが、まだ直っていない（笑）。

そもそも、ＭＲＳＡはブドウ球菌のサブカテゴリーですし（笑）…。クラミジアだけ別扱いなのも、意味わかんない。ちなみに別項目には経験すべき疾患に「性感染症」というのがあります。クラミジアと性感染症が別扱いになっています。よくわかっていない人がリストを作ったのがよくわかります。

厚生労働省の発想の仕方は基本的に「形式主義」です。形だけ整えれば、中身はなくてもよい。さらについでに言うと、その厚生労働省が規定する指導医講習会も、内容より「16時間指導医を拘束すること」が目的となります。手段と目的を取り違えているのです。厚生労働省のやる失敗のほとんどは、この「目的と手段の取り違え」を原因としています。

「研修医を教えること」特化に改革した神戸大学の指導医講習会

ぼくは神戸大学主催の指導医講習会をいかに「リアル」なものに転じるか腐心してきました。「専門家」が頭の中で考えた観念的な苦行ではなく、明日に、来年につながる楽しい時間を作りたい。「指導医って単なる雑用だと思っていたけれど、業績とはなんの関係もないけれど、給料が増えるわけでもないけれど、それでもすてきな仕事だ。楽しい仕事だ。明日から俺も頑張ってやってみたい……」そう思わせるのが「イントロダクション」たる指導医講習会の最大の存在目的です。観念的な知識を詰め込みに詰め込んで、ワークショップと称して実際には「結論ありき」の教育理論を教え込み、アンケートの感想が「疲れた」の羅列……。こんなティピカルな指導医講習会を黙認していてはいけないのです。

ほとんど専門用語を使うことなく「指導医が研修医を教えること」に特化した神戸大学指導医講習会は過去にないほど高い評価を得たのでした。「前に出た人からとにかくつらい、疲れると脅かされてきたけど、今回のは役に立ったし面白かった」という感想が多かったのでした。

この改革した指導医講習会については論文化しました（岩田健太郎ほか．神戸大学病院指導医講習会改革　より主体的に、より積極的に。医学教育．2013；44（5）：358〜363．https://www.jstage.jst.go.jp/article/mededjapan/44/5/44_358/_pdf）。

もっとも、その後ぼくは神戸大学の初期研修については「大人の事情」で担当を外されてしまったので、指導医講習会そのものにもコミットすることはなくなってしまいました。今は自分の科をローテートする1、2年目の研修医を現場で教えるだけです。ま、制度設計よりも現場で教えてるほうが100倍楽しいんだけどね。

その先にあるもの

実を言うと、EPOCを廃止して作った神戸大学の研修医手帳。これもまだ本当に目指すものを考えると不十分であるとぼくは思います。

ぼくがアメリカで使っていた研修医手帳はでもあくまで「できるようになったこと」においてのみチェックが入っていました。カルテの記載、点滴ラインの確保、関節穿刺などなどが「できたら」チェックを入れます。たいていの手技には3つ枠が設けてあり、3回できたら「合格」、指導医の監視なしでできますよ、というお墨付きをもらいます。ま、この「3回」がどのくらい妥当かというとちょっと疑問ですが、「できること」に着目していることが重要です。

厚生労働省の「経験目標」は「できること」ではなく、「見たこと」に注目しています。でも、経験することとできることは同義ではありません。

「できる」とか「理解する＝わかる」というのも、「どのくらい？」の意味を問うてみなくてはなりません。中心静脈ラインを挿入する、といっても手術室の中で意識のない患者に落ち着いた環境でなんとかかんとか入れることができるレベルなのか、心肺停止状態の患者で、傍らで心臓マッサージが行われて患者の体が浮き沈みし、動脈を触れることもできず、という困難な状況下でも慌てず騒がずするっとラインを入れることができるのか。

「できる」「わかる」は連続性を持ちます。ぼくごときの平凡な内科医が「心音を聴くことができる」、なんてポロッと口に出せば、循環器のベテランドクターに鼻で笑われてしまうかもしれません。できる、できない。わかる、わからないは二者択一の問題ではないのです。イエス・ノークエスチョンではいけません。「どのくらいできるか」という問いの立て方が大事になります。

そう、それで思い出しました。あるとき、ある医療機関に入院していたご家族から相談を受けたことがあります。肺炎の治療を受けているのですが、全然よくならない。抗菌薬をとっかえひっかえされているが容態はよくならない。お宅で診てくれませんか、というのです。

ぼくは言いました。主治医の先生の意向もあるでしょうから、ということでその医療機関の主治医に電話をすることにしました。患者の家族からご相談を受けたのですが、どうしましょうか。

主治医は憮然として、こういったのでした。

「ぼくはもともと泌尿器科医でたくさんの尿路感染症を診てきました。だから、感染症についてはよくわかっていますよ」

彼の頭の中では、「感染症の世界」とは尿路感染症の延長線上でしかない、のでした。そのような世界観であれば、当然彼にとって感染症は「わかっているもの」だったわけです。でも、これは外科医的に言うならば、「アッペが切れれば脳腫瘍だって取れる」的な拡大解釈なのです。

30 わかっていないことを②

本当に大事なのは「できないこと」、「わかっていないこと」

本当に大事なのは「できていないこと」、「わかっていないこと」を知ることです。神戸大学で作った研修医手帳も、もちろん「経験すべき」目標の羅列から「経験したこと」を引き算すれば、「その枠内で」「できていないこと」「わかっていないこと」（そしてより正確には）「経験していないこと」はわかります。でも、それはあくまでも厚生労働省にあらかじめ設定された世界の中での、「できていないこと」に過ぎません。実際には世の中は、地の果てが見えないほど広いのです。

では、なぜ「できないこと」、「わかっていないこと」なのか。

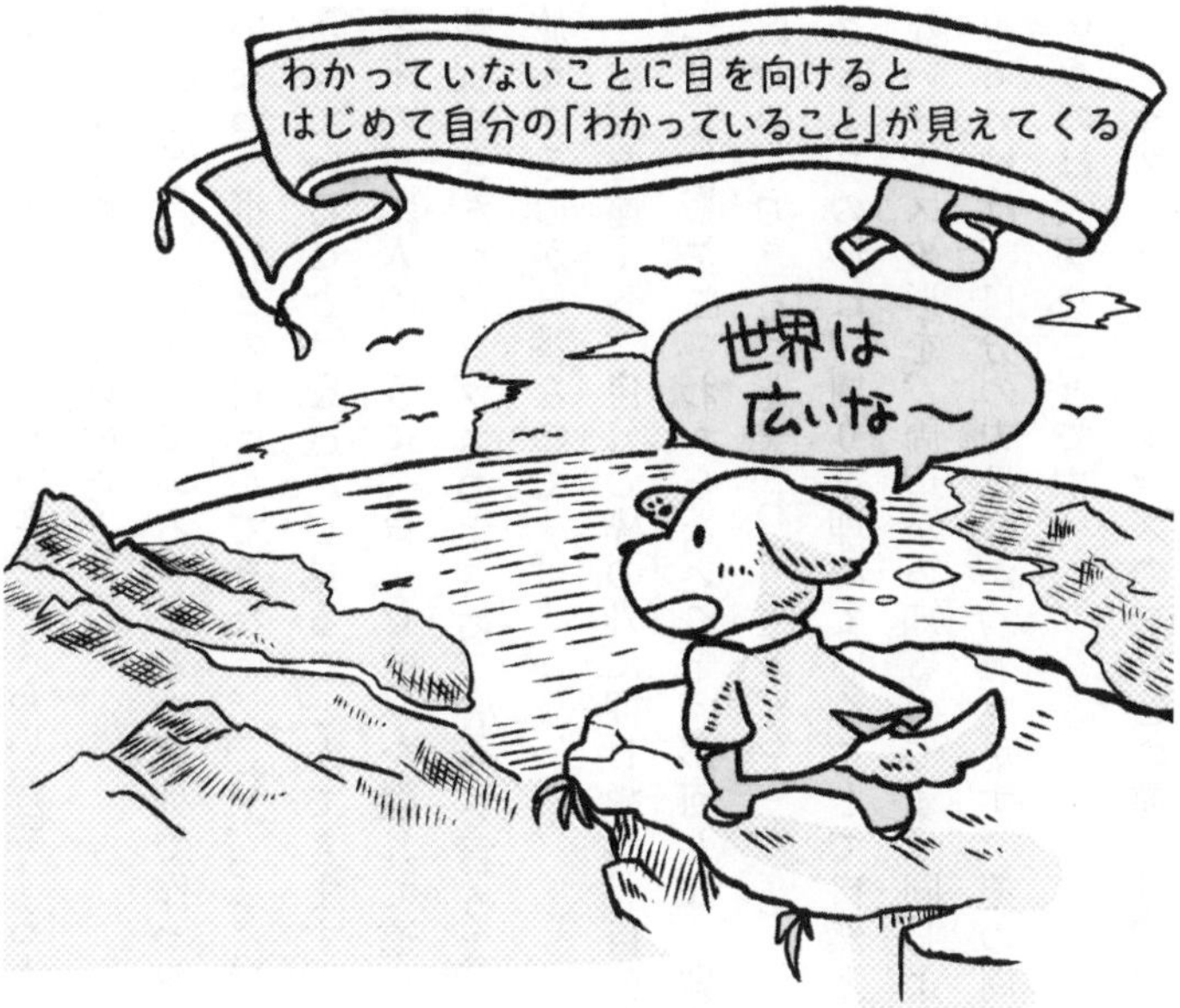
わかっていないことに目を向けると
はじめて自分の「わかっていること」が見えてくる
世界は
広いな〜

1 地平を知る

先ほど、「地の果て」ということばを使いました。地の果てとは、自分の力の及ぶ限界の地平。その先の世界がわかっていないよ、という分水嶺《ぶんすいれい》だと思います。

通常、できることをいくら積み上げても自分がどのくらいの力を持っているか睥睨《へいげい》できません。自分の外にどのくらいの世界が広がっているか、まったく知覚できないからです。

自分の「できる」世界観だけでジャッジすると、尿路感染を1回経験することで「感染症はわかった」という理解になってしまいかねません。わかった、と思った瞬間、成長は止まるのです。そして実は「わかっていない」。尿路感染症を200回くらい経験するとわかってきます。実は、尿路感染は診断も治療も非常にむずかしいのだと。

「できる」「わかっている」ことの羅列で作った世界は、その外にある膨大な「自分のわかっていない」世界との対比ができない。「わかっていないこと」に注目することで、初めて自分の「わかっていること」を透かし見ることができます。鎖国を解いて初めて日本の大きさが知覚された幕末の日本人のように、ヨーロッパを離れて遠くアメリカ大陸まで航海して初めて世界の広さを睥睨できたコロンブスのように。昔から言うように、自分の生まれ故郷のことを知りたければ、旅をするのが一番なのです。

意識を遠くへ、自分の枠の外に押しやり、自分を俯瞰《ふかん》する。このような態度をとると、自分の「できないこと」「わからないこと」が何となく理解される。そこから浮き出たものが、すなわち自分の「できること」「わかっていること」です。ジグソーパズルで埋め切れていないミッシングピースの形は、周りを埋めていくことで自然とわれわれに理解できるようになります。そこにないピースの形を、周辺から知るのです。同じように、「できないこと」「わからないこと」を埋めていけば、自分の力はわかってきます。その周辺の世界との対比も可能です。対比が可能、というのは大切なことです。

ジャズ・ファンとジャズのプロとの違いは、ジャズ・ファンがひたすら朝から晩までジャズを聴きまくるのに対して、プロは「あれはクラシック音楽とこう違う。Jポップのことと同じ」という「対比」ができるところにあるのです。

医者も2年目くらいになるとちょっと自信がついてくるころです。指導医の指示を容易に受けることができるようになる、怒られることなくカルテを書き、資料を揃え、プレゼンをして、そつなく採血やら他の手技をこなす。病棟に何が置いてあり、それをどう使えばよいかも何となくわかってくる。最初はちんぷんかんぷんな呪文のように思われた病棟でのヘンテコな会話も理解でき、自分も(少しは)気の利いたコメントを返すことすらできる。「おれってけっこういけるじゃん」と思うのがこのころです。みなさん、そうじゃなかったですか?

ぼくも、さすがに2年目はアメリカで研修を始めたばかりでまだ無力感にさいなまれていましたが、4年目くらいのときは「おれってけっこうできるじゃん」的な慢心が頭をもたげていました。ああ、あのころのことを思い出すと、実に実に恥ずかしい。穴があったら入りたい。

❷ ある日のジャーナルクラブで

研修医にある論文をプレゼンさせます。

「どう? この論文読んで理解できた?」

「はい、できました。この論文は理解してます」

「そう、では始めてください」

「このスタディーは、侵襲性A群溶連菌感染症についてです」

「侵襲性A群溶連菌感染、ってどういう意味？」

「…重症の…A群溶連菌の……」

「重症ってどういうこと？」

「それは……」


実は、論文にはちゃんと「侵襲性A群溶連菌感染」の「定義」が書いてある。研修医は論文の「結果」「結論」ばかりに注目しますが、実は「イントロダクション」や「方法」が大事なのです。イントロと方法をちゃんと読んでいないから、何を対象とした研究なのかもわからない。そもそも、その研究が何を動機づけにして、どのようにして成立したのかもわからない。対象がわからないということは、その先何を読んだとしても、それは全然、意味がないということになります。この研修医は、自分が読んできた論文を全然理解していないのでした。

でも、彼は

「ぼく、この論文は理解してます」

と思い込んでいたのでした。

自己申告的に「わかっている」というのは、こういうことです。彼の世界観の中ではそれはわかっているのでしょうが、実は違う。

だから、

「俺、実はこの論文何もわかっていないんじゃないか?」

という猜疑の目でもって自分を認識するくらいが健全なのです。そこで、

「師よ、ぼくの見えていない世界、あなたの見えている世界を垣間見させてほしい」

と感じられるようになる。ここが師弟関係のはじまりです。師弟関係とは、形式的な手続きで生じるものではなく、このように問いの立て方、自己の認識から湧き出てくる自然発生的なものなのだと思います。

③ 思い込みを打破するための最大の教育は「質問すること」

上記のような、「わかっている」という思い込み。

この「思い込み」を打破する最良の方法は、大昔からありました。

それが「質問すること」です。質問することこそが、最大の教育です。答えを与えることは、そうではないのです。このことを一番わかりやすく教えたのはギリシャのソクラテスであり、そのソクラテスの言葉を紹介したプラトンでした。

『メノン』においてソクラテスはメノンに、徳とは何かを語らせます。「徳」とは何か。メノンは自説を展開し、「自分にわかっている徳」を意を尽くしてソクラテスに説きます。ソクラテスはやや慇懃《いんぎん》にメノンの説に驚いて見せ、こういうのです。ソクラテスは、自分は徳について何も知らないのだ、と。自分は「当然」、徳を知っていると主張するメノン。彼にソクラテスは、例の「質問」を重ねていくことで、いかにメノンが何も知らないか、を自ら悟らせます。

「本当にそれでよいのかね？」

と質問を重ねていきます。メノンは、自説の「徳」が実は徳たる要素を十分に示していないことを、ソクラテスの質問に反応することで「自ら学ぶ」のです。
何も知らないメノン。でも、「自分が何も知らない」という一事を知ることでメノンは偉大なる成長を得ます。知らないことを知る。知っているつもりの勘違いから脱出する。それはメノンにとって非常に大切なひとときだったのでした。

シラバスには意味がない

内田 樹先生はいろいろなところで、教育環境で作る「シラバス」を作ることがいかに意味がないか、ということを説いています。ぼくも彼の意見にまったく同感です。だから、ぼくはレクチャーでも講義でもできるだけ「シラバス」は作らない。どうしても作れ、と要請されたときは嫌々、申し訳程度に作ります。

シラバスは「ここまでやれば大丈夫ですよ」というある世界観を示す地図のようなものです。「ここまで行けばよいのか」という安心感を与えます。が同時に、それは「ここまで行けば、それでよいのか」という間違った安心感、false sense of security を与えてしまうのです。われわれは本質的に「安心したい」動物だからです。

いつも、弟子には不安感を与えていなければなりません。弟子が満足したとき、それは彼・彼女が成長を止めるときだからです。常にいまの自分は飢餓感を抱いていなければ成長はないのですが、シラバスを与えてしまうと、簡単な案内図を与えてしまうと、それが阻害されるのです。内田先生は武道の達人ですが、「このくらいまで行きたいんですけど」という弟子は基本的に伸びない、とよく言われます。自分で自分の限界を設定してしまうからです。

「ぼくって基本的にこういう人なんですよね」

とか

「ぼくはそれ、苦手なんです」

と簡単に自分を解説できる研修医は多いです。でも彼らはもあまり成長しません。自分で自分をわかったつもりになり、自ら自分の限界点を設定してしまったとき、その研修医にそれ以上の成長はないからです。これはたくさん研修医を見ているとよくわかります。

伸びない研修医は、自分自身の「シラバス」を持っている

彼・彼女は初期研修医のときは上手に立ち回ることができますが、それっきりです。逆に、「できる」研修医、「伸びる」研修医は簡単に目標設定しません。遥か地平の、自分にはまだ見えない世界の果てを希求し、そこに近づき続けます。

地図（シラバス）は自分の中にはありません。どのくらいのペースで走ればよいのかもわかりません。それは不安なことです。しかし、そのような不安こそが成長の一番の源泉なのです。まだここは自分の限界ではない。ここは臨界点ではない。そう言い続ける胆力と気力に満ちているのです。世界がわかっているかのように振る舞っている人たちの、冷笑的な態度はそこにはみじんも見られないのです。

わかっている人（と自称する人）はたいてい片方の口角がちょっと上がっていて、人をバカにするような目つきをしています。下世話な言い方をすると、世の中を舐めているのです。そして、ずっとその場を「動かない」。自分のスモール・ワールドの達人として動かない。

ぼくは語学の勉強が好きで、ＮＨＫのラジオ講座を録音して通勤時に聞くことをちょっとした楽しみにしています。現在学んでいるのは英語、フランス語、スペイン語、中国語、イタリア語、ドイツ語、そしてロシア語です。それ以外の言語にも手を付けましたが、なかなか続かず断念しています。これらの言語はただ、仕事で使えるような実力ではなく、あくまで趣味程度のものです。

英語についてはいろいろ思うところがあります。大学生のとき、言葉にはセンスが必要だと友人から思い知るような体験をしました。語学は一部の天才的なセンスの持ち主以外は、地道に努力していくより他に上達の手段がありません。「寝ていて上達」はありえないのです。ぼくは20年くらい杉田 敏さんの『実践ビジネス英語（とその前身）』を愛聴していますが、杉田さんも「語学に王道なし、日々の努力だけが語学力を上げる」と主張しています。

10代のころにイギリスに住んだ経験を持つぼくは、たいていの日本人から見れば「英語のうまい」人でした。しかし、アメリカに行って内科の研修医を始めたとき、ぼくは「まったく英語のできない」研修医だったので、とても苦労しました。いまでも苦労しています。語学は天井知らず。ここまでわかった、と思ってもここはわかっていない、ということがしばしばです。

日本語ですら知らない言葉や単語や用法は多く、ぼくはほぼ毎日、iPhoneの『大辞林』や『精選版 日本国語大辞典』を参照します。スマホにたくさん辞書が入っているってありがたいですね。最近、検索した単語はこんな感じ。肉桂《にっけい》、都心（実は東京のことではなかった！）、エピゴーネン、擦れっ枯らし、関数、パラメーター、引数《ひきすう》、毀誉褒貶《きよほうへん》、案に違わず、意思決定、メカジキ、専門職、マンネリズム……。

自分がネイティブである日本語ですらこれですから、英語にいたっては、自分がどこまでできていないかも、まだわからない。わからないことすら、わからない。

ぼくと話をする外国人は「あなたは英語が上手ですね」と言ってくれます。もちろん悪意はそこには込められていないのですが…、その意味するところは「あなたは英語が下手な人ですね」

なのです。本当に英語が上手であれば、ネイティブと見なされて、その英語については言及しないからです。日本人に「日本語上手ですね」と言う人は皆無でしょ。

このような、シラバス型、合否判定型、つまり「地平を最初に見せておく」教育のやり方は、意味がないか？ もちろんあります。

たとえば、アマチュア教育には有効です。ピアノ教室、そろばん教室的です。そこでは先生はひたすら褒めます。ここまで来れば合格ですよ、と教えてくれます。ここまで泳いでごらん、と初めてビート板を持ってばたばた水泳する子どもを相手にするように。シラバス型、合否判定型の教育はだから、学生までの（アマチュアまでの）レベルで有効な教育手段であり、プロを養成する医師の卒後研修では、むしろ自らダウングレードすることを希求するようなものなのだ、ということなのです。自分で自分の格を下げてはいけないのです。

31

プレゼンテーションの準備の仕方

「先生、明日のレクチャー、よろしくお願いします」

「はい？……ええっとどのレクチャーでしたっけ」

「ほら、こないだお願いした感染症学総論ですよ」

「ああーっ、あれですか（冷や汗）。はいはいはい、ああ、ええっと何分の授業でしたっけ」

「（少し冷たく）80分です」

「そ、そうでしたね。はいはい、お世話になります」

なぜコンサルタントはレクチャーの訓練をするのか？

やばいやばい。講義の予定を忘れている、ということはよく、いや、ときどきあります。

コンサルタントをしていると、講演や講義、レクチャーを頼まれます。何しろ特化した専門領域のプロであるのがコンサルタントのコンサルタントたるゆえんですから、このような「教え」「学び」の場に登場することは自然ですよね。

もちろん、コンサルタントはその領域についての十分な知識や経験を持っています。それが前提です。専門性のない領域のレクチャーなんてできませんし、またやるべきではないでしょう。

しかし、多くのコンサルタントはここで間違っています。それは、自分たちが十分な専門性を持っていれば、レクチャーはできると思い込んでいることです。

そうではありません。レクチャー「そのもの」のスキルが必要なのです。そしてそれは、ぼくたちの専門性の範囲「外」にあるものなのです。したがって、学んだことがないコンサルタントは、新たにそれを勉強しなくてはなりません。

専門家たるコンサルタントは、しばしば「下手な」学び手です。常に「ああしなさい」「こうしなさい」という「教える」立場にある人は、ややもすると頑固で高慢で、傲慢になってしまい、へりくだって学ぶことが苦手になってしまうことがあります。人の話を聞くのが苦手になってしまうことがあります。

でも、本当は違うのです。真に優れた「教え手」はほぼ例外なく、優れた「学び手」でもあります。好奇心が強く、自分の専門領域外についても積極的にどん欲に学ぶ姿勢を持っています。生徒に教えることで、実は自分がたくさん、多くの場合は生徒以上に学んでいることにも気がついています。そして、自分の間違いに敏感に気づき、それを率直に認める勇気も持っています。自分の間違いをごまかさない誠実さも持っています。いくら専門家といえども、100％間違いを犯さない、なんてありえないのですから。

もし、そのコンサルタントが（その高い高い専門領域における専門性にも関わらず）レクチャーやプレゼンテーションのスキルを学ぶチャンスを持っていなかったとしたら、ぜひそのようなスキルを習得したほうがよいと思います。このようなスキルは勉強と訓練なしに身につくことは（よほどの天才でない限り）ありません。

コンサルタントはレクチャーをしなくてはならない。これはほぼ必然です。コンサルタントは上手にレクチャーをしなくてはならない。これは、そのコンサルタントの専門性を相手に伝えなければならない事実を考えると、これもほぼ必然です。しなやかで謙虚で、学び続けるコンサルタントでありたいものです。

レクチャー準備の2か月のルール

冒頭の会話にあるような、準備を全然していなくていきなり明日レクチャー、という悲劇はなんとしても避けたいですね。これは、つらいです。

ぼくは、基本的に締め切りのある仕事は、その締め切りを2か月前倒しにしています。これを、勝手に「岩田2か月のルール」と名付けていますが、誰もまねをしてくれないのでぼく一人にしか通用しない呼称です。

これは、ぼくのアメリカ留学時代に培われた習慣です。

一般的にアメリカでは事務系の仕事、とくに秘書さんの仕事が適当で不正確なことが多いのです。こちらが書類を準備しても、その提出やチェックが不正確だったり、忘れられていたりすることもめずらしくありません。日本の事務職の仕事ぶりは世界一でしょう。ぼくの友人などは、後期研修の申請書類を秘書が郵送し忘れたがためにポジションを得られなかったという信じられないような悲劇を経験しています。

アメリカでは、自分の身は自分で守るしかありません。ぼくは事務方のミスがたとえ生じてもそのミスを修正することができるように、提出書類の締め切りを前倒しにすることにしました。経験的にその期間として一番確実なのが、「2か月」くらい余裕の糊代《のりしろ》を設けることだったのでした。

このルールは結構便利だったので、他の仕事にも応用させることにしました。原稿、講演資料など、締め切りのある仕事はすべて「2か月」心の中で締め切り日を前倒しにすることにしたのでした。これはタイムマネジメントの方法としてはとても有用なやり方です。

臨床医は忙しいのですが、とくに問題になるのは突発事の対応です。予測できないような非常時があります。もし、明日締め切りの原稿があった場合、「今夜徹夜で書けばいいや」と思っていても、急患が3人入ってしまえば、このプランはあえなくおじゃんになってしまいます。こういうことはよくある。

しかし、もし締め切りを2か月前倒しにしておけば、「今夜」だめでも、余裕を持って取り戻すことができます。

もうひとつ、2か月のルールの効能があります。夜中にテンションを高めて原稿やスライドを準備していると、「こりゃ、傑作だ。面白いに決まっている」と思い込んでしまうことがあります。しかし、少し頭を冷やして冷静になって読み直してみると、「何これ、このギャグ、どん引きじゃん」と悟るのでした。

2か月というクールダウンの時間を持ち、スライドを何度も何度も推敲するチャンスを得ておけば、テンションが高いときに作ったやっつけ仕事の、ともすれば独りよがりなスライドよりもずっと質が高くなります。

具体的なスライド作りのこつ

最近は研修医や学生のスライドづくりはとても上手になりました。なのでここはもう割愛してもいいくらいですが、せっかくなので。むしろ、シニアな指導医クラスが読むべきかな。

①ポイント１：読めないスライドは、ないのと同じ

当然ですが、スライドは読めてなんぼです。読めないスライドは、存在しないのも同じです。まずは背景と文字。コントラストの効いた背景と文字でなければ、読みづらいのです。ぼくがよく使うのは、白地に黒い文字、黒地に白い文字です。ほかにも青地に白い文字なども読みやすいでしょう。いまでもときどき見かけますが、緑や青い背景に赤い文字はとても読みにくいのです。とくに色盲がある方だとまったく読めないこともあるので注意が必要です。

次にフォント。24～36ポイントくらいは最低必要です。小さい文字だと、当然読めません。よく講演中に「字が小さくて申し訳ございませんが……」と言っている演者を見ますが、「だったらそんなスライド作らなければいいのに」とよく思います。とくに最近、論文をそのままコピー＆ペーストしたスライドをよく見ますが、グラフなどわかりやすいものならともかく、テーブル（表）など字が小さくてわかりづらいものは使わないか、大きなフォントで再構成し直して用い

るのがよいと思います。

② ポイント2：スライドがbusyでwordyなのは御法度

busy slideと英語では呼びますが、やたら字の多いスライドは御法度です。これは、講演・講義でコンテンツをなんとしてでも詰め込んでやろう、というほとんど「教科書の置換物」としてのスライドを目指してしまう誤謬《ごびゅう》からきているように思います。

しかし、講演・講義は教科書ではありません。教科書と同じスライドを用意し、それを朗読するくらいなら、**最初から教科書を読めばよい**のです。教科書では得られないメッセージを伝えるのが、講演・講義の役割になります。

一般に1スライドではメッセージは4つか5つくらいにとどめるのが読みやすいのです。これ以上ごちゃごちゃ書いても、なかなか伝わりません。

wordy、すなわち文字の多い、単語の多いスライドは読みにくいものです。同じメッセージを伝えるのでも、くどくど言わずにシンプルに短く伝えるのが大事です。ぼくはよく冗談で、「スピーチとスカートは短いほどよい」という格言（？）を紹介しますが、まあそういうことです。

たとえば、体言止め。

●市中肺炎の原因として重要なものに肺炎球菌がある。

とするよりも、

●市中肺炎の原因として肺炎球菌が重要。

のほうが文字数が減りますし、引き締まった文章になります。もっと引き締めたければ、

●市中肺炎なら肺炎球菌

まで絞っても意味はわかる。

スライドは読み上げるための「原稿」ではありません。自分がしゃべることをそのままスライド化してしまうと、wordy で煩雑な読みづらいスライドになります。

③ ポイント3：スライド数の目安は1分1枚

たとえば、60分のレクチャーであれば60枚くらいのスライドが目安になります。ただし、これ

はあくまで目安ですので、実際にはこの数は使われるスライドのあり方によって異なります。概念図のような複雑なスライドであれば1枚に10分くらいの説明を要する場合もありますし、写真の供覧のようにぱらぱらとめくっていくだけのスライドもあるでしょう。しかし、少なくとも60分のレクチャーで230枚のスライドは、これはまあ、多すぎると言えましょう。

レクチャーであってもタイムマネジメントは大切です。学術集会やセミナーなど時間ががっちり決まっている環境でのプレゼンであれば時間厳守は社会人として当然の努めで、次に演者が控えている中で滔々《とうとう》と10分も20分も勝手に時間延長するのは御法度です（ときどき、こういう迷惑な方もいて当惑します）。

時間設定の緩やかな単独のレクチャーであっても、原則時間を守るのは大切です。ぼくは、学生時代尊敬していた教授に「講義というものは5分遅く始めて、5分早く終わるのが理想だ」と教わり、なるほど言い得て妙だな、と思いました。ごくごくまれに、「超」がつくほどのレクチャーの名人がいます。こういう人の話は少しでも長く聞いていたいものですから、時間延長は許容されます。ちょうど、コンサートにおける「アンコール」みたいなもので、むしろ時間延長は聴衆にとっても「お得感」があり、望むところなわけです。たとえば、福井大学の寺澤秀一教授（救急医療）の講演はほとんど名人芸。「お金がとれる」内容で、時間延長はむしろ聴衆に対するサービスととられています。

まあしかし、このような例外的な名人は一日にしてならず。もしあなたがレクチャーのスキルを学び始めたばかりの方でしたら、時間延長は聴衆にとっては「迷惑」以外の何者でもないことを認識しておいたほうがよいでしょう。スライドを作成する際にも、「時間内に終えること」ができるのが大事です。欲張ってあれもこれもと詰め込むとうまくいきません。

実際のところ、ぼくのおすすめは、あるトピックについてスライドに盛り込むのは、皆さんが「知っている」内容の10％くらいがちょうどよいと思っています。これは「岩田10％のルール」ですが、やはり2か月のルール同様、誰も真似してくれません。とほほ。

一般的に、専門家が全力で、自分の知っている話をしてしまうとみんなお腹いっぱいになってしまいます。専門家は自分の領域に対する思い入れが強いですから一所懸命で話をするのですが、熱が上がれば上がるほどその温度差は激しくなります。

レクチャーのときに一番問題になるのが、この話し手と聞き手の温度差です。いわゆる「どん引き」の状態で、話し手の熱意が高ければ高いほど、その温度差は端から見ていて「イタい」感じになります。

で、たとえばぼくという専門家が「髄膜炎」みたいな話をする際にも、自分の知識領域の10％くらい「出し惜しみ」をしてプレゼンをすると、聞き手にとってはちょうどよいくらいになるようです。これもまあ、相手の聴衆の専門性の高さや、領域の各論度によってもいろいろ変わりますが、まあそんな感じです。

では、残りの90％はどこにいくか。これは、「オーラ」として滲み出してきます。「ここでしゃべっていることは、俺の知っている内容のほんのちょっとなんだぜ」という余裕が話にもそこはかとなく伝わってくるのですね。これが、ゆとりのある聞きやすいレクチャーを生み出します。

また、質疑応答が豊かになります。100％しゃべり尽くしてしまうと、質疑応答のときにはガス欠空っぽ状態。これでは余裕のある質疑応答ができません。実際、レクチャーの質の高い低いの差は、ほんちゃんのレクチャーそのものよりも、質疑応答のときに出てくると思います。

④ ポイント4：作り過ぎない

最後のポイントは、作り過ぎないことです。これはよくある間違いです。アニメーションなどを使い過ぎて、凝りに凝ったスライドを作ると、それそのものが「自己目的」化してしまいます。あまり無茶しないことが大事です。

そして、せっかくのプレゼンスライドも実際に動かなければ仕方がありません。ちゃんと、プロジェクターとの互換性など、機械的チェックはしておきましょう。不測の事態に備えてプレゼンファイルの予備をフラッシュメモリーか何かに持っておくのもおすすめです。

32 プレゼンテーションの実践

では、準備したプレゼンテーションを実践してみましょう。

まずは、5W1H

レクチャーをするときは、5W1Hが大事です。これを無視すると、どんなにがんばって準備したレクチャーでも、「イタイ」レクチャーになりかねません。

つまり、

Who（whom） 誰にレクチャーするのか?
What 何をレクチャーするのか?
When いつレクチャーするのか?

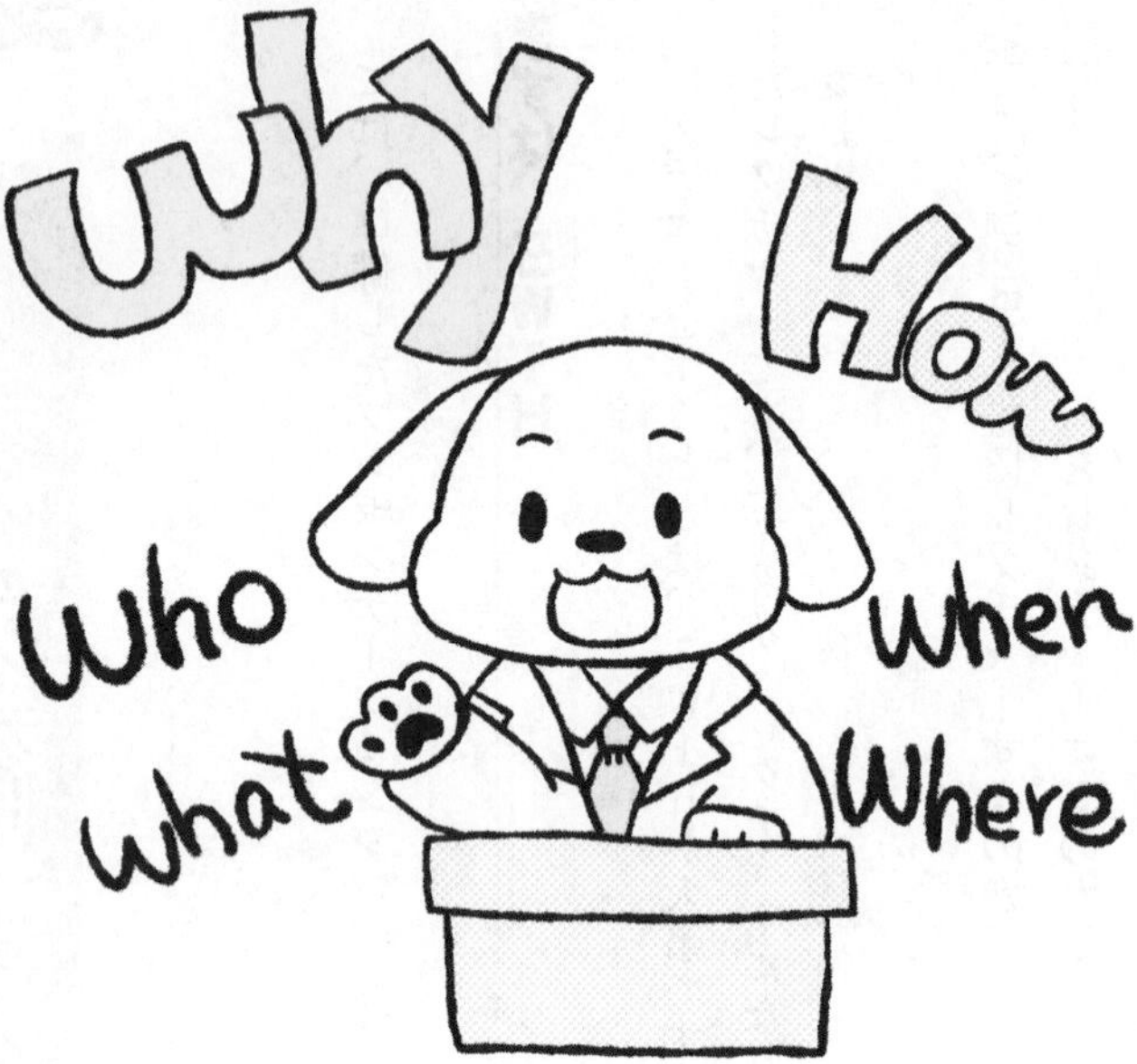

Where　どこでレクチャーするのか?
How　どのようにレクチャーするのか?

そして、

Why　なぜレクチャーするのか?

が大事になります。

① Who? 誰にレクチャーするのか?

医師が対象なのか、学生か、研修医か、ナースか、一般市民か……レクチャーの対象に応じて当然、話の内容は変わってきます。これらの混成部隊……ということも多いのですが、そのときは一番多い人たちを首座において話をするとよいでしょう。最初に、「ドクターの方、手をあげてください、学生さんは？ ナースは？ 薬剤師さんは？ 検査技師さんは？ 呼ばれなかった人いますか？？（笑）」なんて、つかみのギャグを入れながら、ターゲットオーディエンスを確認します。

同じスライドでも、誰を対象にしゃべるかで、しゃべり方は変わってきます。たとえば、ナース相手のお話のときは英語の用語は避けたほうがよいですし、一般市民相手のレクチャーで薬の投与量○mg、などくどくど語っても意味がないでしょう。慣れてくると、同じスライドを使っても医師用、ナース用、としゃべる内容を変えることは可能です。そして、ときどきそれよりレベルを下げた、あるいは上げた話も織り交ぜ、ターゲット以外の方が退屈しないように配慮します。ターゲットオーディエンスは大事です。しばしば専門家は、「自分がしゃべりたいこと」をしゃべってしまい、「相手が聞きたいこと、聞かねばならないこと」をしゃべることができません。あくまで大事なのは聴き手であり、しゃべり手ではないのです。

② What? 何をレクチャーするのか？

何をレクチャーするのかはあらかじめ決まっていることが多いのです。たとえば、「エボラ出血熱について」みたいな。

しかし、同じタイトルでも、疫学主体で話すのか、微生物か、診断か、治療か、としゃべるコンテンツはいろいろです。

③ When? あるいは How long? いつ・どのくらいレクチャーするのか？

ここで大事なのは、夕刻の単独のレクチャーなのか、１日のレクチャーシリーズの複数のしゃべり手の一人なのか、という点です。

繰り返しますが、複数のスピーカーが後に控えているときは、とにかく「時間厳守」は絶対です。質疑応答でだらだら伸びてしまうこともありますが、「時間がきましたので、次のレクチャーをお願いしたいと思います」ときちんと切らねばなりません。座長の力量にもよりますが（座長がＫＹ《空気読めない》だと悲惨です）。

与えられた時間が10分なのか、20分なのか、60分か、90分かでしゃべる内容を変えます。10分のプレゼンで「そんな短い時間にしゃべれません」と言われることがありますが、そうではありません。10分なら10分でしゃべることができる内容で話せばよいのです。もちろん、決して60分のレクチャー分を6倍のスピードで早口でしゃべってはいけません。

タイムマネジメントは大切であり、時間を厳守するのは話者の最低限のルールですが、なかなかこれを守れない人がいます。独りよがりは禁物です。個々でも、「誰のためのレクチャーなのか」をきちんと自覚しなくてはなりません。

④ Where? どこでレクチャーするのか？

これは意外に重要です。大人数の入るホールと少人数の小部屋ではずいぶん構成が違います。後者だと質疑応答中心の、よりインタラクティブなもののほうがよいでしょうが、前者でそれをすると大多数の他の方々は退屈してしまうかもしれません。

⑤ How? どのようにレクチャーするのか？

このような点を踏まえて、レクチャー開始です。How、どのように、は大事です。

聞こえないレクチャーはやっていないのと同じ

学生時代は、ぶつぶつつぶやくような、誰にも聞こえない授業をする教授がいて迷惑したものです。声の大きさは重要です。

声の高さ……あまり低い声だと聞こえづらいし、キンキンとした甲高い声も嫌なものです。自分の地声をまず理解して、レクチャー用にややチューニングする必要があります。

しゃべるスピードは、個性にもよります。聞き取れないくらい速いのも、みなが眠ってしまうくらいゆっくりなのも困るでしょう。ぼくはどちらかというと早口のマシンガントークですが、これは好みの問題もあるでしょう。滑舌のわるい場合は、少しゆっくりめにしゃべったほうがよいかもしれません。また、同じスピードで続けるのではなく、ときに緩急をつけて、重要なポイントでは黙る（ポーズを置く）のも効果的です。

「急性の発熱患者の場合、まずは随伴症状が大事になります。呼吸器に症状があるか、あるとすれば、咽頭痛か、鼻汁か、咳か、消化器症状はないか、下痢、腹痛、嘔吐はないか、とくに、急性発熱で腹痛があるのに、下痢がない場合」

とここでポーズを置きます。

「このときは、要注意です……そう、このときは簡単に急性胃腸炎、なんて診断してしまうと痛い目に遭うことがありますよ」

　ポーズを置くことで、さらっと流して聞いていた人たちも、「おや、どうした？」と耳をそばだててくれます。いわゆる、「耳を集める」というやつです。こういうスキルは習得しておくととても有効です。

この、ポーズの置き方……ぼくがお手本にしているのは落語家です。六代目三遊亭圓生《えんしょう》、古今亭志ん生、志ん朝、立川談志、志の輔あたりはすごい名人です。実に間の取り方がうまく、とても参考になります。

残念ながら同業者たち、医療者のプレゼンテーションで、「これはうまい！」と膝を打ちたくなるようなものはきわめてまれです。とくに学会の教育講演とかで感心するプレゼンテーションはゼロに限りなく近い感じです。どちらかというと、反面教師が多い。

相手を見てしゃべる

レクチャーといえども、1対多数のコミュニケーションの一形態に過ぎません。必ず聴衆の方を向いてしゃべりましょう。御法度なのは、スライドを向いて、相手にお尻を向けてしゃべることと。これではアイコンタクトもとれず、とてもコミュニケーションはとれません。

パワーポイントは朗読する原稿ではありません。朗読するだけなら、ハンドアウトを渡して読んでもらえばよいのです。ハンドアウトではなく、「あなたの話」を聞く意味を持つのは、ハンドアウトでは伝えられないものをあなたが伝えてくれるからなのです。

みんなはあなたの話をどのように聞いているでしょう。退屈そうにしていないか、むずかしそうに眉をしかめていないか、にこにこ笑って楽しそうに聞いているか……。

もし話をしていて、相手が首をかしげて「あれ？」という顔をしていれば、

「もう少し補足しますと……」

と説明を加えてもよいでしょう。相手に合わせてチューニングしていけばよいのです。

このことは、「原稿を読む」レクチャーは御法度だ、ということも意味しています。レクチャーのとき、講義ノートをそのまま朗読する、学会発表で準備した原稿をそのまま棒読みする（あるいは丸暗記して頭の中で棒読みする）。これでは、相手の顔色や状態、感じ方に合わせてファインチューニングができません。デートのとき、相手が暗記した話を棒読みしていたら、興ざめでしょ。

さて、最後に一番大事なのは……

6 Why? なぜレクチャーするのか？

です。なぜ、レクチャーをするのか。相手に何を知ってもらいたいのか。相手のどこを変えてほしいのか。

変えてほしいところが何もない、行動変容の要求が何もなければ、レクチャーをする意味がないですね。レクチャーには必ず明快な目的が必要です。依頼されたから、そこにコマがあるから、デューティーだから、という消極的な理由だけでレクチャーをするのはもったいない。まあ、頼まれて仕方なくすることは、あるにはあるのですが、たとえそのときでも前向きに取り組む動機づけを持ちたい。

さて、行動変容を促したい、という目的を持っている場合、提供できるメッセージはたいてい1つ、多くて3つ、最大で7つです。1つのレクチャーで提供できるのは、せいぜいそんなものなのです。あとは、ごちゃごちゃ言っても相手の記憶に残りません。

メッセージを詰め込み過ぎてしまうのは、これはビギナーが陥りがちなピットフォールです。一所懸命自分がたくさん勉強したいことをしゃべりたくなってしまうから、詰め込んでしまう。

しかし、レクチャーはあくまで相手あってのもので、「ぼくのために」レクチャーをするわけではありません。前項でも述べましたが、だいたい、自分の知っている内容、勉強した内容の10％くらいをしゃべるだけで聴き手の多くはお腹いっぱいになります。あとは質疑応答でフォローすればよいのです。

そして、これだけは覚えて帰ってね、というテイク・ホーム・メッセージを残します。これを1つだけでよい、多くても3つ程度は必ず出します。記憶に残らないレクチャーはやっても仕方がないので、必ずメッセージの残るようなしゃべり方をします。必要なら、同じメッセージを何度も繰り返すことも大事です。

アクシデントに強くなるために

人生、順風満帆なときはよいのです。しかし、こちらのプランどおりにいかないときは、むずかしい。そういうときにこそ、その人の本当の価値がわかるのかもしれません。

パソコンが凍り付く（フリーズする）、スクリーンと噛み合わない、音声が出ない、画像が見つからない、渡しておいたはずのファイルが見つからない。

アクシデントをゼロに近づける努力はしましょう。動作環境をチェックし、プロジェクターの互換性やコネクタのピン数をチェックし、パワーポイントの動きをチェックします。予備のファイルをフラッシュメモリーに入れておくのもよいでしょう。

それでも、アクシデントはnearly equal zeroにすることはできても完全にゼロにすることは不可能です。ファイルが開かない、プロジェクターが動かない……こういうときはどうすればよいでしょう。

一番よいのは、慌てず騒がず、レクチャーを始めてしまうことです。

以前、某大学教授がレクチャーをするとき、徹夜で作った自分のアニメーションが動かなくて20分以上右往左往していたことがありました。「昨日はうまくいったのに」と言い訳し、同行のMRさんを罵倒し……あれはとても見苦しい。

パワーポイントなんてあなたの話を演出する「背景」に過ぎません。名優は背景がなくたって演技をすることができるのです。歌舞伎の名優は、あたかもそこに「背景があるかのように」観客に感じさせることすら、可能です。まあ、そこまでぼくら素人がやる必要はないのですが。

自分のレクチャーする内容くらい、何も見ないでも「そら」で言えるのは、もちろん当然のことです。人にものを教える、とはそういうことだとぼくは思っています。

パワーポイントを使わないプレゼン

プレゼンテーションについての原稿を書いたあと、結局ぼくはパワーポイントを使わないプレゼンテーションをすることにしました。これはハーバード大学の有名な『Justice』の講義を観ていて、「これはいい」と思ったからです。そのことについて、ちょっと追記します。

2010年4月27日、ニューヨーク・タイムズ紙にセンセーショナルな記事が掲載されました。「敵に出会った。その名はパワーポイント」というものでした。アフガニスタン攻略のための作戦を立案するときに米軍はパワーポイントを多用しましたが、そのことが知的営為を減らしてしまっている、という主旨でした。この記事は医学教育関係のメーリングリストに紹介され、世界中の反響を呼びました。多くは共感をもって迎えられました。なぜなら、パワーポイントは「話者の都合、話者の便利」には合致していますが、それが学びの向上を促さないからです。

パワーポイントの華麗なプレゼンテーションをパラパラ見ていると、われわれは「わかったような気」になります。しかしその実、何も理解していないことも多いのです。理解していないのに理解しているような気分にさせる、そのようなトリックがパワーポイントにはあるのです。パワーポイントはプレゼンテーションには便利なソフトですから、そのしゃべりはスピードを増していきます。聴く者が考えるチャンスを失います。なんかよくわからんが、わかったような気になるのはそのためです。

多くの方が自分の頭でついて行くくらいのスピードで理解できるのは、実は黒板で板書するくらいのスピードなんだそうです。

ピットフォール集　失敗から学ぶ実践編

33

感染症後期研修医から電話がかかってきました。

「血液培養が陽性になった患者です。グラム陽性球菌が生えていたので、とりあえずバンコマイシンを投与するよう、主治医に連絡しておきました」

「で、患者の容態は？」

「いえ、患者さんはまだ診ていないのですが」

このあと、この研修医は指導医（ぼく）に激怒されるのでした。すぐに患者を診に行きます。重症化した感染性心内膜炎で、すでに心不全徴候および塞栓症状が起きていました。緊急オペが必要です。心臓外科医がコンサルトされ、患者は弁置換術へと送られたのでした。

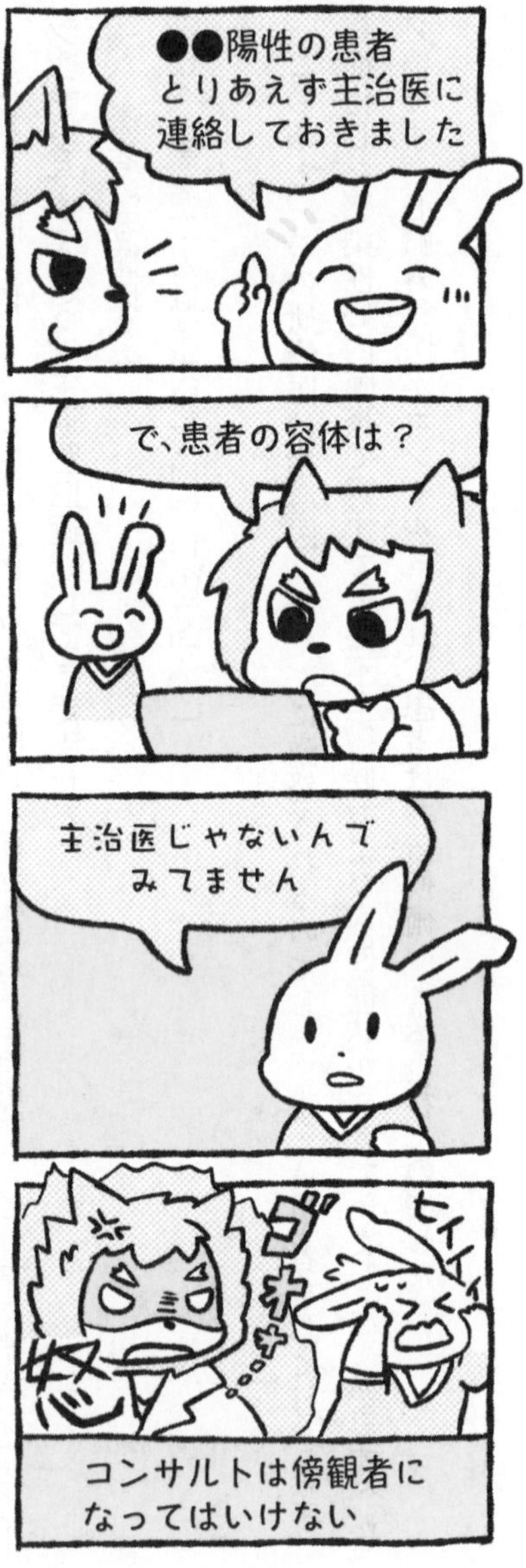
●●陽性の患者
とりあえず主治医に
連絡しておきました
で、患者の容体は？
主治医じゃないんで
みてません
コンサルトは傍観者に
なってはいけない

患者を診なければコンサルタントではない！

今回のケースにはいくつかの失敗があるのですが、その最たるものは「患者を診ずに判断した」ことにあります。

患者を診ないで、患者情報なしで臨床判断はありえません。血液培養におけるグラム陽性菌の検出は情報の「一部」に過ぎないのです。ここで満足してしまってはいけません。

われわれはすぐに「わかったつもり」になってしまいます。グラム陽性菌の菌血症か。じゃあ、まずはバンコマイシンだな。

しかし、本当にそれは菌血症なのでしょうか。もしかしたらコンタミネーションかもしれません。それに、菌血症だとしても、どのような菌血症でしょうか。感染性心内膜炎のような病態なのか、違うのか。心内膜炎としたら、合併症を伴う外科的介入を必要とする状態でしょうか。患者は敗血症、重症敗血症（臓器障害）、敗血症性ショックのような致死的な状態になっていないでしょうか。ショックになっていたら、抗菌薬の選択もさることながら迅速な輸液や呼吸管理が必要となるかもしれません。腎機能はどうでしょう。患者の腎機能がわるければバンコマイシンは使いにくいかもしれません。え？電子カルテでクレアチニンを見ればいいじゃないかって？違うのです。たとえ、「その日の朝の」血液検査で血中クレアチニン値が正常であっても腎機能正常かどうかはわかりません。たとえば、患者がもし無尿であれば、血中クレアチニン値とは無関係に、予測される糸球体濾過率（GFR）は10以下だと考えられています。急性腎不全で無尿の場合、バンコマイシンではなくリネゾリドのような薬のほうが適当かもしれません。

「抗菌薬はバイ菌に出しているのではない、患者に出しているのだ」

こういう格言があります（ぼくが作りました）。

患者の状態は文脈です。文脈を無視して、培養結果と抗菌薬を1対1で結びつけてアクションをとってしまうと大失敗のもとです。患者という文脈抜きに治療方針は選べません。これは、感染症以外でもすべての領域において同じです。

主治医の意図はどうでしょうか。若くて基礎疾患のない患者で、完膚無きまでに病気と闘い、口笛吹きながらスキップして帰って行く状態をゴールとしているのでしょうか。それとも、すでにターミナル期で患者の数日、数週間の延命は単に苦痛を増やすだけかもしれません。場合によっては、抗菌薬はその苦痛に荷担するだけの存在かもしれません。

こういった情報は主治医とコミュニケーションを十分に取っていないとわかりません。主治医の意向を無視してしまうと、「正論は吐いているんだけど間違っている」というコンサルタントとしては一番イケていない失敗のパターンに落ち込んでしまいます。主治医の意向も文脈です。文脈を無視した介入は、コンサルタント（consultant）ではなく、主治医にねちねち嫌がらせをするだけの人（insultant）になってしまいます。

主治医と同じようにコミットメントを

コンサルタントは、やはり診療医です。目の前の患者に対して最終責任をとるのは主治医です。最終決断を行うのは主治医です。でもそのことは、コンサルタントは患者のことを考えなくてよろしい、という意味では決してありません。

よくある失敗のパターンに、コンサルタントが「傍観者」になってしまっていることがあります。これはいただけない。


「患者が急変していて、敗血症性ショックだと思います」

「なるほど、どうやって治療しよう」

「広域抗菌薬で、バンコマイシン、メロペネム、ミカファンギンの併用を」

「よいでしょう。で、患者はいまどうなってる？」

「ええっと朝8時ころ診たっきり、患者はまだ診てません」

「うーんと、いま午後の4時だから、もう先生が最後に患者診てから8時間経っているよ。抗菌薬がうまく効いているかも確認したいよねえ」

「それが、実は主治医に連絡したときに、オペ中だったんですよ」

「ええ？ 手術中だったの？ それで？」

「で、オペ中で話ができない、って言われたので、手術が終わったら連絡ください、って看護師さんに伝言しときました」

「それで、連絡あった？」

「いえ、まだオペやってるみたいですねえ」

「じゃあ、患者は朝の8時に敗血症性ショックだと先生にアセスメントをされて、それから8時間も何もされずにほったらかされてるわけ？」

「ええ、でもぼくら主治医じゃないので、勝手に治療はできないでしょう？」


自称、優しい指導医であるぼくがやはり激怒したのは、いうまでもありません。もちろん、優しいのは患者に対して、という意味ですが。

主治医でなくても、医師は医師

もちろん、主治医でないからと言って患者の急変をほったらかしておいてよいわけはありません。

かといって、主治医無視でガンガンこちらで勝手に指示を出すことも御法度です。当たり前ですね。

ここで、「じゃ、できることはないじゃん」と思考停止に陥ってはいけません。われわれはしばしば考え半ばで思考停止に陥り、それ以外の選択肢はないと決めつけてしまいます。

プロとアマの違いはたくさんありますが、その中に「手数」の差があります。サンフォードガイドなどを読んで、ある感染症の「第一選択薬」を出すことは、これはちょっと勉強した研修医でもできるでしょう。第二選択薬でもいけるかもしれません。

しかし、副作用やらコストやら、さまざまな理由から、ぼくたちは「理想的」な治療が提供できないことがあります。そこで、ギブアップしてしまうのがアマ、そして3の手、4の手、5の手と次々に代替案（contingency plans）をひねり出せるのが、本当のプロです。

主治医の先生がオペで手が離せない場合は、代わりの先生がいないか探します。場合によっては上司にコンタクトします。

「通常でしたら先生方にお願いしてマネージしていただくのが筋ですが、いまお忙しいとうかがっています。いかがでしょう。差し支えなければ、こちらで感染症の検査や治療をオーダーしてもよろしいでしょうか」

自分の患者が急変して平気な医者はいませんから、たいていの場合、主治医は即応するでしょう。主治医から委託を受けているわけですから、あとは堂々と採血をしたり輸液をしたり、抗菌薬をオーダーして患者の救命にかかります。

ぼくたちコンサルタントは、ともすると患者に対するコミットメントを失いやすいのです。何しろ、最後の責任を取らなくてよいわけですから。

でも、これは危険な考え方です。このような考え方に慣れてしまうと、患者が急変しても他人事になってしまいます。先に失敗した後期研修医だって、自分が主治医で担当している患者であれば、こんなヘンテコな判断はしなかったでしょう。

コンサルタントは自覚的に自律していなければなりません。逆説的ですが、主治医でいるほうが簡単なんです。責任が明示化されているので、それほどの精神的なコミットメントを持っていなくても、がんばらざるをえないのですから。がんばらざるをえない状況でがんばるのは簡単です。

むずかしいのは、明示的にがんばる義理も義務もない状態であるコンサルタントが、それでも患者のためにコミットし、情熱を持ってケアにあたることなのです。こちらのほうがむずかしい。自覚的な自律とはとてもむずかしいことなのです。でも、これをなしうると言うことは、それは、医師の倫理感としてはひとつレベルが高い状態であると言ってもよいでしょう。

コミットメントがないと，回診もメリハリがなく，ただただぼおっと患者を診て回ることになります。

「患者，元気にしてましたよ」
「そのわりには食事全然摂ってないけど，どうしたの？」
「ええっと，聞いてませんでした」

病室をちょろっと入って，患者，おおざっぱに元気そうとだけ確認しても意味がありません。これではコンサルタントと言うより，単なる見舞客ですね。傍観者，見舞客になってしまってはいけません。

応用問題。それでも患者を診ないときは

さっきの研修医。名誉挽回と今日もがんばって仕事しています。

「先生，先生が診ている5階の患者，血液培養からグラム陰性菌が生えているのですが……」

「ええっ、そうでしたか。ありがとうございます。じゃ、どうやって治療しましょうか」

「そうですね。もしよかったら、いまから患者診察してもかまいませんか？」

うーん、さすがに若い研修医は学習能力が高い。今度はきちんと患者を診に行こうという意欲を示していますね。

「それなんですがね、先生。ありがたいのですが、この患者、けっこうキャラ的に問題ありありで、なかなか気むずかしいんですわ。主治医以外のドクターがやってくると、なんでそんな小うるさいことするんじゃ、って怒り出すんですよ。うちらも苦労しているんです」

さあ、困りました。こういうことってときどきあります。

でも、プロは問題に直面したからと言って簡単に「納得」しないのでした。「それ以外に選択肢はない」と決めつけないのが大事でした。

このときでも、主治医に患者の状況を聞きながら、ある程度の判断をすることは可能です。もちろん、「患者を診てから判断」は正論です。鉄則です。けれども、現実の世の中は正論が通らず、鉄則を守ることができない例外事項が必ずあります。そういうときでも、「何もしない」よりは「何かした」ほうがよいに決まっているのです。100点は取れないかもしれなくても，せめて65点とか70点は取りたいのです。

「なるほど，先生のお話を聞くと，たぶんその患者はカテ感染をお持ちのようですね」

と類推します。ただし，ここから先はひと工夫必要です。

魔法のことばがあります。

「患者を直接診ていないので，間違っているかもしれませんが」

が魔法のことばです。

「患者を直接診ていないので，間違っているかもしれませんが，たぶんカテ感染をお持ちのようですね」

という言い方がより説得力があります。

ええ？　間違ってるかもしれない，なんて言い方で説得力あるの？

はい，あります。このように正当に自らの瑕疵《かひ》を認めたほうが断然説得力あります。

何しろ、「鉄則」である患者の診察ができない状態です。目隠しをして街を歩き回るようなものです。得られた情報はすべて間接的な情報です。直接患者を診察したら、実は全然違っていた、ということはよくあることです。

「間違っているかもしれない」という謙虚な態度は、より洗練された、妥当性の高いアセスメントを生みます。「俺は正しいに決まっている」と主張する人は、実は「ぼくはバカです」と告白しているようなものなのです。間違っているかもしれない、という人ほど正しいのです。

これは、メールや手紙、電話などで他院からご相談を受けるときにも使えます。よく、他院の先生から症例のご相談を受けます。実際には診察できないので、ぼくは必ず「間違っているかもしれませんが」「勘違いしている可能性もありますが」などと記します。間違い、勘違いに自覚的であることこそ、間違えない、勘違いしない最良の方法なのです。

でも、

「実際に患者診てないのでわかりません」

と逆切れ状態ではコンサルタントとしては「役立たず」ですよね。これでは、相手のニーズに応えることができません。

そこで、魔法のことば・その2

「この患者についてははっきりしたことは言えないですが、一般論としては2週間の治療でよいのではないでしょうか」

個々の患者は、一人一人違う。必ず診察しないとわからない。けれども、「カテ感染」の「一般的治療」であればこれは教科書やガイドラインの記載ですから正当に申し上げることができます。

「一般論としては」

と一般論に変換すること（一般化）で、診ていない患者について何らかのコメントを残すことができるのです。ここでも、簡単にあきらめないコンサルタントの精神がバックボーンになっていることは言うまでもありません。

34 コンサルトノートの書き方

「ご紹介いただきましてありがとうございました。患者には○○という薬を処方しておきました。何かありましたらご連絡ください」

「ご紹介いただきましてありがとうございました。とりあえず○○腫瘍を除外するためにMRIをお願いします」

「ご紹介いただきましてありがとうございました。心エコーは正常でした。当科的な疾患ではないと思います」

このようなノートをよく見ます。いずれも、よくないコンサルトノートの1例です。では、「よい」コンサルトノートとはどのようなものなのでしょう。

アセスメントなくしてコンサルトなし

まず、アセスメントのないコンサルトノートは御法度です。コンサルタントの業務は単なる便利屋さんではありませんし、ある部分の医療の代行業でもありません。われわれコンサルタントの仕事は、主治医と患者を支援することです。そして、主治医はプロの医師です。プロの医師に対して、ただ単に

「こうしときました」
「こうしといてください」

なんて不敬な態度を取るべきではありません。

「○○という根拠で、ぼくはこの患者の状況はこうなっていると思います。
　だから
××を推奨します」

という判断の拠り所、アセスメントが必要なのです。

そもそも、当該患者のマネジメントについて最終決断を下す権利と義務、そして責任を持っているのは主治医です。主治医が理解も納得もしていないことについて、単に「専門医がそう言っているから」というあやふやな根拠で要請するのはよくありません。主治医が専門医の意見を聞いて、納得理解のうえでその推奨に従う（あるいは従わない）のが原則です。判断の拠り所となるのは、コンサルタントのカルテ記載です。そこに、判断の根拠がなければ主治医は、どのように推奨事項を理解してよいのかわかりません。

ケース1　紹介患者外来編

このたびは患者をご紹介いただきましてどうもありがとうございました。○○さんを本日拝見いたしました。

8日間の発熱を訴えておいでの34歳の女性です。咽頭痛はありますが咳はありません。過去に投与されたクラリスとクラビットにて改善を認めておりません。診察上、全身状態は良好で、咽頭腫脹と白苔付着が著明です。後頸部リンパ節腫脹があり、腹部診察にて脾臓を触れます。血液検査では異型リンパ球の増加が認められますが悪性疾患を示唆する細胞像はありません。以上の経過から、この方は伝染性単核球症と考えてよいと思います。一般に（一般に、を上手に使うのでした！）、伝染性単核球症に特異的な治療は存在せず、呼吸困難などなければ対症療法で治療します。若干肝機能異常があるのでアセトアミノフェンの投与はせず、当科にてロキソニンを処方いたしました。伝染性単核球症の治癒経過には個人差がありますから、臨床症状が改善するまでは当科外来にてフォローしようと思います。また、確定診断のためにEBウイルスやHIV感染の検査など、ワークアップをいたします。こちらについては結果が戻り次第ご報告申し上げます。脾腫があるので、接触を伴う激しい運動などを避けるようこちらで患者にお願いしました。なお、伝染性単核球症患者にサワシリンなどアミノペニシリンを処方すると皮疹が出ることがありますので、ご留意くださいませ。

ご不明な点がございましたらいつでもご相談ください。

岩田健太郎　感染症内科　電話〇〇〇〇　e-mail〇〇〇〇

このように、まず患者について簡単なサマリーを書き、そこから導き出されるアセスメントを明確にして、どうしてそのようなマネジメントをするのか簡潔明快に記載する必要があります。なお、あまりだらだらと長い記載だと忙しい主治医にとっては迷惑なだけです。紙ベースであればA4 1枚に、電子カルテであればスクロールしなくても読めるくらいの分量が適切だと思います。

SMAPですてきなコンサルトノートを

SMAPとは、SuMmary（くるしい?）、Assessment、Plan のことです。ぼくが勝手に作りました。コンサルトノートはSMAPでいきましょう。解散したけど。

SOAPではないことに注意してください。身体所見や検査結果（Objective のO）を、コンサルタントのノートに長々書く必要はありません。特徴的な検査結果、身体所見の陽性所見をさらっと書くだけで十分です。検査結果なんてコピペしていると、やたら長いノートになって、スクロールしなくてはいけません。主治医がめんどくさがって読まなくなります。読まれないコンサルトノートほど悲惨なものはありません。われわれのノートはまず読まれるためにあるのです。

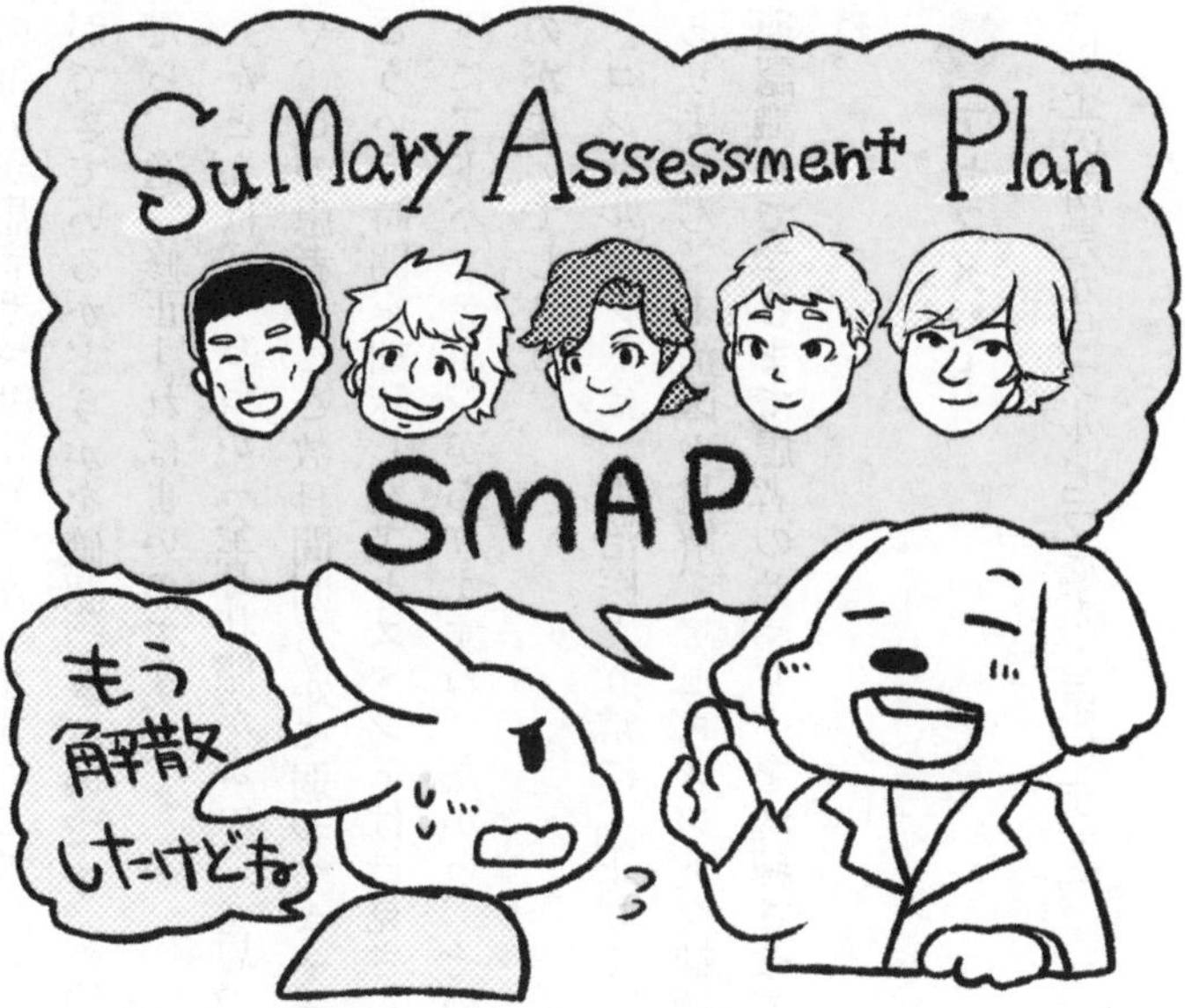

❶ サマリー

なぜサマリーを書くかというと、そこで主治医と共通認識を持つためです。同じ土俵に立つことができるためです。

「8日間の発熱を訴えておいでの34歳の女性です。咽頭痛はありますが咳はありません。過去に投与されたクラリスとクラビットにて改善を認めておりません。診察上、全身状態は良好で、咽頭腫脹と白苔付着が著明です。後頸部リンパ節腫脹があり、腹部診察にて脾臓を触れます。血液検査では異型リンパ球の増加が認められますが悪性疾患を示唆する細胞像はありません」

の部分が患者サマリーに当たります。こうすれば、主治医とわれわれコンサルタントの相互理解ができているかどうかを確認できるのです。「いやいや、○○の所見は間違ってる」と指摘されたら、適宜修正すればよいのです。

たとえば、こちらが「全身状態がよい」と思っていても、長く診ている主治医からすると、「いや、この患者、ここ数日間明らかに弱ってきてます」と異なる認識をしているかもしれません。こういう時間を加味したアセスメントは一見さんのコンサルタントより長く診ている主治医のほうにアドバンテージがありますね。だから、そのようなフィードバックがあれば素直に拝聴するのがよいでしょう。

コンサルタントは、主治医より常に「正しく」ある必要はありません。それができるわけでもありません。主治医の見解、アセスメントを拝聴するのは常に大事です。そして、共通理解、共通認識ができるまで患者のサマリーを洗練させていくのです。一種のチャンク・ダウンなのですね。

2 アセスメント

「以上の所見からブルセラ症だと思います」

なんて、不親切な記載をしてはいけませんね。「どうしてそう思うのか」理由が相手にうまく理解できなくてはいけません。

かといって、よくある疾患について

「呼吸器症状はなく、腹部症状もなく、背部のCVAノックペインがあり、尿検査では白血球尿があり、グラム染色ではグラム陰性菌を認め、血液検査では白血球が16,000、CPRが……」

なんてくどくど説明していたら、コンサルタントではなく、インサルタント（insultant、嫌がらせする人）になってしまいますね。

相手がこの領域になじみの薄い医師であれば説明は丁寧になりますし、当該領域にある程度知識のありそうな医師であれば「それはわかってるでしょ」という判断のもとに長々した説明は割愛します。

ここだけの話ですが、個々の医師によっても知識や理解力には差があります。「この先生なら一言言えばわかってくれるでしょ」という先生もいれば、「この先生がやってる医療は10年前と変わんないからなあ」という先生であれば、懇切丁寧なかゆいところに手が届くような説明が必要かもしれません。

いずれにしても、相手にわかっていただくことが「目的」です。こう書けば正しい、という表面的な形式にこだわっていると、よいカルテは書けません。カルテの書き方も、要するにページングの一種なのですね。相手の関心、理解、知性、経験などにページングしていき、もっとも相手が理解しやすい、快適に感じられるノートを目指します。

ケース2　入院患者編

平素よりお世話になっております。△△さんを拝見いたしました。

僧帽弁閉鎖不全を基礎疾患に持つ77歳の男性です。1週間の発熱で貴科入院しております。血液培養にてブドウ球菌が検出されており、診察上右眼瞼の点状出血と、心尖部に収縮期雑音を認めています。貴科で行われた経胸壁心エコーでは疣贅《ゆうぜい》は認めませんでしたが、感度が低いのでこの時点でIE（感染性心内膜炎）は否定できません。むしろ、貴科にてもご指摘のとおり、臨床的にはIEの可能性はきわめて高いと思います。

患者の全身状態はよく、とくに合併症もないのですぐに外科的侵襲は必要ないと思います。持続的菌血症を証明するために再度血液培養をお採りいただくことは可能でしょうか。菌名が判明するまで抗菌薬オフで経過をみることも可能ですが、お電話で問い合わせたところ治療をお急ぎとのことでした。感受性がわかるまでは

バンコマイシン　1g　12時間おき（1日投与量　2g）

にて治療されることを提案します。また、確定診断のために経食道心エコーをご検討ください。抗菌薬は変更の可能性もありますが、治療期間は通常点滴で4週間かそれ以上になることが多いです。

ご紹介いただきましてありがとうございました。ご不明な点がございましたらお問い合わせください。

岩田健太郎　感染症内科　PHS ○○○○

大事な点についてはただカルテで書くだけでは不十分です。読んでくれない可能性もありますし、さっと流し読みされてうまくこちらのメッセージが届かないリスクもあります。

人間はしばしば誤読します。誤読の責任は、厳密に言うと読み手の責任になりますが（文章がヘンテコでなければ）、コンサルタントの関心は「誰の責任で間違えたか」を明らかにすることではなく、「間違いが起きないためには何ができるか」を追求することにあります。**相手が間違える余地は、こちらからどんどんリスクヘッジしておくべきです**。主治医がちゃんと読んでくれているだろう、という楽観的な期待は禁物です。

われわれは主治医に最大限に敬意を払う一方で、絶対に主治医の知識、態度、能力について「何の楽観的な期待」も持ってはいけません。敬意を払い、尊重しつつ、信じない。このような一見矛盾することを同時に平気に行うのが、「大人の」コンサルタントの態度になります。

たとえば、カルテの記載については相手が誤読、誤解しないように最大限の配慮をします。

バンコマイシン　1g　12時間おき

クラビット　300 mg　分3

という表現は全然間違っていません。しかし、日本ではしばしばのように、1回投与量ではなくて、1日投与量で記載する習慣を持つ医師もいます。さらっと読むと、バンコマイシン1日量が1gと「誤読」される「かもしれません」。

かもしれない、と思ったらリスクヘッジをします。

1日投与量　2g

と併記しておけば、誤読の可能性は減ります。カルテは正しく書けばよいというものではありません。よりよいアウトカムを出すために、一手間も二手間もかけるのが大切です。だから、「こっちは間違ったことは書いていない」だけではなく、「こんな書き方では相手が間違えないだろうか」と配慮しますし、「もしかしたら外来やオペで忙しくてカルテ読んでないかもしれない」と思ったら、少なくとも緊急性、重大性の高い事項については直接会話を交わして説明することが大事です。「カルテに書いといたんだからいいじゃない」という「アリバイ作り」をしてはいけません。それは、われわれの関心・目的に合致していない態度なのです。ここでも大事なのは、「なんのためにカルテを書くか」です。

カルテはメモ帳ではありません。立派な公文書です。自分「以外」の人が読むことを前提にしています。ましてや、コンサルタントのノートは主治医が読むことを重々意識しておかねばなりません。読めない字は論外ですし、略語の多用もよろしくありません。自分の領域でしか通用しないことが多いですよ。GMとか、MRとかは専門領域によって意味が変わります……。

③ プラン

サマリーのSM、アセスメントのAが終われば、プランのPです。ただし、ここでは主治医の判断や決断が最終決定になりますから、あくまでもコンサルタントのPは「推奨事項」です。


「○○しておいてください」

ではなくて、

「○○をお奨めします」

という書き方のほうがよいでしょう。


クロージング（終わりの言葉）は、「ご不明な点があればいつでもお問い合わせください」として、相手の質問、疑問、意見、フィードバックに対応できるようにします。連絡先も当然書いておかねばなりませんね。いつでもあなたの声が聞きたい、という雰囲気を醸し出すことも可能かもしれません。

カルテの書き方は目的がすべてです。形式的な「形」を覚えるのではなく、「なんのために?」書いているのかを検証し、よりよいカルテの書き方を希求しなくてはなりません。100点満点、百戦百勝のカルテ記載はありません。カルテの書き方は読み手に応じて変化しなければならないからです。

35

空気が読めないふり

医師A「外来の待ち時間を短くする方法を考えませんか？」
事務B「いや、そりゃ無理ですよ」
医師A「どうしてですか？」
事務B「だってすごく患者は多いし、飛び込みの患者も入ってくるし、飛び込みの患者は断れないし、大学病院だから地域連携って開業医さんにお戻ししたいんだけど、患者の方も大病院志向があってなかなか戻ってくれないし……」
医師C（こりゃ、断固、現状維持だな……）「じゃ、この話は継続審議と言うことで……」
医師A「おかしいですよ、だってそうでしょ。大病院だって待ち時間の短いとこだってあるはずです。たくさん患者も診てるし、飛び込みだって断らない。これ以上短くするのは絶対に不可能ってことはないと思いますよ」
事務B・医師C（ため息…）（空気読めない奴だな）

医師A（たぶん、いま俺のこと、空気の読めない医者だと思っているな）

空気を読むと動けなくなる

現状維持の重力に縛られた「お役所的」魂の持ち主の話は、何度も取り上げています。現状維持したい、というのが希望の根底にあるのです。あとはいろいろな理屈やデータが出てくるでしょうが、「後付の説明、後付の言い訳」に過ぎません。ほとんどの人は、直感的な結論ありきで議論をします。そして、直感的に決めてしまったゴールへの筋道を正当化すべく、あれやこれやの理論・理屈をこね上げるのです。この思考パターンを理解しなければいけません。

理論・理屈↓結論

なのではありません。

結論↓それに噛み合う理論・理屈

なのです（そして当然、噛み合わない理論・理屈は黙殺されるか、巧みに反駁《はんばく》されます。反駁の方法はいくらでも見つかるものです）。

表面的な理論・理屈ではなく、感情的な思い、本音の部分を読み取ることが「空気を読む」というやつです。

相手の真意がどこにあるかを察することは重要です。これはそんなにむずかしいことではありません。ちょっとした探針（プローブ）を出してやると、超音波を当てて返ってくる物質のように、すぐに相手の真意をくみ取ることは可能です。

それは口調、表情、しゃべるスピード、姿勢……いろいろなところに出てきます。コーチングの手法ではこのようなしぐさや身振りがいろいろなメッセージを出しているということを理解します。「あっ、この人はとにかく何が何でもAというプランを推そうとしているな」「あ、この人はBについては断固反対だな」と察することができます。コーチングでは、このように相手の真意を理解します。そして相手自身にもその真意が言語化できるように促し、改善するよう自己啓発を求め……。

なんて美しい話はそうそうあるものではありません。

人間が自ら考え方や信念を改め、新しく思いをリセットして生きていくなど、そう簡単に起きるものではありません。何しろ、信念ですから。もし、ころころとそれを気ままに変えることができるのならば、それはその思いそのものの強さが最初からたいしたことなかったのかもしれません。あるいはそんなに毀誉褒貶《きよほうへん》の激しい人物であれば、それはそれでその人物のキャラに問題あり、と解釈しなければいけないでしょう。

信念の問題は取り扱いがむずかしいのです。これは本質的にむずかしい。困難な事象は「困難である。一筋縄ではいかない」と理解をしておくことが大事です。「〇〇法でお手軽に××」と手法のオールマイティー性を主張する輩には要注意です。

コーチング「あるいはNLP（神経言語プログラミング）でもよいでしょう」の世界でも、コーチングはこういうことにも使える、ああいうことにも応用可能、あれもできる、これもできる、と「できること」を羅列される方がいます。ぼくの見解では、これは必ずしもその世界における信用に足る人物とは言えない可能性があります。どの領域でも、もっとも信頼に足る人物は「できないこと」を語ること、制限・限界を語ることができる人だと思います。「コーチングは有用だが、このようなときはあまりうまくいかない」「NLPでもこういうときは結構時間がかかる」。経験値の高い実践者は、こういうときはなかなかむずかしい、という「困難の閾値」をよく心得ています。

そして、逆説的に困難の閾値をよく知っている人物は、できることについては明確な自覚ができるのです。逆に、できない領域をよく理解していない人物は、できることとできないことの境界線があやふやで、できることに対してもうまく語ることができないのです。

できないと言う人こそが、できる

という一見逆説的な言説が信憑性を持つのは、そのためです。

空気は読む。しかし、読んだことを悟らせない

空気を読める人物は大切ですが、「俺、空気読んでますよ」オーラを出すとよろしくないことがあります。とくに、組織が停滞しているときは、なおさらです。

組織をよくしたい、改善したいと考える人には2種類あります。「人には2種類ある。人には2種類あると言いたがる人と、そうでない人だ」と揶揄《やゆ》されるように、この「人二分論」は安易に使われがちです。が、この2種類は、驚くほどに、この2種類です。

①空気が読めない人
②空気が読めるんだけど、読めないふりをする人

周りの空気に会わせてしまう人は、改革などできないのです。周りの感情が読み取れてしまうと、あれやこれやをおもんばかり、しがらみに思いをはせ、異論に気を遣い、立場に配慮し……とにっちもさっちも行かなくなってしまいます。だから、人を引っ張り、改革する人は、そのような感情の細かいヒダにいちいち気を遣っていたら一歩も動けなくなってしまうのです。

❶ 空気が読めない人

であればなんでも改革がうまくいく、というわけではありません。むしろ、相手の反感を買ったりして、うまくいかない可能性が高いでしょう。例外的に空気が読めない人でもどんどん組織をよくしていってしまう希有な人たちがいます。それは、

愛嬌のある人

つまり、キャラで勝負なのです。

「憎めない人」というのがいます。いつも暴言を吐く。議論を根底からくつがえす、「ちゃぶ台ひっくりがえし」をよくやる。すぐにキレる。通常であれば、とても組織の中ではやっていけないような人たちです。でも、「あのひとがやると、どうも憎めないんだよなあ」という愛嬌があ

る人がいるものです。得ですね。こういう人が可愛らしく暴言を吐く。「こんなのぼく、きらいだよ。変えようよ」と変革を起こしていく。周りは、「まあ、あの人が言うんだから……」としぶしぶながらもなんとなくついて行ってしまう。

こういうキャラを訓練でつくることは非常に困難、ほとんど不可能だとぼくは思います。そもそも、計算高く訓練でキャラをつくる、という行為そのものがこの手の人物の本質とは相反しています。

逆に、説得力があり、理論武装もしっかりしていて、いつも正論を吐いているのに、人がついてきてくれない、という人もいますね。損なキャラをしているのです。「そのとおり だから余計に 腹が立ち」ではないですが、「あいつが言うとどうも虫がすかねえ」となってしまう。お気の毒なキャラですね。

2 空気が読めるんだけど、読めないふりをする人

こちらのほうが学びがいがあります。ぼくは大学病院で、これを目指しています。

「すみません、何しろ医者になってから大学病院なんて勤務したことがなくて。事情がよくわからないものですから。いやいや、ごめんなさい。ああ、そうなんですよ。何しろこの世界のこと、

知らないもんですから」

と言い続けてはや12年目です。

「岩田はずっと民間病院ばかりいて、ぜんぜん大学という組織がわかってないな」
「あいつはアメリカかぶれで、ずけずけものを言う奴だ」

みたいに言われるのです（たぶん）。

いまの常識ではなく、未来の常識で考える

いまの常識、それが大学というちっぽけな組織の中のちっぽけな常識でもいいのですが、その常識という世間知に長けている人は、なかなか未来に物を動かすことが苦手な人が多いです。

むしろ考えるべきは、「いまがこうである」ではなく、「将来こうなる（べきである）」なのですが、ほとんどの人がいまの常識を説明することで満足してしまい、そのために一歩も前に進めなくなってしまっています。けれども、

「ぼくは未来の常識を見通してこれを訴えているのだけど、あなたはいましか通用しない理屈を振り回しているだけだ」

なんて言ってしまったら喧嘩になります。喧嘩別れしてしまったら物事は一歩も前に進みません。だから、もうちょっとバカっぽく振る舞っておけばよいのです。大学のことなんかよくわかっていませんよ、世間知にも長けていませんよ、おれはバカです。常識を知りません。こういう感じで、夢見るようにものを言うのです。

夢見るようにものを言っていても、何度も繰り返し繰り返しつぶやいているうちに、必ず理解者、同調者が出てきます。同じことを言ってくれる人が見つかればしめたものです。

意見というものは、その意見の正当性が意見の通るのを保障してくれるのではありません。その意見が「みんなから」言われることが重要なのです。これは多数決の原理の話をしているのではありません。みんなが同じことを言っていると、その意見の正当性が勝手に高まっていくのです。その意見が正しい、という「雰囲気」ができる。雰囲気は感情に影響します。雰囲気は人を動かします。理屈・理論は後からついてきます。冒頭に述べたとおりです。

だから、大学のような組織を変えようと思ったら、バカみたいに同じことをのんきに繰り返していればよいのです。あのバカがまた同じこと言ってやがる、と思っていても、なんとかの信念岩をも通すで、いつかは貫通してしまう。

空気は読みましょう。でも、空気は読めていないふりをします。周りの空気は一切無視して、バカっぽく繰り返す。雰囲気をつくる。つまり、「空気を変える」わけです。空気を読める人＝空気を変えることができる人ではないのですね。空気が変われば、雰囲気が変われば、あとは勝手に物事が動いていきます。そういうものだと思います。

コンプライアンス遵守の罠

最近、どこに行ってもコンプライアンス、コンプライアンス、と叫ばれますね。

何か不祥事が起きる。けしからんと批判を受ける。批判を避けるために、不祥事を規制する「制限的」ルールを作る。ルールを遵守しない人間が現れる。批判される。さらに厳しい規制を設ける

このような思考回路でやっていると、何か起きるたびに規制が増えていくばかり。規制を緩和するインセンティブはこのような「コンプライアンス遵守主義」的思考だと起こりません。どんどん規則・規制が増えていきます。現場は首をかしげます。どうも、仕事がやりにくいなあ、昔はよかったなあ、もっとおおらかにできたのに。

コンプライアンス遵守にはコストがかかります（「28．評価のコストを考える」の項を思い出してください！）。人的コストがかかり、金的コストがかかります。第三者の監査を入れ、定期的なヒアリングが入り、誓約書にサインさせ……と手間も金もかかります。本業がおそろかになります。コンプライアンスに注目すればするほど、組織のパフォーマンスは悪くなっていきます。

本来、コンプライアンス遵守は、それが業務を遂行するうえで不都合なために置かれた措置のはずです。しかし、本来の目的を見失って、とりあえず批判を避けるために過剰防衛的にコンプライアンス、コンプライアンス言っていれば、それは自らの首を絞めるようなものです。

そして、過度なコンプライアンス重視主義は、人を幼児にしていきます。幼児とは、要するに判断のできない人のことですから。善悪の判断、妥当性の判断ができなくなる。周りのルールや規制を無批判に受け入れるだけの、大脳を使わない人を増やしていきます。ルールブックと周りの批判だけがその人の行動規範となる。なんと悲しいことでしょう。

男が（女でもいいですが）仕事をするのに、「批判されない」ことなんてありえないのです。誰も批判しないのなら、その人は「何もしていない」のと同じなのです。

だから、「批判されないため」の過度な措置は、仕事がどんどんできなくなってくることと同義なのです。非常に多くの方が、この罠にはまって（これは自縛の罠なのだけど）、にっちもさっちも行かなくなっています。大学も、官庁もそうですね。これは、メディアの浅はかな批判とりあえずしとけ主義も原因だし、それに乗っかっちゃっている視聴者・読者も原因でしょう。

ここでも、空気が読めない、バカのふりです。

メディアは愚かだ、とわれわれはよく言います。ならば、そんなに愚かなメディアの言うことなどスルーして「聞こえないふり」をしておけばよいのです。メディア対応とは、実はそんなにむずかしいことではないのです。あとは、ブログなど独自の媒介を使って、愚直に正論を吐き続ければよい。いま、このような選択をし始めているひとが増えています。メディアに叩かれた人がネットでどのように逆襲しているかは、たくさん実例があるのでみなさんも探してみてください。

36

雄弁ではなく、対話を

小林秀雄の講義録音を何度か聞いているのですが、実に面白いですね。彼は一説によると古今亭志ん生に感動して、そのしゃべり方を模倣したと聞きます。なるほど、声も高くてちょっと口調が似ています。

小林は知識というものについて、あるいは知識人というものに対して懐疑を抱いていました。本居宣長の著作、『古事記伝』。『古事記』は稗田阿礼《ひえだのあれ》という人が口述したものをまとめたものなんだそうです。彼は文字を書かなかった。しかし、口述筆記ができたのです。文字を書けない、というといまのわれわれは彼の無知を嗤《わら》うでしょうが、そうではない。文字を書くとは知識や記憶を他者に代替わりさせることだから、むしろ暗記している稗田阿礼の方が知的に高級ではないか。小林はこう言うのです。

雄弁には科学性がない

同じような例はあり、たとえばギリシア時代の哲学者、ソクラテス。彼も文字をひとつも書かず、書物を残さなかった。彼の考えは彼の弟子だったプラトンが「対話篇」としてまとめたのです。ソクラテスも、文字を書くと頭がバカになる（と言ったかどうかは知りませんが）と嫌い、対話を好んだのです。

このソクラテスが大事にしたのが対話です。そのことを小林秀雄もとても強調していました。それは、ダイアレクティクであると。

ダイアレクティクという言葉をいま辞書で引くと、「弁証法」という言葉が出てきます。弁証法というとなんとなく難解な感じがしてとっつきにくいですね。弁証法というとヘーゲルとかマルクス主義が想起されますが、ダイアレクティクというのはそんなにむずかしい言葉ではないようです。

あれって単に「対話」という意味なんですね。日本の哲学用語は、哲学者さんたちがむずかしくものを考えよう、考えようと思考したせいかどうか知りませんが、やたら晦渋《かいじゅう》な内容になってしまって困ります。

要は対話なんです。小林秀雄が大事にしたのは。

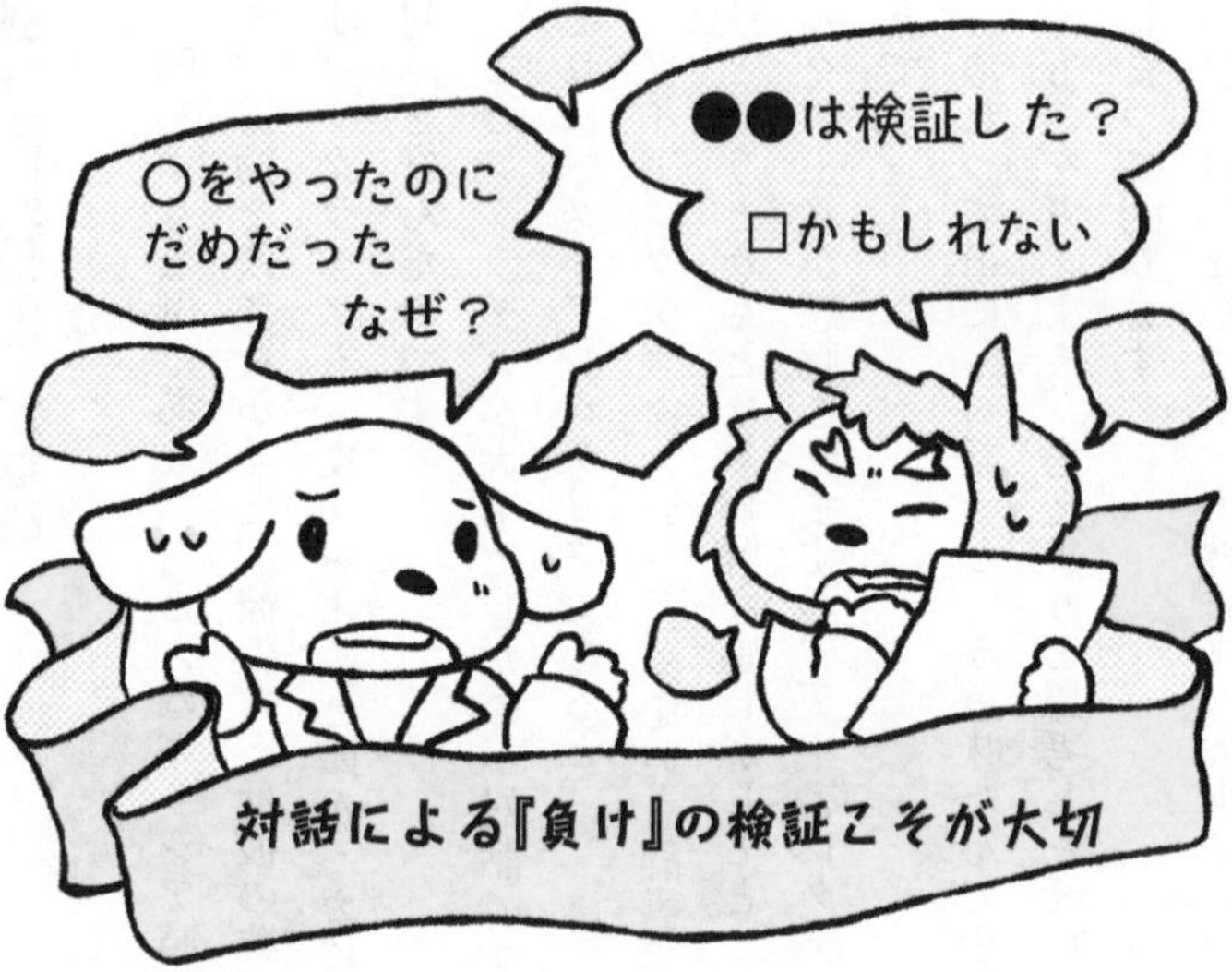
○をやったのに
だめだった
なぜ？
●●は検証した？
□かもしれない
対話による『負け』の検証こそが大切

この対話、ダイアレクティクの対極に位置するのがレトリックである、と小林は言いました。レトリックとは雄弁のことである、と彼は言います。雄弁とは、「自分はこんなに正しいんだ、と説得する態度のこと」です。ここには科学性がないのです。

　科学性を担保する材料というのはいろいろあると思いますが、そのひとつに「制限」とか「留保点」があります。論文で言うと、最後の discussion に出てくる limitations のことです。

「俺はこんなに正しい」と主張するのは科学的ではありません。相手を打ち負かし、説得し、論駁《ろんばく》するのは科学ではなく、宗教の方法論です(なんて書くと宗教やってる方には怒られちゃいますが)。科学と宗教の違いのひとつは、科学は自分たちの間違いに感受性が高く、いつも自分たちが間違っている可能性に思いを馳せているのに対して、宗教では絶対的な無謬《むびゅう》があり、自らの宗派が正しく間違っていないと主張する、雄弁になるところにあると思います。少なくとも、たとえばキリスト教やイスラム教といった外国の宗教にはそのような傾向が強いようにぼくは感じます（仏教はちょっと微妙かもしれません）。

科学は「自分たちは正しいのか？」を問い続ける

科学の科学性は、「自分たちはこんなに正しい」と主張すると崩れます。逆に「俺たちは本当に正しいんだろうか。正しいとしたらその条件は何だろうか。何を持ってその正しさが担保されるんだろうか」と非常に及び腰です。

対話は、その及び腰加減を保証するよい方法なのですね。「俺たちはこんなに正しい」ではなく、「俺たちって本当に正しいの？」と問いを立てるのです。あるときには他者に、あるときには自分自身に問いを立てます。問いを立て続けることによって、自分たちの正しさを少しずつ磨き上げていくのです。

ぼくは以前、ＭＲＳＡ腸炎に関するメタ分析をしたのですが、そのとき日本の論文もたくさん読んだのです。メタ分析ですから、2,000近くの大量の論文を検討します。疲れました。そのとき気がついたのですが、論文の discussion のところで、日本人が書いた論文の特徴は、limitations がまったくないか甘いのですね。「自分たちはこんなに正しい」という正しさの主張をするばかりで、自分たちはこの辺はまずいんじゃないか、という反省、内省がまったくない論文が非常に多いのです。日本の医学のあり方の大きな問題点がここにあります。

Iwata K, Doi A, et al. A systematic review for pursuing the presence of antibiotic associated enterocolitis caused by methicillin resistant Staphylococcus aureus. BMC Infect Dis. 2014 ; 14 (1) : 247.

その最たるものが症例報告です。

日本の症例報告のほとんどが「武勇伝」です。「この薬を使ったらこんなに患者が治っちゃいました」「この治療法がこんなに効きました」という武勇伝、武勇伝（古い）。

しかし、武勇伝をいくつ積み上げてもメタ分析には全然採用できませんでした。症例報告の武勇伝とは、ほとんどが

○をやったら×が起きた

という構造を持っています。ペコポコマイシンを使ったら何とか言う感染症が治った。みたいな。しかし、○をやったら×が起きた、というのは

○→×

という前後関係を説明していますが、

○をやったがゆえに×

という「因果関係」を説明しているとは限りません。武勇伝のいけないところは、前後関係と因果関係がごちゃごちゃになってしまうところなのですね。

だから、症例報告は、本当は失敗談がいいのです。

○をやったのに、だめだった

このような症例は役に立ちます。これはカール・ポパーの言う「反証」になるからです。スタ

ンダードな治療と思われたAも実は役に立たないこともある。

どうして役に立たないのだろう。次に出てくるのは問いです。問いに対して、自分で答えを探す。相手に答えを求める。ここに対話、ダイアレクティクが生じます。科学的な営為がここに生じるのです。勝ちに不思議の勝ちあり、負けに不思議の負けなし。負けの検証こそが、科学的な営為なのです。

残念ながら、「救命し得なかった症例」が学会のポスターとなることはほとんどありません。救命し得た症例の100倍くらい、そこから学びを得られるのに、です。

M&Mを

臨床現場における検証作業がM&M（mortality and morbidity report）です。これは、患者が期待された転機をたどらなかった場合、亡くなったり、ICUに転床してしまった場合にその原因を分析し、反省し、改善に導くカンファレンスの一形態を言います。

亀田総合病院に赴任したとき、「日本ではM&Mはだめだよ」とよく言われたものです。日本人は他人をけなす文化に慣れていないから、失敗を反省できないと。

そんなことはありません。逆です。日本人のように他人を攻撃する文化がないところだからこそ、内省的で生産的なM＆Mが可能になるのです。

アメリカ人を見てごらんなさい。

誤解を恐れず申し上げるのならば、アメリカとは「自分以外の誰かが悪い国」ですよ。あそこは、自己防衛本能が非常に強い「自立した国」なので、自分は悪くない、悪いのはお前（あるいは他の誰か）だ、という文化が根付いています。医療裁判の多さがその証左になっています。

アメリカのM＆Mでは、「no blame, no shame」といって、誰かを糾弾《きゅうだん》したり、辱めてはいけませんよ、というアドバイスをされます。必ずされます。必ずされる、ということはアメリカの世界観にそれだけ糾弾し、辱めるような文化があるからなのです。もしないのであれば、そのようなアドバイスが毎度毎度でてくることはありえない。

アメリカに行った日本人研修医はここで勘違いするのです。強調されていることこそ、そこでできていないことなのです。なのに、「アメリカではカンファで他者を非難したり、辱めないことを強調する」といかにも美徳であるかのように、日本のメディアを通じて喧伝するのです。

アメリカでは「医療においてはコミュニケーションが大事だ」「チーム医療が大事だ」「プロフェッショナリズムが大事だ」と強く強調されます。このことは、アメリカの医療においてコミュニケーションはしばしばうまくいっておらず、チーム医療は機能しておらず、プロフェッショナリズムは発揮されていないことを意味しているのです。

初版のおわりに

コンサルテーション・スキルはひとつの単一のコンセプトではありません。他科のドクターからコンサルトを受けたとき、どのように振る舞うとより効果的な診療支援ができるのか、ひいてはいかに患者ケアの質を向上させるのか。このことを考えに考えて突き詰めていったスキルの総合です。

かといって、それはパールと呼ばれるワンポイントアドバイス集ではありません。ぼくはコーチングの資格を取ってこれを応用しましたが、かといって「コーチング＝コンサルテーション・スキル」でもありません。構造主義、現象学、構造構成主義、ポストモダンといった数々の哲学的なコンセプトも援用していますが、「○○主義」という単一の名前がつくものでもありません。たとえば、コンサルテーション・スキル主義……みたいな。もちろん、コンサルテーション・スキル学みたいな学問体系とも呼べないでしょう。

コンサルテーション・スキルは、直接主治医とならない医師がいかに効果的に患者にコミットし、患者に貢献できるかを突き詰めた雲（クラウド）のようなコンセプトです。

患者にベストの貢献をすることとは、主治医の能力も最大限に活用されるということです。主治医の能力やキャラが活かされないかぎり、患者のアウトカム（満足度とかも含めて）も得られないのは当然です。主治医がいかに気持ちよく快適に、そして効果的に患者の診療に従事できるか、そこに心を尽くすのもコンサルテーション・スキルのなす業なのです。

だから、主治医の立場やニーズを尊重し（それは患者の立場やニーズを尊重することにつながるのですが）、その立場やニーズに合致した支援をしなければなりません。そのスキルがコンサルテーション・スキルです。主治医の立場やニーズを上手にくみ取るためには、円滑で有効なコミュニケーションが大切になります。だから、コンサルテーション・スキルにはコミュニケーションの要素が大きく入り込んでいます。

ここで注意しなくてはならないのは、コミュニケーション・スキルは「結果として」必要になっているだけなのだ、ということです。有効なコンサルテーションにコミュニケーションは欠かせない、だからやっているのです。一意的にコミュニケーション上手、人付き合い上手になることや「あの人いい人ねえ」と病院内人気ランキングを上げることがコンサルテーション・スキルの目的ではありません（結果的にあなたが病院内人気ナンバーワンになっても少しもいけなくはありませんが）。

コンサルタントはコンサルタントを呼んだ医者）が最大限機能できるよう支援するために仕事をしています。その機能の仕方は呼んだ相手（コンサルター）の医学知識や経験といった医師としての能力、コミュニケーション・スキル、信条や他者との関わり方、患者に対するフィロソフィーなど多様な属性と深く関わり合っています。「こうやればうまくいく」という一意的な必勝パターンは存在せず、あれやこれやと考えながら一番良い方法を模索していかねばなりません。

したがって、

「わたしは必ず○○することにしています」

という定型的なパターンを持っている医師はコンサルタント向きの振る舞い方をしていない可能性が高いです。ある医師については

「とりあえず○○出しといてください」

が適切な振る舞いになる可能性が高いですし、ある医師には

「それは○○に書いてあります」

というややチャレンジングな返答が実は適切だったりします。

したがって、コンサルテーション・スキルで紹介したスキル集の体得はもちろん重要なのですが、さらに「どのシチュエーションでどのスキルを用いたらよいのか」という選択の能力が必要になります。これはメタなレベルでのコンサルテーション・スキルです。

ちょうどこれは、精神科領域の治療戦略にたとえることができると思います。

ぼくもずっと不思議に思っていたのですが、心理療法って本当にいろいろな分派があるじゃないですか。いろいろな分派があるということは、そのこと自体

これをやっていれば大丈夫という定石

が存在しないことを示唆しています。

そうそう、ダイエットもそうですね。毎週、毎日のようにワイドショーや女性週刊誌に新しいダイエット法が紹介されます。毎月のように新しいダイエット法の紹介本がベストセラーになります。このことそのものが

百戦百勝のダイエット法は存在しない

ことを証明しています。

このことに気がつかないと

「なんだ、フロイトの精神分析は何でもかんでも幼少時の性に原因を帰するのは無理矢理なんじゃないの？」

という懸念が生じてしまいます。カール・ポパーはフロイトの理論が何でもかんでも一元的にある方法論や理論で説明されてしまうために、フロイトの精神分析を非科学的であると批判しました。ぼくもそうかなあ、と思っているのですが、逆に言えば

「フロイトの理論が通用するシチュエーションとは何か」

という点に注目すれば問題はないのだと思います。おそらく、フロイトの理論や精神分析、自由連想法で治療に導かれる患者はいるでしょう。ただ、それがうまくいかない患者もいるでしょう。この理論で百戦百勝と頑迷にうそぶくのではなく、また「そんな理論ダメだよ」と冷笑するのでもなく、「どういうときにフロイトは使えるんだろう」と問い直し、フロイトの理論が適用できるケースを見つけ出す能力、これがメタなレベルの心理療法の方法論だと思います。必要に応じて行動療法を、薬物療法を、とニーズに応じて方法論と患者をマッチさせていく方法論。

「AというB方法がBという方法より正しい」

という頑迷な論法（そしてそれは「Bという方法がAという方法より正しい」という主張と真っ向から対立するのですが）よりも、

「どういうときにAが有効で、どういうときにBがいけるのか」

を検証していったほうがより成熟なレベルにおける方法の模索が可能になるのだと思います。ダイエットでも、どういう人がAというダイエット方法でうまくいくのかを模索しないといけません（ダイエットの場合、「飽き」という要素もあるので、同じ人であってもAがうまくいく時期とそれが飽きられてしまうときもあるでしょうが。ちなみに教育方法もまったく同じですね）。コンサルテーション・スキルは、ですから、ある方法論をひたすら適応していくのではなく、あるシチュエーションでもっとも妥当な方法論を模索していくメタレベルのスキルと、そのシチュエーションに陥ったときに適切に振る舞うことができる実践面におけるスキルを持つ重層的な概念なのですね。

本稿を真似しても……

さて、最後の最後でちゃぶ台をひっくり返すような話をします。それは、本書『コンサルテーション・スキル』を読んで、

「よし、俺もやってみよう」

とその内容を「そのまま」模倣しても決してうまくはいかない、ということです。

ええ？ そんな無茶苦茶な？

いえいえ、そうではないのです。コンサルタントの一番成熟した姿は、

自分で考える、自分で判断する、自分で吟味する

姿にあるのです。だから、岩田がこう言っていた、という内容を真似している限りは、それはコピーに過ぎないのです。コピーが本家を凌駕することは絶対にありえない。

2010年のサッカー・ワールドカップで活躍した本田圭佑選手という人がいます。彼のプレーに憧れ、「本田のようになりたい」と多くの方が美容院に行って彼の特徴的な髪型を真似たのだ

そうです。

しかし、本当はこれには意味がありません。

本田選手の偉いところは、従来の日本人サッカー選手の持っていなかった体の強さとか、ゴール前での落ち着いた態度、サッカーというものに対する理解にありました。そして本田選手の最大の特徴は、収斂すると「他人を真似しない」点にまとめることができるのです。その他人を真似しないところに偉さのある本田選手の髪型を真似する、という行為はもっとも「本田選手らしくない」行為なのです。本田選手の髪型を真似、口癖を真似、履いているスパイクやキックのスタイルを真似すれば真似するほど、その人は本田選手の「本質」からは皮肉にも離れていってしまうのです。

コンサルテーション・スキルは、現場でのマイクロ・スキルの集積と、その各スキルをいつどのように活用していくのかを判断していくメタレベルのスキルの集積でありました。しかし、本書を読んでその方法論を真似していくだけではコンサルテーション・スキルをマスターしたとは呼べないのです。それは本田選手の模倣をして本田選手から離れて言ってしまうサッカー少年に近い。

研修医でも、

「岩田先生が先日ゾシンを使っていたから、俺も使う」

というひとがいます。これが本田選手の髪型を真似るパターンです。何も考えず、師のやっていることを模倣するだけ。ぼくがゾシンを使うに至った真意に思いを馳せず、ひたすら模倣するだけで（おそらくは異なるシチュエーションの患者に）表面的にゾシンを処方し、失敗します。

こういうタイプの研修医は大学病院にとても多いです。「上の先生がそう言っている」「教授はこうやっている」。それから、指導医クラスの先生、開業医の先生にもこのような方がわりと少なくありません。「先日、〇〇学会でA教授が使っていると言っていた」からその薬を使う、というパターンです。これは論理構造的にはSMAPのキムタクが食べていたから、みたいな理由でお昼ごはんを選択するのと変わりないのです。このような表層的な模倣者から脱出することはとても大事です。

模倣がいけない、と言っているのではありません。多くのサッカー少年がマラドーナにあこがれて、マラドーナのボールの触り方、マラドーナの手首に巻いてあるひも、マラドーナの着ている服、すべてを模倣します。ぼくも師匠の使っているノートブック、教科書、口癖、指の動かし方、すべてを模倣したものです。模倣の繰り返しから何かが生まれてくる。

ぼくはいま矛盾したことを言っています。真似をするなと言い、真似をしろと言っています。「師を見るな、師の見ているものを見よ」という言葉を紹介しました。要するに、だめな模倣者とは「師を見ている」人、よい模倣者とは「師の見ているものを見ようともがいている」人です。だめな模倣者は「模倣しようとして模倣する」ので「模倣することそのもの」が自己目的化しています。何のために模倣しているのかもわからない。しかし、よい模倣者は模倣しようと意図しているわけではないのです。師を見てあこがれて、そこを目指してどうしようか、工夫に工夫を重ね、魂を込めて修行に励む。そうすると、だんだん（自然に、意図せず）顔つきが師匠に似てくる、口調が似てくる、立ち居振る舞いが似てくるのです。彼は模倣しようとしていないのに「結果的に」模倣してしまっているのです。そしていつか、その模倣からオリジナルが生まれてくるのでした。フロイトからユングが、志ん生から談志が出てきたように。

ぼくが本書で申し上げたかったことはひとつ。コンサルタントがコンサルタントたるためにはスキルが必要です。そのスキルは主治医（そして患者）に最良の貢献をするために必要なスキルです。いくら優れた知識や技術を持っていても、それが他人の役に立たなければ臨床医とは言えません。自分が主治医のときにはそれがうまく機能していても、他科の対診ではうまくいかないことがあるのは、医師としての本質的な知識やスキルだけではない「何か」が足りないからなのです。そこを補填する機能を持つのが、コンサルテーション・スキルなのです。

そのためには最終的には自らが自分の働いているセッティングで最良のスキルを開発していくより他ありません。本書は「あなたの」セッティングで通用するマニュアルではないのですね。

日本は従来縦割り式の診療をしており、横のつながり、他科との関係性が十分に構築されていませんでした。チーム医療からはかなり離れたところにいました。

それは幸いなことです。

他科とのつながり方に定型がないからこそ、ぼくらは一所懸命「いかにして他科と協力して有効な患者ケアを可能にするか」知恵を絞って考え、努力します。定型があるアメリカのような国では、その定型に乗っかるだけなのでスキルは発達しません。黙っていても誰かが食事をすっと出してくれるような「快適な」環境では、食物の獲得能力も、野菜の栽培能力も、調理の能力も育たない、それと同じです。

ぼくはいま大学病院で診療していることを心の底から幸いに思います。他科との協力というコンセプトがないこと、医師が自分の頭で考えず、「教授の言うまま」になっていること、世界を見ようとせず、自分の施設と関連病院でしか通用しない「井の中の蛙」になっていること、このような貧弱な環境を幸いに思っています。臨床感染症というコンセプトが日本に定着していないことを素晴らしいことだと思います。「自分の知らないことは知っている人に教えてもらうのがよい」という基本的な知恵を医師が持っていないことを幸いに思います。

そういう環境下でぼくらは工夫を凝らして獲物を獲り、野菜を育て、火をくべて調理をし、そしてそれを適切にサーブする能力を身につけます。世界でぼくたちくらい、コンサルテーション・

スキルの習熟にふさわしい環境をぼくは知らないのです。

さ、これでおしまいです。読んでくださった方、本当にありがとうございました。雑誌『内科』連載時から原稿を見ていただいた南江堂の川島早苗さんにこの場を借りて厚く御礼申し上げます。

新版のおわりに

まずは、お忙しい中、対談にお付き合いいただいたDr・ヤンデルこと市原 真先生に心から御礼申し上げます。また、古い本を引っ張り出して仕立て直すのにご尽力いただいた南江堂の上平和秀さん、河野壮一さん、千田麻由さんにもこの場をお借りして御礼申し上げます。

市原先生との対談でも申し上げましたが、スキルは常に進歩し続けます。ですから、「これで完成形」といってよいスキルは存在しません。これが完成形と思われたルイス・ミケルスの「トータル・フットボール」もどんどん刷新され、ペップ・グラウディオーラの「ティキ・タカ」的バルササッカーに進化しました。それもまた、同じくペップがバイエルン・ミュンヘンで「5《ファイブ》・レーン」という恐ろしい戦略に進化し、これをも凌駕せんと立ち向かっているのがユルゲン・クロップの「ゲーゲンプレス」です。何を言っとるかさっぱり分からん、の方もおいでと思いますが、要するに「スキルの完成形は存在しない」のです。

2010年に上梓した『コンサルテーション・スキル』も2020年の目で見るとあちこちが古臭く、刷新が必要でした。それで本書の登場となったのですが、本書も数年すれば廃れることでしょう。さらに優れたスキルが登場し、よりよいコンサルテーションが展開されることは必定だからです。

それは実に素晴らしいことです。われわれの医療はもっともっとよくなるはずなのです。よくなるべきなのです。ここで止まってはいけないし、もちろん止まりはしない。

本書でご紹介した数々のスキルが医療現場で活用されることを心から願っています。さらに、ベターなスキルが開発されて本書を「終わったコンテンツ」にしてくれることも本心から祈っています。そのときにはさらにグレートな『コンサルテーション・スキル』を皆様にご披露することを、この場を借りて予言しておきます……たぶん。

2020年7月

岩田健太郎

1）ジョセフ・オコナー、ジョン・セイモア（著）、橋本敦生（訳）：NLPのすすめ―優れた生き方へ道を開く新しい心理学、チーム医療、1994
2）千葉英介：心の動きが手にとるようにわかるNLP理論、明日香出版社、2003
3）西條剛央：構造構成主義とは何か―次世代人間科学の原理、北大路書房、2005
4）立川談春：赤めだか、扶桑社、2008
5）金井壽宏：リーダーシップ入門、日本経済新聞社、2005

著者略歴

岩田《いわた》 健太郎《けんたろう》　　神戸大学教授

経　歴

1971年　生まれ

1997年　島根医科大学卒業

1997年　沖縄県立中部病院研修医

1998年　セントルークス・ルーズベルト病院内科研修医

2001年　ベスイスラエル・メディカルセンター感染症フェロー

2003年　北京インターナショナルSOSクリニック家庭医，感染症医

2004年　亀田総合病院 総合診療・感染症科部長など

2008年　神戸大学都市安全研究センター医療リスクマネジメント分野，医学研究科微生物感染症学講座感染治療学分野教授

専門分野　　内科，感染症

著　書

『抗菌薬の考え方，使い方 ver.4―魔弾よ，ふたたび…』（中外医学社，2018）

『Dr. イワケンのねころんで読める研修医指導』（メディカ出版，2019）

『HEATAPP!（ヒートアップ!）』（金原出版，2018）

『薬のデギュスタシオン2―製薬メーカーに頼らずに薬を勉強するために』（金芳堂，2017）

『もやしもんと感染症屋の気になる菌辞典』（朝日新聞出版，2017）

など

コンサルテーション・スキル Ver.2
―「選択肢」から「必然」のチーム医療へ―

2011年 1月 1日　第1版第1刷発行
2013年 4月20日　第1版第2刷発行
2020年 7月25日　改訂第2版発行

著　者　岩田健太郎
発行者　小立鉦彦
発行所　株式会社 南 江 堂
〠113-8410 東京都文京区本郷三丁目42番6号
☎(出版)03-3811-7236 (営業)03-3811-7239
ホームページ https://www.nankodo.co.jp/
印刷・製本 壮光舎印刷
イラスト かげ
装丁 渡邊 真介

Consultation Skills Ver.2

定価はカバーに表示してあります.
落丁・乱丁の場合はお取り替えいたします.
ご意見・お問い合わせは，ホームページまでお寄せください.

Printed and Bound in Japan
ISBN978-4-524-22751-8